Überreicht vom **Zofran®-Team**

Glaxo GmbH, 2060 Bad Oldesloe

Checklisten
der aktuellen Medizin

Herausgegeben von Alexander Sturm
Felix Largiadèr · Otto Wicki

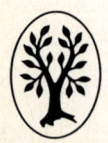

Georg Thieme Verlag Stuttgart · New York

Checkliste
Onkologie

Hans-Jörg Senn · Peter Drings · Agnes Glaus
Walter Felix Jungi · Rolf Sauer · Peter Schlag

3., neubearbeitete Auflage
20 Abbildungen, 19 Tabellen

1992
Georg Thieme Verlag Stuttgart · New York

Die Deutsche Bibliothek – CIP-Einheitsaufnahme

Checkliste Onkologie : 19 Tabellen / Hans-Jörg Senn . . . – 3.,
neubearb. Aufl. – Stuttgart ; New York : Thieme, 1992
  (Checklisten der aktuellen Medizin)
NE: Senn, Hans-Jörg

1. Auflage 1986
2. Auflage 1988

Wichtiger Hinweis:

Wie jede Wissenschaft ist die Medizin ständigen Entwicklungen unterworfen. Forschung und klinische Erfahrung erweitern unsere Erkenntnisse, insbesondere was Behandlung und medikamentöse Therapie anbelangt. Soweit in diesem Werk eine Dosierung oder eine Applikation erwähnt wird, darf der Leser zwar darauf vertrauen, daß Autoren, Herausgeber und Verlag große Sorgfalt darauf verwandt haben, daß diese Angabe dem Wissensstand bei Fertigstellung des Werkes entspricht.

Für Angaben über Dosierungsanweisungen und Applikationsformen kann vom Verlag jedoch keine Gewähr übernommen werden. Jeder Benutzer ist angehalten, durch sorgfältige Prüfung der Beipackzettel der verwendeten Präparate und gegebenenfalls nach Konsultation eines Spezialisten festzustellen, ob die dort gegebene Empfehlung für Dosierungen oder die Beachtung von Kontraindikationen gegenüber der Angabe in diesem Buch abweicht. Eine solche Prüfung ist besonders wichtig bei selten verwendeten Präparaten oder solchen, die neu auf den Markt gebracht worden sind. Jede Dosierung oder Applikation erfolgt auf eigene Gefahr des Benutzers. Autoren und Verlag appellieren an jeden Benutzer, ihm etwa auffallende Ungenauigkeiten dem Verlag mitzuteilen.

© 1986, 1992 Georg Thieme Verlag, Rüdigerstraße 14, D-7000 Stuttgart 30
Printed in Germany
Satz und Druck: Druckhaus Götz GmbH, D-7140 Ludwigsburg (Linotype System 5 [202])

ISBN 3-13-685503-5

2 3 4 5 6

IV

Anschriften

Prof. Dr. PETER DRINGS
Chefarzt der Abteilung Innere Medizin und Onkologie,
Klinik für Thoraxerkrankungen
Krankenhaus Rohrbach
Amalienstr. 5
6900 Heidelberg

Oberschwester AGNES GLAUS, M. Sc.
Medizinische Klinik C
Kantonsspital
Rorschacherstr. 95
CH-9007 St. Gallen

Dr. WALTER FELIX JUNGI
Kantonsarzt
Gesundheitsdepartement des Kantons St. Gallen
Moosbruggstr. 11
Ch-9001 St. Gallen

Prof. Dr. FELIX LARGIADÈR
Vorsteher des Departments Chirurgie und
Direktor der Klinik für Viszeralchirurgie
Universitätsspital
Rämistr. 100
CH-8091 Zürich

Prof. Dr. ROLF SAUER
Direktor der Strahlentherapeutischen Klinik
und Poliklinik der Universität
Universitätsstr. 27
8520 Erlangen

Prof. Dr. PETER SCHLAG
Leiter der Sektion für Chirurgische Onkologie
Chirurgische Universitätsklinik
Im Neuenheimer Feld 110
6900 Heidelberg

Prof. Dr. Hans-Jörg Senn
Chairman des Interdisziplinären Onkologiezentrums
Chefarzt der Medizinischen Klinik C
Kantonsspital
Rorschacherstr. 95
CH-9007 St. Gallen

Prof. Dr. Alexander Sturm
Direktor der Medizinischen Universitätsklinik
Ruhruniversität Bochum
Marienhospital
4690 Herne

Dr. Otto Wicki
Spezialarzt FMH für Chirurgie
CH-6707 Iragna

Vorwort der Verfasser zur 3. Auflage

Plangemäß 3 Jahre nach Erscheinen der 2. Auflage drängte sich wegen Auslaufens der Lagerbestände eine sorgfältig überarbeitete Neuauflage dieser offensichtlich weiterhin geschätzten „Checkliste Onkologie" auf. Dies ermöglichte die Berücksichtigung vieler zwischenzeitlicher, für die tägliche Praxis wesentlicher Veränderungen in der Diagnostik und Therapie bei einer ganzen Reihe von Tumorkrankheiten.

Besonders dynamische Entwicklungen erfolgten innerhalb der letzten 2–3 Jahre in den Bereichen der biochemischen und immunologischen Diagnostik (v. a. sog. „Tumormarker"), der bildgebenden Verfahren (verbreitete Einführung der Kernspintomographie bzw. Magnetresonanz) und insbesondere im Sektor der unterstützenden Maßnahmen (Supportivtherapie). Entsprechend der Einführung neuer Antiemetika (5-HT3-Antagonisten) und verbesserter Erfahrungen mit Kombinationen bisheriger Medikamente zur Antiemetika- sowie auch Schmerzprophylaxe wurden die entsprechenden Kapitel weitgehend überarbeitet und – unter Verzicht auf experimentelle „Eintagshoffnungen" – auf den neuesten Stand gebracht. Ebenfalls stark überarbeitet wurden die Grundsatzkapitel über die Radio- und Chemotherapie sowie deren multimodales Zusammenspiel in der kurativ intendierten Primärbehandlung häufiger Tumorkrankheiten, z. B. der malignen Lymphome, des Mammakarzinoms und weiterer gynäkologischer Neoplasien.

Wir möchten einmal mehr betonen, daß die „Checkliste Onkologie" dem onkologisch interessierten, in diesem komplexen, interdisziplinären Fachbereich jedoch nicht spezialisierten Arzt eine rasche Orientierungshilfe im Abklärungsgang sowie in bezug auf die grundsätzlichen therapeutischen und prognostischen Erwartungen sein möchte. Sie ist insbesondere *nicht* als „Chemotherapie-Kochbuch" für medizinisch-onkologisch wenig erfahrene Kollegen zu betrachten und ersetzt keinesfalls die konsillarische Beratung durch einen anerkannten Fachonkologen. Auch möchte diese Checkliste, trotz all ihrer umfangmäßigen Beschränkung auf das Wesentliche, in erster Linie anregen zum Verständnis der vielfältigen interdisziplinären Erfordernisse für ein sinnreiches „Tumorstaging", als Voraussetzung für eine möglichst optimale, umfassende Therapieplanung. Nicht zuletzt erhoffen sich die Autoren von dieser vorliegenden, verbesserten 3. Auflage der „Checkliste Onkologie" günstigen Einfluß auf einen möglichst hilfreichen, kompetenten und sachlichen Umgang einer breiteren Ärzteschaft mit vielen Tausenden von Krebspatienten in den deutschsprachigen Ländern.

Erneut danken wir unseren engsten Klinikmitarbeiterinnen und Mitarbeitern, aber auch Kollegen aus der Praxis, für anregende Kritik und aktive Mithilfe in der Überarbeitung der 3. Auflage. Mit den Vertretern des Thieme Verlags verbindet uns weiterhin eine angenehme und reibungslose Zusammenarbeit.

St. Gallen/Heidelberg/Erlangen,　　　　　　　　　　Die Verfasser
im November 1991

Vorwort der Verfasser zur 1. Auflage

Diagnostik und Therapie maligner Tumorkrankheiten des Menschen haben sich im Laufe der letzten 20 Jahre stark gewandelt – verfeinert und dadurch auch kompliziert. Noch vor einer Ärztegeneration unvorstellbare Entwicklungen der radiologischen, endoskopischen und klinisch-immunologischen Diagnoseverfahren sowie erweiterte Einsatzmöglichkeiten der medikamentösen Tumortherapie, haben im Laufe der letzten 2 Jahrzehnte in der Inneren Medizin einen neuen Fachbereich, die „internistische Onkologie", entstehen lassen.

Als Folge dieser Verfeinerung und Verflechtung entstanden an den meisten Hochschul- und Zentralkrankenhäusern interdisziplinäre Tumorzentren oder onkologische Arbeitskreise. Diese versuchen – in enger Zusammenarbeit mit den niedergelassenen Fach- und Hausärzten – den zahlreichen Tumorkranken ihrer Versorgungsregion die optimalen Möglichkeiten zur Erfassung, Behandlung und Nachbetreuung zur Verfügung zu stellen.

Diese wiederum versteht sich nur als Teilbereich einer breiteren, interdisziplinären Fachrichtung „klinische Onkologie", welche eine ganze Reihe traditioneller Fächer berührt: Chirurgie, Dermatologie, Gynäkologie, Hämatologie, Innere Medizin, Klinische Chemie, Pathologie, Radiologie usw.

Angesichts der Zahl und Vielfalt onkologischer Krankheitsbilder in einer zunehmend überalternden Gesellschaft kann Onkologie (Tumormedizin) indessen keinesfalls eine Angelegenheit weniger krankenhausbasierter Spezialisten sein, weder in der Diagnostik- und Therapiephase noch in der schwierigen Nachsorgephase und im anspruchsvollen Terminalstadium.

Hausärzte und Fachärzte der wichtigsten Behandlungsdisziplinen in Praxis und kleineren Krankenhäusern bedürfen angesichts des fachlich zersplitterten onkologischen Literaturangebots einer knapp gefaßten, interdisziplinär aufgebauten Informationsquelle. Studierende der Medizin benötigen eine handliche und doch möglichst vollständige Übersicht der modernen Onkologie, ihrer wichtigsten Krankheitsbilder sowie deren heute verfügbarer Therapie.

Diesem Bedürfnis möchte die vorliegende Checkliste entgegenkommen. Ihr Aufbau lehnt sich dabei an das bewährte System der Thieme-Checklistenreihe an. Derzeit Optimales, Erprobtes soll in Kürze, aber möglichst vollständig vermittelt, allfällige fachliche Kontroversen und Alternativen kommentiert und allzu Neues, Unerprobtes nur am Rande erwähnt bzw. übergangen werden. Wir sind uns möglicher Lücken und subjektiver Standpunkte bewußt. Diese Checkliste ersetzt auch in keiner Weise in die Tiefe gehende Lehrbücher der internistischen, chirurgischen, gynäkologischen und radiologischen Onkologie für den ausgebildeten oder angehenden Fachspezialisten. Sie möchte vielmehr als deren Ergänzung und als praxisorientierter Berater in der Primärversorgung bzw. Nachsorge von Tumorkranken verstanden werden. Obwohl primär auf die Belange des Allgemeinarztes und des Internisten ausgerichtet, wurde gleich von Anfang an eine interdisziplinäre Abstützung angestrebt. Dazu fanden sich drei internistische Onkologen, ein Radio-Onkologe, ein chirurgischer Onkologe und eine Onkologieschwester zu einem möglichst homogenen, interdisziplinären Autorenteam zusammen.

Neben allgemeinen Aspekten der Patientenbegegnung und der Tumorklassifikation kommen im *ersten (grauen) Teil* des Bandes vor allem Methoden und Möglichkeiten der Diagnostik von Krebskrankheiten zur Darstellung. Der *zweite (blaue) Teil* behandelt knapp nach Organen bzw. Organsystemen geordnet die wichtigsten onkologischen Krankheitsbilder, unter Verzicht auf Seltenes und Spekulatives. Bewußte Auslassungen erfolgten im Bereich der hämatologischen Neoplasien, da diese Krankheitsgruppe in der kürzlich im gleichen Verlag erschienenen Checkliste „Hämatologie" abgehandelt wird. Der *dritte (rote) Teil* des Bandes enthält in Kürze die wichtigsten technischen Grundlagen der Chirurgie, Radiotherapie und Chemo-Hormontherapie maligner Tumoren, dazu je ein ausführliches Kapitel über onkologische Notfallsituationen und Supportivtherapie bei Tumorkranken. Eine Reihe von *Anhängen* will eine handliche Übersicht der heute gebräuchlichsten tumorhemmenden Medikamente, der Art und Bewertung ihrer Nebenwirkungen, der Eponyme und Zusammensetzung der wichtigsten heutigen Chemotherapie-Schemata sowie häufig gefragter Kontaktadressen in der Behandlung und Betreuung von Tumorkranken vermitteln. Die Deckel-Innenseiten enthalten griffbereit vielfach gebrauchte Nomogramme zur individuellen Zytostatikadosierung sowie zur Beurteilung von Aktivitätsgrad und Lebensqualität (Karnofsky- bzw. WHO/SAKK-Skala).

Herzlicher Dank gilt unseren engsten Klinikmitarbeitern für kritische Anregungen zum vorliegenden Band und unseren Sekretärinnen für die Bewältigung der Reinschrift der Manuskriptteile. Herrn Oberarzt Dr. med. L. Schmid (Medizinische Klinik C, Kantonsspital St. Gallen) danken wir für einen Beitrag über Indikation und Pflege voll implantierbarer Venenkatheter in der Tumorchemotherapie. Frau Susanne Hofmeister, Frauenfeld, sind wir für das sorgfältige Erstellen des umfassenden Sachverzeichnisses zu besonderem Dank verpflichtet. Den Vertretern des Thieme-Verlags danken wir für geduldiges Warten und eine jederzeit angenehme Kooperation bei der Drucklegung.

Wir wünschen der Checkliste Onkologie eine weite Verbreitung unter Ärzten und Medizinstudenten: sie wurde für alle geschrieben, welche sich im Interesse ihrer Krebspatienten rasch und dennoch gründlich über die vielfältigen Neuerungen in der onkologischen Diagnostik und Therapie informieren wollen.

St. Gallen/Heidelberg/Erlangen, im März 1986   Die Verfasser

Vorwort der Herausgeber zur 3. Auflage

Die Checklisten der aktuellen Medizin sollen als Informations- und Nachschlagewerk dienen. Durch ihr handliches Format sind sie immer griffbereit und erlauben dem Arzt eine rasche Orientierung über

- wesentliche Haupt- und Nebensymptome einer Erkrankung,
- notwendige und wichtige Untersuchungen zur Diagnostik,
- konservative und evtl. chirurgische Therapiemöglichkeiten,
- differentialdiagnostische und differentialtherapeutische Überlegungen bei schwierigen und wesentlichen Krankheitsbildern.

Die Checklisten wollen und können ein diagnostisches Handbuch oder ein großes Lehrbuch nicht ersetzen; sie wollen als übersichtliche Gedächtnisstütze dienen. Zur straffen, aber nicht vereinfachenden Gliederung wurden die meisten Angaben nur stichwortartig formuliert. Bewußt wurde zugunsten einer übersichtlichen praxis- und kliniknahen Aktualität in Diagnostik und Therapie der Nachteil fehlender Literaturhinweise und der Verzicht auf die Beschreibung sehr seltener Krankheitsbilder in Kauf genommen.

Die Checklisten sind vornehmlich für die Klinikärzte bestimmt, die auf dem im einzelnen abgehandelten Fachgebiet nicht spezialisiert sind, für niedergelassene Ärzte aller Fachrichtungen sowie für fortgeschrittene Studenten. Die Checkliste gliedert sich in drei Teile:

- Der 1. Teil (graue Balken) beschreibt Untersuchungstechniken in Praxis und Klinik.
- Der 2. Teil (blaue Balken) behandelt Ätiologie, Pathogenese und klinische Symptomatologie, zur Diagnose führende Befunde und Untersuchungsmethoden, evtl. die Differentialdiagnose sowie die konservative Therapie der einzelnen Krankheitsbilder.
- Der 3. Teil (roter Balken) enthält – soweit für das besprochene Fachgebiet notwendig – Hinweise zur möglichen Operationsindikation, Operationsprinzip und -technik sowie Hinweise für intensivtherapeutische Maßnahmen bzw. spezielle Therapieverfahren.

Bisher sind 29 Checklisten erschienen, deren Themata am Ende dieser Checkliste aufgeführt sind.

Der große Erfolg der Checkliste Onkologie macht jetzt – 3 Jahre nach der 2. Auflage – eine 3. Auflage erforderlich, die sorgfältig und neu überarbeitet und aktualisiert wurde. Wir hoffen, daß sich auch diese Auflage an die erfreulichen Erfolge der Vorgänger anschließen kann.

Wir sind dem Georg Thieme Verlag, insbesondere den Herren Dr. h. c. Günther Hauff und Dr. med. Dieter Bremkamp, für die tatkräftige Förderung und Realisierung dieses gemeinsam erarbeiteten Konzepts sehr zu Dank verpflichtet.

Herne/Bochum, Zürich Wolhusen
Januar 1992

Alexander Sturm
Felix Largiadèr
Otto Wicki

Inhaltsverzeichnis

Besonderheiten der Krebsleiden

- „Krebs" ist immer noch ein mythischer Begriff für Betroffene sowie für die Betreuer (gesellschaftliches Vorurteil!).
- Die verschiedensten Tumoren mit unterschiedlichster Prognose werden alle unter dem bedrohenden Begriff „Krebs" zusammengefaßt.
- Krebskrankheiten lösen Angst aus (Schmerz, Verstümmelung, Tod) und werden oft als Strafe erlebt (Schuldgefühle).
- Krebs zu haben bedeutet, mit einer potentiell tödlichen Krankheit konfrontiert zu sein.
- Krebserkrankungen werden gerne innerfamiliär und öffentlich verheimlicht (z. B. im Unterschied zu „Rheuma" und Herzinfarkt).

Information des Patienten

- Wahrhaftige, dem Patienten *angepaßte* Information über Krankheit und Therapie ist heute nicht mehr wegzudenken (Mitbestimmung des Kranken, Information durch Medien, Kooperation zur Therapie, Krankheitsverarbeitung, juristische Aspekte).
- Information darf erst *nach histologischer Bestätigung der Diagnose* mitgeteilt werden.
- Informiert wird *zuerst der (urteilsfähige) Patient selber* sowie *die von ihm gewünschten Angehörigen und Freunde.*
- Für Informationsgespräche den *geeigneten Raum* (Mithörer!) und *Zeitpunkt* wählen (Streßzeiten und Störungen meiden!).
- *Keine konkreten prognostischen, zeitlichen Angaben* (Wochen, Monate, Jahre) machen, da dies statistische Mittelwerte mit großer, individueller Streubreite sind.
- Die *Information soll – wenn möglich – schrittweise* erfolgen (nur auf einmal, was nötig).
- Für den Kranken *verständliche Ausdrücke* benützen! Nur wenige Worte gebrauchen (der Kranke kann in seiner Betroffenheit meist nur wenig auf einmal fassen).
- Die Information erfordert *mehrmalige Gespräche,* z. T. Wiederholungen. Sich nicht wundern über „Verständnislosigkeit" von seiten des Kranken (Verdrängungstendenz, begrenztes Erfassungsvermögen).
- Krankheitsgeschehen zum besseren Verständnis evtl. aufzeichnen, Röntgenbilder zeigen und erklären.
- Beim Gespräch ist Ausgewogenheit bezüglich Informationsgehalt, Patientenzentriertheit und emotionale Wärme anzustreben.
- Information der übrigen fachlichen Betreuer über den Inhalt des Gesprächs mit dem Kranken.

Juristische Aspekte

- Der Patient hat grundsätzlich ein gesetzlich und/oder durch amtliche Krankenhausverordnung geregeltes Recht auf ausreichende Information über Diagnose sowie Therapieplan und voraussehbare Therapiefolgen (gilt sowohl für BRD, Österreich und Schweiz).
- Trotzdem bleibt dem Ermessen des einzelnen Arztes (Privatsphäre des Arzt-Patienten-Verhältnisses!) ein weiter Spielraum offen.
- Zum „Schutz" des Tumorpatienten kann Information ausnahmsweise auch verschwiegen werden, wenn sie (nach Ansicht des Arztes) dazu führt, dem Kranken psychisch bzw. körperlich (Behandlungserfolg!) zu schaden.
- In solchen Ausnahmefällen wird von besorgten Ärzten öfters zur direkten Angehörigeninformation gegriffen, wovon wir aus langjähriger Erfahrung heraus *eher abraten* (vgl. oben).
- Auch der Ermessensspielraum des Richters ist weit. Informationsrecht und -pflicht sind schwer juristisch zu reglementieren (nur wenige Bundesgerichtsurteile in der Schweiz und in der BRD).

Reaktionsmuster des Kranken

- Die Verarbeitungsphasen nach *Kübler-Ross* werden nicht „didaktisch-linear", sondern individuell und in verschiedener Reihenfolge erlebt (Abb. 1).

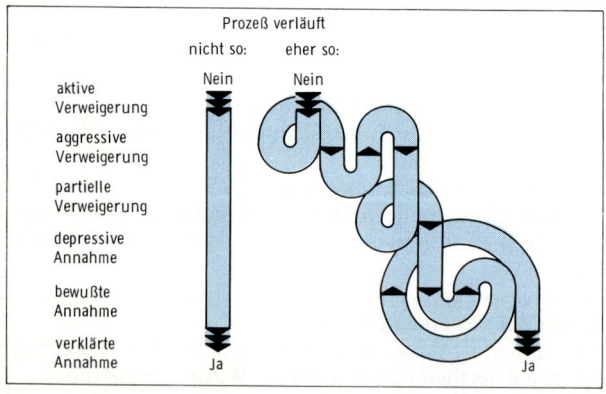

Abb. 1 Verarbeitung der Reaktionsphasen nach Information über die Betroffenheit von einer bösartigen Erkrankung (aus *Bertschi, H. P.,* in *Herzig:* Die Betreuung Sterbender. ROCOM. Hoffmann-La Roche, Basel 1979)

- Der Patient wählt das Reaktionsmuster, welches ihm hilft, die Realität zu *ertragen* (entspricht manchmal auch seinem „Wunschbild").
- Der Verarbeitungszustand des Kranken erfordert vom Betreuer laufende *Anpassung* (aber nicht Unehrlichkeit).
- Aggressive Reaktionen des Kranken werden oft auf Betreuer oder Angehörige *projiziert* (persönliche Betroffenheit relativieren!).
- In depressiven Phasen nützen verniedlichende, mitleidige Äußerungen wenig – eine *mittragende,* eher aktivierende Beziehung ist besser.
- Kranke mit vorbestehender Neigung zu depressiver Verstimmung benötigen bei anhaltender Trauerphase psychopharmakologische (Antidepressiva), evtl. auch psychotherapeutische Unterstützung.
- Die Krankheitsannahme („Verklärung") ist für Angehörige und Betreuer des Kranken oft schwerer nachzuvollziehen: den Patienten dabei nicht hindern, „loslassen" zu können!
- Den Patienten und dessen Angehörige ansprechen auf (teilweise bedrohliche Formen annehmende) Ratschläge von Drittpersonen zu *para-* bzw. *„alternativ"-medizinischen Aktivitäten* (sachlich informieren, vorsichtig werten, Belangloses dulden, vor Gefährlichem wie z.B. Hunger-Saftkuren, Petroleum etc. warnen!).

Unterstützende Betreuung

- Ärzte und Krankenschwestern mit onkologischer Zusatzausbildung vermitteln dem Patienten durch ihre Kompetenz Sicherheit und Geborgenheit, selbst bei prognostisch ungünstiger Entwicklung.
- Die laufende Information und Instruktion über Krankheit und Therapie erhöhen die Kooperation.
- Betreuer, welche einerseits den Mythos „Krebs" erkannt haben und ihre eigene Todesproblematik überdenken, sind hilfreiche Gesprächspartner für den Tumorpatienten.
- Anleitung zur *Selbsthilfe* vermindert das Gefühl des Ausgeliefertseins (z. B. Stomatitis- und Ileusprophylaxe, Ernährung usw.).
- Gezielte, gut vorbereitete Maßnahmen gegen Therapienebenwirkungen erleichtern eine intensive Krankheitsphase (s. „Supportivtherapie").
- Die Behandlung anhand von Forschungsprotokollen bedarf einer besonders angepaßten Patienteninformation.
- Offenheit zur Diskussion über *„paramedizinische Maßnahmen"* kann Kranke vor Enttäuschungen und den Arzt vor Vertrauensbrüchen bewahren (vgl. S. 3).
- Die Beachtung der *sozialen Umgebung* ist wichtig, die Inanspruchnahme verschiedener Strukturen zur Hilfe zu Hause ist oft notwendig (Haushaltshilfe, Heimpflege, Finanzen etc.).

Zusammenarbeit

- Die gegenseitige Information der Betreuer ist oft mangelhaft und macht ein einheitliches Betreuungskonzept unmöglich.
- Die Haltung und Sicht des Pflegepersonals soll diejenige des Arztes (und umgekehrt) nicht „bekämpfen", sondern zur Diskussion des optimalen, gemeinsamen Vorgehens anregen.
- Unterstützende Zusammenarbeit erhöht die Behandlungs- und Pflegequalität in Spital- und Heimpflege.
- Gemeinsame problemzentrierte Gruppengespräche (Krankenhaus, Praxis) helfen „Problempatienten" besser zu verstehen und ermöglichen kreative Lösungsvorschläge. Sie ermöglichen auch die emotionale Entlastung überforderter Betreuer.
- Von Ausnahmefällen abgesehen (seltene Tumoren, komplexe Situationen), soll der *Hausarzt* erstinstanzlicher, koordinierender Betreuer des Patienten bleiben. Dies bedingt dessen laufende Information durch Klinik und/oder Fachonkologen.

Grundsätze

- Bei jeder Methode ist zu unterscheiden, ob es sich um
  - Screening „Gesunder" (Vorsorge) oder
  - Tumorsuche bei Verdacht oder
  - Abklärung bei bekanntem Tumor (Stadienabklärung, Bilanz) handelt.
- Die Diagnostik soll möglichst sicher, aber auch rasch (psychologische Belastung durch Ungewißheit!), schonend und kostengünstig erfolgen.
- Tumor möglichst direkt untersuchen (Biopsie → Histologie/Zytologie).
- Es gibt keinen „Universalkrebstest": Rationale Tumordiagnostik ist ein Mosaik verschiedener, für den betreffenden Tumor bedeutungsvoller Bausteine.
- Die wichtigsten Beiträge kommen nach wie vor aus gründlicher Anamnese und sorgfältiger klinischer Untersuchung.
- Eine genaue Abklärung ist Voraussetzung für erfolgreiche Behandlung: Keine Tumortherapie ohne sichere Diagnose!

Anamnese bei Tumorpatienten

- Stets zuerst nach möglicherweise früher diagnostiziertem Tumor fragen („Geschwür, Myom, Muttermal, Kropf etc."). Frühere Krankengeschichten einsehen!
- Allgemeine Tumorsymptome
  - Sog. charakteristische Tumorsymptome fehlen anfangs häufig. Wohlbefinden schließt ein Malignom nicht aus. Starke subjektive Beschwerden sind prognostisch ungünstig.
  - Appetitlosigkeit/vorzeitiges Sättigungsgefühl: Häufig, oft mit bestimmten Aversionen (z. B. gegen Fleisch), Geschmacksstörungen.
  - Gewichtsabnahme: häufig, bedeutungsvoll, v. a. wenn >10% des Körpergewichts. Ursache: Gesteigerter Grundumsatz, „der Tumor frißt zuerst!", negative Stickstoffbilanz. Früheres und aktuelles Gewicht festhalten, objektiv überprüfen.
  - Allgemeine Schwäche/Leistungsabfall: Häufig, aber uncharakteristisch, schwer erklärbar.
  - Schmerz: In Anfangsstadien bei rund 30%, in Terminalstadien bei 70−80% der Tumorpatienten. Ursache verschieden (somatogen/neurogen, mechanisch/humoral, entzündlich). Charakter und Lokalisation der Schmerzen genau festhalten (Körperschema), Schmerzmittelbedarf? Alkoholschmerz: Sehr selten, typisch bei Morbus Hodgkin.

- Temperaturerhöhung/Fieber: Tumorfieber selten (maligne Lymphome, Leukämien, Lebermetastasen, Tumorzerfall), nur per exclusionem anzunehmen, d. h. andere Ursachen (Infekt!) ausschließen.
- Schwitzen, speziell Nachtschweiß: Selten, am ehesten maligne Lymphome (sog. B-Symptomatik).
- Juckreiz: selten, z. B. bei Morbus Hodgkin, myeloproliferativen Syndromen, Cholostase.
- Spezielle Anamnese
  - Rauchen: v. a. bei Tumoren in HNO-Bereich, Lunge, Blase, Speiseröhre.
  - Alkohol: Ösophagus-, Magen-, Lebertumoren.
  - Medikamente: Langfristig Immunsuppressiva? Sexualhormone? Antiepileptika?
  - Menstruations-/Sexualanamnese: Antikonzeption.
  - Berufsanamnese: Asbest? Arsen? Haarfärbemittel? Ionisierende Strahlen?
- Persönliche Anamnese
  - Mißbildungen: Kryptorchismus? Zystennieren? Tierfellnävus?
  - Infekte: Mumpsorchitis? Mononukleosesyndrom? Hepatitis? Tuberkulose?
  - Operationen: Cholezystektomie? Strumektomie? Magenoperation? Hysterektomie?
  - Trauma (cave Kausalitätsbedürfnis der Patienten!)
  - Frühere Tumorerkrankung: Operation? Bestrahlung? Tumorhemmende Medikamente oder Hormone?
  - Chronische Entzündungen: Colitis ulcerosa? Morbus Crohn?
- Familienanamnese
  - Hereditäre, möglicherweise prämaligne Erkrankungen: Polyposis coli?
  - Familiär gehäufte Malignome (speziell im gleichen Organ, z. B. Mamma)?

- Stets vollständige, vorurteilslose, nicht nur auf vermuteten/bereits diagnostizierten Tumor ausgerichtete Untersuchung!
  Merke: Alle Befunde quantitativ angeben (in metrischen Einheiten gemessen bzw. geschätzt), gegebenenfalls bildhaft festhalten (Zeichnung/Fotos mit Datum!).
- Allgemeiner Aspekt:
  - Körpergewicht, Körperbau, Kachexie?
  - Endokrine Störungen (Morbus Cushing, Morbus Addison?).
  - Gesichtsausdruck (Hyperkalzämie).
- Haut:
  - Hautfarbe (Anämie?).
  - Blutungen? Exantheme? Effloreszenzen?
  - Dermatomyositis? Acanthosis nigricans?
  - Tumoren? Pigmentierung?
  - Konsistenz? Ulzeration? Haare?
- Lymphknoten: Systematisch an *allen* Stationen suchen, jede Abnormität festhalten.
  - Größe? Konsistenz? Verschieblichkeit?
- Kopf und Hals:
  - Sichtbare Tumoren an Lippen, im Mund, Rachen, Auge, Nase, Ohr?
  - Kropf? Obere Einflußstauung?
- Thorax:
  - Asymmetrie?
  - Lungen (abgeschwächtes Atemgeräusch, Dämpfung?).
  - Mammae/Mamillen (Hautveränderung? Einziehung der Mamille? palpable Knoten?).
- Abdomen:
  - Leber (Größe, Resistenz, Rand, Knoten?), Milz?
  - Andere Resistenzen, Druckdolenz?
  - Rektale Untersuchung.
- Genitale:
  - Äußerlich sichtbare Veränderungen?
  - Innerliche Tastbefunde?
- Neurologische Untersuchung:
  - Schmerzen?
  - Motorische und/oder sensible Ausfälle?
  - Gang? Gleichgewichtsstörungen?
  - Visus?

Grundsätze

- Falls möglich soll jeder verdächtige Befund sobald wie möglich direkt punktiert oder biopsiert werden (Ausnahmen bei den betreffenden Organtumoren!).
- Bildgebende Verfahren wie Ultraschall, Durchleuchtung/Bildverstärker, Computertomographie und NMR haben die Möglichkeiten gezielter Gewebsentnahme stark erweitert, ersetzen diese jedoch keineswegs!

Zytologische Untersuchungen

- Feinnadelbiopsie (Abb. 2):
  - Technik: Dünne Nadel auf 20-ml-Spritze in Aspirator, verdächtige Geschwulst fixieren und mehrfach in verschiedenen Richtungen punktieren. Aspirat in Nadel belassen, auf Objektträger ausblasen, sofort ausstreichen und fixieren (z. B. mit Proffix), lufttrocknen.
  - Aussagekraft: Sicher verwertbar nur bei eindeutig positivem Ausfall. Negativer Befund abhängig von korrekter Technik/ausreichendem repräsentativem Material (→ im Zweifelsfall chirurgische Biopsie).
  - Indikation: Tumoren in Mamma, Schilddrüse, Lymphknoten, Haut, Subkutangewebe, Lunge, Leber, Pankreas (bei inneren Organen heute meist gezielt unter Sonographie- oder CT-Kontrolle).

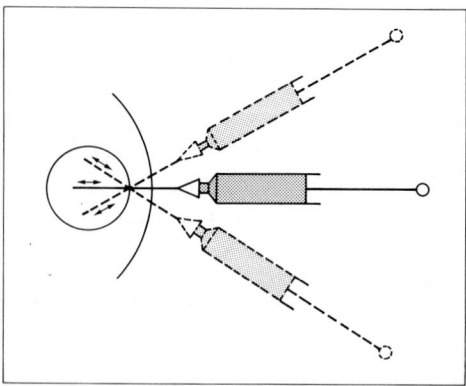

Abb. 2
Erklärung im Text

- Abstriche:
  - Von Tumoren an Haut und Schleimhäuten: einfach, billig, aber selten möglich außer Cervix uteri.
  - Aussagekraft: sicher, aufgrund etablierter Kriterien (z. B. Cervix uteri, Papanicolaou).
  - Indikation: gynäkologische Tumoren, Mamma, Hauttumoren, evtl. ORL-Bereich.
- Körper- und Spülflüssigkeit:
  - Pleura-/Perikarderguß.
  - Aszites.
  - Liquor.
  - Urin (Niere, Blase).
  - Douglas-Punktat (Ovarialkarzinom).
  - Sputum, Bronchialsekret (Bronchialkarzinom)
  - Pankreassaft (Endoskopie)
  - Zystenpunktate etc.

Histologische Untersuchungen

- Exzision/Inzisionsbiopsien.
- Stanzbiopsien mit verschiedenen Nadeln, z. B. Weichteile/viszerale Organe: z. B. Travenol „Tru-Cut"- oder Chiba-Nadel.
- Knochenmark: Jamshidi-Nadel.
- Mamma: Drillbiopsie.
- Leber: Menghini-Nadel.
- Prostata: Franzen-Nadel.

perkutan

- Betreffend Aussagekraft und Indikation s. entsprechende Organtumoren.

Endoskopien

- Dank flexibler Glasfaserinstrumente sind endoskopische Biopsiemöglichkeiten stark erweitert und verbessert worden.
- Indikationen:
  - Magen-Darm-Trakt: obere Panendoskopie (gegebenenfalls verbunden mit retrograder Cholangiopankreatikographie und gezielter Sekretentnahme), Rektoskopie, Sigmoidoskopie, totale Koloskopie.
  - ORL/Lunge: (Laryngo-, Sinus-, Bronchoskopie).
  - Gynäkologie: Kolposkopie.
  - Urologie: Zystoureterorenoskopie.
  - Laparoskopie: gastroenterologische/gynäkologische Indikationen.
  - Thorakoskopie (Pleura).

– Transbronchiale Biopsie (peribronchiale Herde).
– Mediastinoskopie (Lymphome).

Operative Diagnostik

● In vielen Fällen steht heute am Ende der prätherapeutischen Abklärung ein diagnostischer chirurgischer Eingriff. Er ermöglicht oft erst die endgültige Stadieneinteilung.
● Beispiele:
  – Morbus Hodgkin: sog. „Staging"-Laparotomie und Splenektomie.
  – Ovarialkarzinom, andere operable gynäkologische Tumoren.
  – Maligne Hodentumoren.
● Siehe auch S. 33–37 (chirurgische Biopsien).

Allgemeines

- Unter „paraneoplastischen Syndromen" versteht man Krankheiten bzw. Symptomenkomplexe, welche durch *Fernwirkungen* eines malignen Tumors im Gesamtorganismus bzw. anderen Organen zustande kommen.
  Beispiele:
  - Ektopische Hormonbildung durch einen malignen Tumor eines sonst nicht dazu befähigten Gewebes (vgl. unten).
  - Hormonal (?) bedingte Thrombozytose bei Bronchialkarzinomen oder Tumoren des Gastrointestinaltrakts.
- Durch Tumorzellinfiltration (Metastasen) bedingte hormonale Ausfälle endokriner Organe (z. B. NNR-Metastasen eines kleinzelligen Bronchuskarzinoms) können *nicht* als PNS bezeichnet werden!
- PNS treten bei einer Vielzahl von Tumoren und in einer bunten Palette in buchstäblich sämtlichen Organsystemen auf, vorwiegend aber bei Tumoren neuroektodermalen Ursprungs (v. a. Apud-System → Karzinoid, kleinzelliges Bronchuskarzinom, seltene Tumoren der Gastrointestinal- und Genitalorgane).

Organverteilung der PNS

- Gesamtorganismus: Fieber, Schwäche, Kachexie, Inappetenz.
- Hämatopoese: Leukozytose mit Neutrophilie, leukämoide Reaktion, Eosinophilie, Polyglobulie (Hypernephrom!), Thrombozytose.
- Gefäße/Gerinnung: Thrombophlebitis migrans, Hyperkoagulabilitätssyndrom.
- Nervensystem: Progressive multifokale Leukoenzephalopathie, Kleinhirnrinden-Degeneration; sensomotorische Neuropathien; subakute nekrotisierende Myelopathien u. a.
- Haut: Acanthosis nigricans, Hypertrichose, Erythema gyratum, psoriasiforme Akrodermatitis, (De-)Pigmentationen u. a.
- Gastrointestinal: Zollinger-Ellison-Syndrom u. a., Auswirkungen (Nausea/Erbrechen) bei Hyperkalzämie u. a.
- Metabolisch: Hyperviskositätssyndrom, Dys-/Paraproteinämie, Hypo-/Hyperglykämie, Hyperkalzämie, -urikämie und viele mehr.
- Knochen/Gelenke: Myelofibrose/-sklerose, Arthropathien.
- Niere: Nephrotisches Syndrom.

Paraneoplastische Syndrome (PNS)

- Immunologisch: Hypogammaglobulinämie, Immunsuppression, Polymyalgia rheumatica, Lupus erythematodes, usw.
- Endokrine PNS: (vgl. Tab. 1).

Tabelle 1   Endokrine PNS (wichtigste)

Physiologische Bildungsstätte/Hormon	Endokrines Syndrom	Häufigste Tumoren als Verursacher
Hypophysenvorderlappen:		
– ACTH (am häufigsten)	Cushing-Syndrom	KZBK Karzinoidtumoren Pankreaskarzinom u. a.
– LH/FSH	Gynäkomastie, Pubertas praecox	KZBK NNR-Tumoren, Hepatome
– HCG	Akromegalie	KZBK
– TSH	Hyperthyreose	KZBK Trophoblasttumoren Hodenkarzinome
– Prolactin	Galaktorrhoe	KZBK, auch NKZBK Hypernephrom
Hypophysenhinterlappen:		
– ADH	Schwartz-Bartter-Syndrom	KZBK Pankreastumoren u. a. Dünndarmtumoren
– Oxytocin	?	KZBK Pankreastumoren
Hypothalamus:		
– Somatostatin	Diabetes mellitus HCG-Mangel	KZBK
– CRF	Cushing-Syndrom	KZBK
Schilddrüse:		
– Calcitonin (C-Zellen)	Tetanie	KZBK Mammakarzinom
Nebenschilddrüse:		
– PTH	Pseudohyperparathyroidismus	NKZBK, v.a. Plattenepithelkarzinom Pankreaskarzinom Hypernephrom
Gastrointestinaltrakt:		
– Gastrin	Zollinger-Ellison-Syndrom	Pankreastumoren
– Insulin	rez. Hypoglykämien	Insulinom u.a. KZBK
Niere:		
– Erythropoetin	Polyglobulie	Gynäkologische Tumoren, Hypernephrom

(N) KZBK = (nicht)kleinzellige Bronchuskarzinome

Grundsätze

- Einziges sicheres Kriterium einer erfolgreichen Tumortherapie (Remission) ist die objektivierbare Verkleinerung bzw. das Verschwinden meßbarer Tumorherde.
- Das möglichst genaue, quantitative Festhalten der Ausmaße von Tumorherden vor Therapiebeginn ist unabdingbare Voraussetzung für eine zuverlässige Verlaufs- und Erfolgsbeurteilung.
- Alle sicht-, tast- oder indirekt (bildgebende Verfahren!) objektivierbaren Tumorparameter werden regelmäßig gemessen oder geschätzt und schriftlich festgehalten (Verlaufsblätter, s. S. 56/57).

Beispiele für Tumorparameter

- Bidimensionale:
  - Palpable Tumoren (Haut, Lymphome, Mamma etc.).
  - Radiologisch sichtbare Tumoren (Lungenrundherde, Osteolysen, Lebermetastasen).
  - Messung der zwei größten, senkrecht aufeinander stehenden Durchmesser.
- Unidimensionale:
  - Vergrößerte Organe (Leber, Milz, Hilustumoren).
  - Messung des größten Durchmessers bzw. Abstandes vom Rippenbogen (Leber, Milz).
- Nicht meßbare, aber im Verlauf vergleichbare:
  - Osteoplastische Knochenmetastasen (Röntgen).
  - Flächiger Hautbefall (Fotos hilfreich).
  - Abdominal/rektal/vaginal palpable Massen.
  - Ergüsse (Röntgen, Szintigraphiebefunde).
  - Diese Parameter können nur zur Erfolgsbeurteilung herangezogen werden, wenn sie eindeutig und stark zu- bzw. abnehmen.

Definition der Tumorremission

- Komplette Remission (CR):
  - Verschwinden *aller* bekannten Tumormanifestationen, durch zwei nicht weniger als 4 Wochen auseinanderliegende Beobachtungen bestätigt, keine neuen Krankheitsmanifestationen.
  - Es muß ein deutlicher Unterschied zwischen klinischer und histopathologischer kompletter Remission gemacht werden!
- Partielle Remission (PR):
  - Rückgang aller meßbaren Tumorparameter um mindestens 50% der initialen Größe („Flächenmaß" zweier in der Regel senkrecht aufeinanderstehender Messungen), durch zwei nicht weniger als 4 Wochen auseinanderliegende Beobachtungen bestätigt.
  - Kein Auftreten von neuen Krankheitsmanifestationen.
- Stationäres Tumorverhalten (NC = „No Change"):
  - Ein Tumorrückgang um weniger als 50% oder eine Zunahme um weniger als 25% bei einer oder mehrerer meßbarer Tumormanifestation(en).
- Progression (PD = „Progressive Disease"):
  - Tumorzunahme von >25% bei bestehenden Meßwerten oder
  - Auftreten von neuen Tumormanifestationen.

Knochenmetastasen, Besonderheiten

- Diese bedürfen besonderer Beurteilungskriterien und ihre Bewertung bleibt dennoch schwierig und oft subjektiv.
- Komplette Remission (CR): Verschwinden aller radiologisch und/oder szintigraphisch nachgewiesenen Tumormanifestationen für mindestens 8 Wochen.
- Partielle Remission (PR): Partielle Verkleinerung und Remineralisierung initialer Osteolysen für mindestens 8 Wochen.
- Stationäres Tumorverhalten (NC): Sollte nur bewertet werden, wenn ein stabiles Tumorverhalten während mindestens 8 Wochen beobachtet werden kann.
- Progression (PD): Zunahme der bestehenden Meßwerte (Osteolysen, osteoplastische Herde) oder Auftreten neuer ossärer Krankheitsmanifestationen.
- *Cave:* Das Auftreten einer Kompressionsfraktur (Wirbelsäule) oder Fraktur anderer Knochen oder dessen Veränderungen im Sinne einer Frakturheilung (Kallusbildung), dürfen nicht *allein* als (negative) Beurteilungsgrundlagen gelten.

Gesamtbeurteilung

- Dazu werden *alle* meßbaren und schätz- bzw. vergleichbaren Tumorparameter herangezogen.
- Bei definitiver Zunahme auch nur *eines* meßbaren Parameters muß insgesamt auf Progression entschieden werden.
- *Cave* diesbezügliche Probleme durch Begleitkrankheiten und Komplikationen (Pneumonien, Lungenembolien!).

Subjektives Ansprechen

- Das subjektive Befinden (Lebensqualität) des Patienten hängt von sehr vielen (auch tumorfremden) Faktoren ab.
- Seine Erfassung ist schwierig, aber heute möglich. Es wird daher nur als zusätzlicher Parameter zur Beurteilung eines Behandlungserfolges herangezogen (Unterschied zur sog. „Erfahrungsmedizin"!).
- Das Allgemeinbefinden kann nach WHO-SAKK-Kriterien eingestuft werden (vgl. auch 2. Umschlagseite):
  0 = asymptomatisch, beschwerdefrei
  1 = normale Aktivität mit leichten Symptomen
  2 = Bettlägerigkeit unter 50%, stark symptomatisch
  3 = Bettlägerigkeit über 50%, stark symptomatisch
  4 = völlig bettlägerig, terminal
- In analoger Weise können auch einzelne Symptome wie Schmerz, Dyspnoe usw. sowie Therapienebenwirkungen graduiert werden, am besten durch den *Patienten selbst* (vgl. auch Anhang II, S. 345−47, sowie SAKK/WHO-Tabellen, Kapitel 5 [H. J. Senn], Internistische Krebstherapie, 3. Aufl., hrsg. von K. W. Brunner, G. A. Nagel. Springer, Berlin 1985 [S. 110−112]).

Remissionsdauer

- Zeitspanne der objektivierbaren Tumorrückbildung vom Tag des Eintretens bis zur Feststellung einer eindeutigen Progression.
- „Mittlere Remissionsdauer" = Zeitspanne, nach welcher sich noch 50% eines bestimmten, nach einheitlichen Richtlinien behandelten Patientenkollektivs in andauernder Tumorrückbildung befindet. Die Remission der übrigen Hälfte der Patienten ist inzwischen beendet (→Rezidiv).

Überlebenszeit

- Rezidivfreies Überleben = Zeitspanne ab Therapiebeginn bis zum Nachweis eines dokumentierten Tumorrückfalls = tumorfreies (postoperatives) Intervall, „time to progression".
- Gesamtüberleben: Zeitspanne (ab Therapiebeginn; ab Diagnose bei mehreren Therapieschritten!) bis zum Tod des Patienten.
- Mittlere Überlebenszeit = Zeitspanne, nach welcher noch 50% eines bestimmten Patientenkollektivs überleben, mit oder ohne Tumorrückfall. Dies schließt einen anfälligen weiteren Überlebensgewinn durch erfolgreiche Behandlungen nach Tumorrückfall ein.

Allgemeines

- Dabei sind zu unterscheiden:
  - Ungezielte Untersuchung Gesunder (sog. Massen-Screening).
  - Gezielte Untersuchung von Risikogruppen (= ökonomischer).
- Ziel: Erfassung eines Tumors im Frühstadium mit entsprechend höherer Heilungschance (derzeit leider nur bei wenigen Tumoren technisch möglich, vgl. unten).

Probleme

- Fehlende lineare Korrelation zwischen Größe des Primärtumors und der Wahrscheinlichkeit einer Metastasierung (Dissemination bei kleinstem Tumor möglich, wenn auch statistisch weniger häufig).
- Begrenztes Wahrnehmungs- und Auflösungsvermögen aller Tumordiagnostikmethoden (ungenügende Sensitivität).
- Ungenügende Spezifität.
- Echter Überlebensgewinn nur bei kurativer Behandlungsmöglichkeit (für viele, insbesondere viszerale Tumoren noch nicht ausreichend vorhanden).
- Mangelnde Akzeptanz/Einsicht in der Zielpopulation.

Kriterien

- Für die Beurteilung einer Krebsfrüherfassungsmethode sind zu unterscheiden:
- Sensitivität: Test sollte bei kleinstem Tumorvolumen schon positiv ausfallen (meßbar an der Rate „falsch-negativer" Ergebnisse).
- Spezifität: Test darf nur bei einem bestimmten Tumor positiv ausfallen (meßbar an der Rate „falsch-positiver" Ergebnisse).
- Allgemeine Voraussetzungen für die Brauchbarkeit einer Früherfassungsmethode:
  - Technisch einfach (z. B. Selbstabtastung).
  - Zumutbar (Stuhluntersuchung auf Blut). ⎱ Akzeptanz durch
  - Wiederholbar. ⎰ Publikum.
  - Überall durchführbar (auch durch Allgemeinarzt).
  - Kostengünstig.
- Beispiele für erfolgreiche Tumorvorsorge:
  - Zervixkarzinom.
  - Kolorektale Tumoren.
  - Hauttumoren (Melanom, Basaliom, Spinaliom).
  - HNO-Tumoren.
  - Mammakarzinom?

- Beispiele für bisher erfolglose Tumorvorsorge:
  - Lungenkarzinome.
  - Magenkarzinom.
  - Pankreaskarzinom.
  - Hypernephrom.
  - Korpuskarzinom.
  - Ovarialkarzinome.
- Methodische und prognostische Einzelheiten s. einzelne Organkapitel.

Gesetzliche Regelung

- Die Durchführung und Finanzierung eines „Krebsvorsorgeprogramms" (Frau: Zervixabstrich, Mammapalpation/Mammographie; Mann: Prostata; beide Geschlechter: okkultes Blut im Stuhl) ist in der BRD und in Österreich gesetzlich geregelt. Die Teilnahmequoten liegen unter 40% (Frau) bzw. unter 30% (Männer) in der BRD.
- Die Schweiz kennt noch keine gesetzlich verankerte Finanzierung für Vorsorgeuntersuchung Gesunder. Teilweise Übernahme (z. B. Zervixabstrich) durch Krankenkassen.

Allgemeines

- Radiologische Diagnostik erfolgt stets gezielt zur Bestätigung/Ausschluß einer klinischen Verdachtsdiagnose. Vorausgegangen sind ausführliche Anamnese und gründliche physikalische Untersuchung. Kritisches und verantwortungsvolles ärztliches Denken darf durch eine „flächendeckende Diagnostik" nicht ersetzt werden.
- Bildgebende Verfahren in der Onkologie eignen sich zur Stadienfestlegung und zur Verlaufsbeurteilung besser als zur Tumorfrüherkennung. – Ausnahmen bilden Mammographie und gastrointestinale Suchmethoden mit Kontrastmittel. Unsere Techniken sind weder ausreichend sensitiv noch so kosteneffektiv, daß ihr Einsatz zum Screening gerechtfertigt wäre.
- Bildgebende Techniken erlauben nur ausnahmsweise ein spezifisches Urteil; sie können und dürfen die histologische Diagnose nicht ersetzen.
- Die modernen Verfahren wie Computertomographie (CT), digitale Subtraktionsangiographie (DSA) und Magnetresonanztomographie (MR) senkten zwar die Nachweisgrenze für einzelne Läsionen und erlaubten, das Nachbargewebe besser zu beurteilen. Sie änderten jedoch nichts an dem klinischen Prinzip: onkologische Therapie erst nach histopathologischer Diagnose.
- Der diagnostische Untersuchungsgang beginnt mit einfachen, nichtinvasiven und wenig kostspieligen Methoden und setzt erst dann die weiterführende Diagnostik und schließlich aufwendige Untersuchungsmaßnahmen ein nach folgendem Schema:
  1. Konventionelle Röntgenuntersuchungen: Thoraxaufnahmen, evtl. mit Durchleuchtung und Schichtuntersuchung, Skelettaufnahmen, Weichteildiagnostik (z. B. Mammographie), Sonographie.
  2. Kontrastmitteluntersuchungen: Magen-Darm-Passage (MDP), Kolonkontrastuntersuchung (KKE), intravenöses Urogramm/Zystogramm (IVP).
  3. Nuklearmedizinische Techniken: Skelett-, Leber- oder Lymphszintigramm, Untersuchung mit Tumorantikörpern.
  4. Invasive und kostenintensive Methoden: Angiographie von Hirn, Niere, Skelett/Muskel etc., Venographie bei Abflußstörungen, Myelographie, Lymphographie, CT, MR, DSA.
- Im folgenden wird an den einzelnen Körperregionen die effektivste diagnostische Vorgehensweise erläutert.

Gehirn

- CT und MR sind beim Nachweis von primären und sekundären Hirntumoren konkurrenzlos und haben Schädelleeraufnahme, Hirnszintigraphie und Pneumenzephalographie verdrängt.
- Schädelleeraufnahmen können beim Kind einen erhöhten Hirndruck anzeigen, geben bei Erweiterung bzw. Destruktion der Sella Hinweise auf einen Hypophysentumor und bei Vorliegen pathologischer Verkalkungen auf ein Oligodendrogliom, Meningeom oder Kraniopharyngeom.
- Die CT mit/ohne Kontrastmittelverstärkung (rasche i.v. Gabe von jodhaltigem Kontrastmittel, entsprechend 30−40 g Jod) zeigt Hirntumoren ab 1,0−1,5 cm Durchmesser, zusätzlich das perifokale Ödem und gegebenenfalls eine Ventrikelkompression und Massenverdrängung. Gut vaskularisierte Tumoren wie Astrozytom III−IV, Meningeom, Medulloblastom und verschiedene Metastasenhistologien reichern Kontrastmittel an und erlauben damit eine gewisse Artdiagnose.
- Die MR ist der CT im Auflösungsvermögen, bei der Beurteilung der hinteren Schädelgrube und der Hypophysen-Zwischenhirnregion, bei der Aufdeckung von Knochenartefakten und durch die Möglichkeiten, auch Sagittal- und Frontalschnitte anzufertigen, überlegen.
- Die Hirnszintigraphie als Serienszintigraphie beurteilt die Perfusionsverhältnisse sensibler und erlaubt somit eine weitgehende Artdiagnose.
- Karotis- und Vertebralisangiographie werden präoperativ zur Darstellung der Gefäßversorgung des Tumors bzw. der geänderten Gefäßarchitektur des Normalgewebes eingesetzt.

Rückenmark

- Die MR des Spinalkanals ist konkurrenzlos bei der Diagnostik intra- und extramedullärer Tumoren. Auch die Nervenwurzeln werden dargestellt.
- Die Myelographie, die Kontrastmitteldarstellung des spinalen Subarachnoidalraums nach lumbaler und/oder subokzipitaler Punktion, wurde von der MR an die zweite Stelle verdrängt.
- Gelegentlich weist erst die CT (nach erfolgter Myelographie mit in situ belassenem Kontrastmittel) einen kleinen oder flach, tapetenartig geformten tumorösen Prozeß nach.

- Die aussagekräftigsten bildgebenden Verfahren zum Staging und zur Nachsorge von HNO-Tumoren sind CT und MR.

Nasen-Nebenhöhlen-System (NNH)

- NNH-Status (frontale, axiale und halbaxiale Aufnahmen) gibt Übersicht und erlaubt – u. U. ergänzt durch konventionelle Tomographie – erste Beurteilung der Knochenstrukturen.
- CT ermöglicht exakte Beurteilung der Tumorausdehnung inklusive der benachbarten Knochenstrukturen. Intakte Knochensepten schließen ein Malignom nicht aus!

Nasopharynx

- Konventionelle Tomographie der Schädelbasis im a.-p. und seitlichen Strahlengang, nach Möglichkeit mit longitudinaler Verwischung senkrecht zu der zu beurteilenden Knochenstruktur, ist die zuverlässigste Methode zur Erkennung einer Tumorinfiltration der Schädlbasis.
- Die CT stellt die Tumorausdehnung in allen Ebenen dar, insbesondere das paravertebrale Wachstum, die Infiltration des retro- und parapharyngealen bzw. retromaxillären Gewebes, zusätzlich einen Befall der zervikalen Lymphknoten. Eine Arrosion der oberen zervikalen Wirbelkörper ist oftmals nur mit der CT zu erkennen.
- Sichtbarer Tumorrest nach Strahlentherapie beweist noch nicht vitalen Resttumor; erst neuerliches Wachstum während der Nachsorge und Histologie sichern das Rezidiv.

Larynx und Hypopharynx

- Mit CT Beurteilung der Ausbreitung von fortgeschrittenen Larynx- und Hypopharynxkarzinomen in Nachbarstrukturen, Darstellung allfällig vergrößerter (u. U. nicht tastbarer) Lymphknoten und der Ausdehnung eines Rezidivs. Knorpelinfiltration mit CT nicht nachweisbar.
- Bessere Gewebsdifferenzierung mit MR möglich.
- Hypopharynxpassage, Laryngographie u. a. Röntgenuntersuchungen im Zeitalter der Lupenendoskopie bedeutungslos.

Zervikale Lymphknotenmetastasen

- Sonographie des palpatorisch unauffälligen Halses. Methode der Wahl zum Nachweis suspekter Lymphknotenvergrößerungen.
- CT (MR) zur Beurteilung der Nachbarschaftsbeziehung von Lymphknotenmetastasen (Lymphknotenkapsel, Knochen, Halsweichteile).
- Karotisangiographie oder Angio-CT geben Aufschluß über Ummauerung/Verschluß der A. carotis, u. U. auch der V. jugularis.

Die eindeutige Diagnose macht jeweils das nächste in Frage kommende Verfahren überflüssig.

- *Thoraxaufnahmen* im p.-a. und seitlichen Strahlengang sind die wichtigste Screening-Untersuchung zur Aufdeckung von intrapulmonalen, pleuralen und ossären Veränderungen. Seitliche Aufnahme zur Beurteilung des retrokardialen Raums, des vorderen Mediastinums und der thorakalen Wirbelsäule zumindest bei Erstuntersuchung erforderlich.

  Kritische Nachweisgrenze eines peripheren Rundherdes 0,5−1 cm; zentrale Tumoren lange Zeit verborgen, oftmals erst bei Bronchusokklusion durch poststenotische Atelektase erkennbar. Vergleich mit Voraufnahmen wichtig!

- *Rotierende Durchleuchtung* bei unklaren Befunden obligatorisch, z. B. Rundherd nur in einer Projektion, Differentialdiagnose gegenüber Gefäßkreuzungen und Mamillen oder Beurteilung der Zwerchfellbeweglichkeit (paradox bei Phrenikusparese).

- *Konventionelle Tomographie* von Mediastinum und Hili zur Darstellung der lufthaltigen Bronchien sowie von hilären Lymphomen. Ganzlungen-Tomographie zur Metastasensuche, beispielsweise bei der Chirurgie solitärer Metastasen und im Rahmen von klinischen Studienprojekten. Seitliche Tomographie zur Beurteilung des vorderen Mediastinums.

- *Computertomographie* zum Nachweis primärer oder sekundärer Mediastinaltumoren der konventionellen Tomographie überlegen.

- *Perfusionsszintigraphie* der Lungen mit ^{99m}Tc-markierten Human-Serum-Makroaggregaten oder -Mikrosphären. Darstellung der perfundierten Lungenareale. Bronchusokklusion verursacht über den alveolovaskulären Reflex (Euler-Liljestrand) eine Minderperfusion des abhängigen Lungenareals: empfindlichster Nachweis einer Bronchialokklusion. Jeweils dann indiziert, wenn die Primärtumorsuche radiologisch und endoskopisch ergebnislos verlief.

- *MR* erlaubt besonders klare Differenzierung zwischen Tumor- und Normalgewebe im Mediastinum und Hilusbereich, nicht jedoch innerhalb des Lungenparenchyms.

- Ventilationsszintigraphie der Lungen zur Bestimmung der Atemfläche präoperativ.

Die radiologisch zu erhebenden diffusen Veränderungen sind Mastopathie, fibrosierende bzw. sklerosierende Adenosis und Plasmazellmastitis. Solitäre Verschattungen sind Zysten, Fibroadenome und Karzinome.

- *Mammographie*
  - Weichstrahltechnik (28–35 KV) mit speziellen Molybdänanoden und Berylliumfenster der Röntgenröhre. Besonders feinzeichnende folienlose Filme (Strahlenbelastung pro Mammographie 3–5 rd), neuerdings auch feinzeichnende Film-Folien-Systeme (Strahlenbelastung 0,3–1 rd).
  - Beurteilung von Drüsen-, Fett- und Bindegewebe sowie Haut und Gefäßen. Hohe Nachweisrate selbst von nicht infiltrierenden und minimalen Brustkrebsen in der fettreichen Involutionsmamma.
  - Problematisch kann der Nachweis von T_1-Karzinomen in der jugendlichen Brust sein, vor allem während des Follikelsprungs.
  - Leitschema zur routinemäßigen Anwendung der Mammographie:
    1. Vorsorgeuntersuchung als Routine nach dem 50. Lebensjahr.
    2. Vor dem 35. Lebensjahr gezielte Untersuchung bei Symptomen und Karzinophobie.
    3. Zwischen 35. und 50. Lebensjahr 1½–2jährliche Kontrollen bei Risikopatientinnen: Nullipara, späte Erstgebärende, keine Stillperiode, Karzinom bei Mutter oder Schwester, Karzinophobie.
- *Punktion* eines mammographisch entdeckten, glatt konturierten Befundes. Zytologie des Zysteninhalts. Nach Luftinsufflation mammographische Beurteilung der inneren Zystenwandung (intrazystische Malignome?).
- *Galaktographie:* Bei einseitig sezernierender Mamma (Beidseitigkeit hormonell bedingt). Zytologie des Sekretes, Sondierung des Milchgangs und Füllung desselben mit wäßrigem, jodhaltigem Kontrastmittel: Duktektasien bei Mastopathie, Füllungsdefekte bei Papillom bzw. Papillomatose, Gangabbrüche beim Milchgangskarzinom.
- *Xeroradiographie*
  - Durch Röntgenstrahlung Entladung einer elektrostatisch aufgeladenen, mit Selen beschichteten Aluminiumplatte. Strahlenbelastung 0,8–1,5 rd.
  - Gegenüber Mammographie größerer Gewebekontrast zwischen Geweben unterschiedlicher Absorption, geringerer Kontrast bei Geweben gleicher Absorption. Bessere Darstellung brustwandnaher Tumoren.

- *Thermographie*
  - Temperaturunterschiede der Brust aufgrund geänderter Vaskularisation werden angezeigt.
  - Elektrothermographie (Halbleiterkristalle als Detektoren für die ultrarote Wärmestrahlung) und Plattenthermographie (mesamorphe Cholesterinkristalle verfärben sich bei Temperaturänderung).
  - Die Zahl falsch-positiver (z B. benigne Mastopathie) und falsch-negativer Karzinomdiagnosen ist hoch.
  - Deshalb Thermographie allenfalls als Ergänzung zur Mammographie indiziert und in der Nachsorge zum Vergleich gegenüber einem bekannten Ausgangsbefund.
- MR gestattet in geübten Händen eine weitgehende Eingrenzung maligner Befunde. Kein Ersatz für Histologie.
- Sonographie gestattet Zystendiagnose.

Ösophagus

- Breischluck mit Bariumsulfat oder – bei Fistelverdacht – mit wasserlöslichem Gastrografin.
- Benigne Tumoren = glattbegrenzte Füllungsdefekte, welche stenosieren können.
- Ösophaguskarzinom infiltrierend, exulzerierend, trichterförmig stenosierend oder polypös ins Lumen vorspringend, bevorzugt an den drei physiologischen Engen. Fehlende Peristaltik und mitunter prästenotische Dilatation sprechen für Karzinom.
- Differentialdiagnose: Refluxösophagitis im distalen Ösophagusdrittel kann karzinomähnliche Stenose verursachen. Extraösophageale Tumoren bzw. Metastasen imprimieren bei erhaltener Peristaltik.
- Computertomographie des Mediastinums, zunehmend als präoperative Abklärung genutzt, zur Darstellung der extraösophagealen Tumorausbreitung und wegen ihrer konkurrenzlosen Nachweisrate von mediastinalen Lymphomen.

Magen

- Kontrastmitteldarstellung nach Verabreichung von Bariumsulfat als Voll- bzw. Prallfüllung und von CO_2 als Doppelkontrasttechnik, vorzugsweise in Hypotonie nach intravenöser Gabe von Spasmolytika.
- Hinweise auf maligne Entartung: Polypen von mehr als 1 cm Durchmesser, unregelmäßige Wandkontur, unregelmäßige Basis des Polypen bzw. Größenzunahme bei Vergleichsuntersuchung: vergröbertes Magenschleimhautrelief, unregelmäßig begrenzte Ulkusnische, polypöses Tumorwachstum, Wandstarre bzw. Peristaltikabbruch.

Dünndarm

- Doppelkontrastmethode nach Sellink: Bariumsulfat + Luft bzw. CO_2 über Sonde nach Verabreichung eines Passagebeschleunigers und anschließend eines Passageblockers.
- Fraktionierte Dünndarmpassage, falls Doppelkontrastuntersuchung nicht möglich: mehrfache kleine Kontrastmittelmengen während 30 Minuten.
- Tumorzeichen: polypöse oder ulzerierende Füllungsdefekte, u. U. Stenosen oder Verdrängung des Dünndarmkonvoluts.

Dickdarm

- Kolonkontrasteinlauf nach Prallfüllung und als Doppelkontrastuntersuchung. Malignitätszeichen: s. Magen- und Dünndarmuntersuchung.
- Vor Beginn einer Strahlentherapie im Abdominalbereich sollte nach Divertikeln, einer Divertikulitis und Fisteln gefahndet werden.

Pankreas

- Sonographie und Computertomographie weisen Raumforderungen in vielen Fällen bis zu einer kritischen Größe von 2 cm nach. Trotzdem bleibt das Pankreaskarzinom eine Spätdiagnose.
- Noch unempfindlicher sind die indirekten Zeichen bei der Magen-Darm-Passage: Vergrößerung des retrogastralen Raumes, Aufweitung der C-Schlinge des Duodenums.
- Endoskopische retrograde Cholangiopankreatikographie (ERCP) mit wasserlöslichem, jodhaltigem Kontrastmittel unter Durchleuchtungskontrolle: hohe Detailerkennbarkeit von Gangunregelmäßigkeiten, Gangverlegungen bzw. -verlagerungen.

Leber

- Häufigste Frage: Lebermetastasen bei gastrointestinalen Karzinomen, Pankreas-, Mamma- und Bronchialkarzinom?
  Primäre Lebertumoren sind selten.
- *Sonographie:* Methode der ersten Wahl. Detailerkennbarkeit von Fettleber, zirrhotischem Umbau und Zysten hoch, Nachweisgrenze von Raumforderungen 1 cm an der Leberoberfläche, 3 cm in der Tiefe. Schwierig beurteilbar sind Leberkuppe, dorsaler Leberabschnitt und linker Leberlappen.
- CT zur routinemäßigen Metastasensuche ungeeignet. Änderungen der normalen Parenchymdichte durch Fettleber und Zirrhose können hypodense bzw. hyperdense Metastasen verbergen. Nachweisrate entspricht Sonographie, jedoch bessere Dokumentation. Angio-CT experimentell.
- *Leberangiographie:* Nach Sondierung des Truncus coeliacus bzw. der A. hepatica communis ausschließlich als präoperative Maßnahme vor Leberteilresektion und Tumor- bzw. Zystennukleation zur Darstellung der Gefäßversorgung von Tumor und Normalgewebe.

- MR erlaubt weitgehend Differentialdiagnose zwischen Metastase und Hämangiom.
- Leberszintigraphie mit ^{99m}Tc-Schwefelkolloid heute überholt bei der Metastasensuche. Als Blutpoolszintigraphie zur Differentialdiagnose von Parenchymdefekten in Einzelfällen indiziert.

- Sonographie: Screeningmethode der Wahl. Differentialdiagnose Zyste/solider Tumor. Harnabflußstörung. Durchblutungsverhältnisse.

- *Ausscheidungsurogramm* (nach vorangegangener Abdomen-Leeraufnahme) als Infusionsurogramm oder i.v. Urogramm. Vorteile der Infusionsurographie: höhere Kontrastmitteldichte, liegende Infusionskanüle bei Kontrastmittelzwischenfällen.
  - Darstellung der Nierenform, Nierenbeschaffenheit, des Nierenhohlraumsystems (Verlagerung, Verlegung oder „Abtrennung" von Kelchen, Füllungsdefekte des Nierenbeckens), der Lage und Weite der Harnleiter, der Innenkontur bzw. von Impressionen der Harnblase.
  - Nur unzureichende Beurteilung des Retroperitonealraumes anhand des Ureterverlaufs.
  - Hypernephrom: Veränderung der Nierengröße, Vorwölbung der Nierenkontur, Verlagerung oder Amputation von Kelchen.

- CT: empfindlichste Methode zum Tumor- und Lymphknotenmetastasen-Nachweis. Besonders gute Beurteilbarkeit des Retroperitonealraums (Nebennieren, Lymphknoten) und des Skelettsystems.

- *Nierenangiographie* als Übersichtsaortographie oder selektiv: Zusatzuntersuchung bei unklarer Differentialdiagnose und zur OP-Planung. Pathologische, korkenzieherartige Gefäße mit arteriovenösen Kurzschlüssen und Kontrastmittelseen beim Hypernephrom.

- *Retrograde Pyelographie:* Indiziert bei Verdacht auf Nierenbecken- oder Uretertumoren: Füllungsdefekte, Stenosen. Wegen Infektionsgefahr restriktiver Einsatz empfohlen.

Sonographie

- Als Screening-Methode geeignet.
- Hinsichtlich Auflösungsvermögen und Differentialdiagnose der CT und Lymphographie unterlegen.

Computertomographie

- CT-Diagnose des abnormalen Lymphknotens allein aufgrund seiner Vergrößerung. Kritische Grenze 2 cm.
- Nachteile:
  - Falsch-negative Befunde bei fehlender Lymphknotenvergrößerung.
  - Falsch-positive Befunde durch Normvarianten.
- Fazit: Das negative oder fraglich positive retroperitoneale Computertomogramm erfordert die Lymphographie zur Beurteilung der Lymphknoten-Feinarchitektur.

Lymphographie

- Sensitivste und akkurateste Methode zur Darstellung von retroperitonealen Lymphknotenveränderungen.
- 4–5 ml öliges, jodhaltiges Kontrastmittel werden pro Extremität in ein Lymphgefäß des Fußrückens injiziert, nach Möglichkeit weniger (cave Mikroölembolien der Lunge!). Beurteilung der Abstromverhältnisse (Kollateralkreislauf?) und nach 24 Stunden der Lymphknotenarchitektur.
- Besondere Vorteile:
  - Beurteilung der Feinarchitektur selbst bei fehlender Lymphknotenvergrößerung.
  - Verlaufsbeurteilung auch nach 3–9 Monaten noch möglich.
  - Marginale Defekte, gröbere Destruktionen und Speicherdefekte sprechen für metastatische Lymphknoten.
    Blasige Vergrößerungen und feintropfige Auflockerungen sprechen für Systemerkrankung.
  - Eindeutige Diagnose durch Verlaufsbeurteilung möglich: Verkleinerung des gesunden Lymphknotens durch Kontrastmittelabstrom 4–6 Wochen nach der Untersuchung. Der pathologische Lymphknoten bleibt volumenkonstant oder vergrößert sich.

- Nachteile:
  - Invasives, personalintensives Verfahren.
  - Die oberflächlich inguinalen, die iliakal internen, paravesikalen und präsakralen Knoten, auch die Lymphknoten hochlumbal rechts, im Bereich der Nieren-, Leber- und Milzhili sowie retrokrural, mesenterial und im dorsalen Mediastinum werden nicht dargestellt.
- Indikation:
  bei Lymphomen, Hodentumoren und Zervixkarzinom, sofern CT unauffällig.

Primärtumoren

- Röntgenübersichtsaufnahmen in zumindest zwei Richtungen zur Beurteilung der Knochenfeinstruktur und gegebenenfalls der Weichteilverhältnisse (Weichstrahltechnik, Xerographie).
- Skelettszintigraphie (s. unten): Darstellung von reaktiven Knochenveränderungen. Sie zeigen die Tumorausbreitung zuverlässiger als Röntgenübersichtsaufnahmen an, ebenso eine Knochenbeteiligung bei Weichteilprozessen.
- CT: Darstellung des intramedullären und extraossären Tumorwachstums bzw. der Wachstumsform von Weichteilsarkomen.
- Angiographie (arterielle, kapilläre und venöse Phase) tritt gegenüber der CT als Untersuchung mit sehr spezifischer Fragestellung zurück.
- MR ist allen anderen bildgebenden Verfahren bei der Beurteilung der Ausbreitung von Knochen- und Weichteilsarkomen überlegen.

Skelettmetastasen

- Suche nach Skelettmetastasen ist Routinevorgehen bei Karzinomen der Brust, der Prostata und des Bronchialsystems sowie bei Hypernephromen.
- *Skelettszintigraphie:*
  - Durchführung mit ^{99m}Tc-markierten Phosphaten und Phosphonaten, die sich an der Knochenoberfläche anlagern. Das Ausmaß der Aktivitätsanreicherung ist abhängig von der regionalen Knochendurchblutung, der Kapillarpermeabilität, dem regionalen Kollagengehalt und der Größe der Knochenoberfläche. Strahlenbelastung ist zu vernachlässigen.
  - Die Anreicherung ist unspezifisch, d. h., sie tritt auch bei degenerativen und entzündlichen Affektionen auf. Im Falle von Metastasen geht sie dem klinischen und röntgenologischen Metastasennachweis um 4–6 Monate voraus.
- *Gezieltes Skelettröntgen mit/ohne Tomographie:*
  - Szintigraphisch auffällige Zonen werden gezielt geröntgt, evtl. tomographiert. Wird dabei keine morphologische Erklärung für den erhöhten Nuklid-Uptake gefunden, schließt dies eine Metastasierung noch nicht aus.
  - Kurzfristige Verlaufsbeurteilung mit Skelettszintigraphie (neue Herde?) und Röntgenaufnahmen ist notwendig.
- *CT* (evtl. auch MRI) sensitiver als Röntgenuntersuchungen, besonders an Wirbelkörpern. Indiziert nach negativem Röntgenbefund, auch nach unauffälliger Szintigraphie bei klinisch eindeutiger Symptomatik.

Prinzip, Allgemeines

- Die operative Diagnostik bildet die wesentliche Grundlage für Stadieneinteilung und Klassifizierung der meisten malignen Tumoren.
- Obwohl vom Chirurgen ausgeführt, sind Art und Umfang, insbesondere auch die Untersuchungsziele am eingesehenen bzw. gewonnenen Gewebe *vor* dem Eingriff interdisziplinär festzulegen.
- Nur *eine,* und zwar die für die Fragestellung und die sich hieraus ableitende Therapie angemessenste, Methode sollte gewählt werden.
- Punktionskanal oder Inzisionsweg sollte so plaziert werden, daß eine Mitentfernung beim definitiven tumorchirurgischen Eingriff leicht möglich ist.
- Generell sollte im Rahmen der Primärtherapie eines Malignoms der Schnitt durch einen Tumor vermieden werden (keine Inzisionsbiopsie bei radikal operablen Tumoren)!
- Vermeidung von Tumorzellimplantation durch sorgfältige operative Taktik und Technik (Instrumentarium-Wechsel nach Biopsie, Spülung mit zytoziden Substanzen wie z. B. Fluorouracil 5–10 ml [= 250–500 mg]).
- Handhabung und Transport des entnommenen Gewebes sollte zusätzliche diagnostische Anforderungen und Möglichkeiten berücksichtigen (z. B. Hormonrezeptoranalyse, Immunhistologie).

Aspirationsbiopsie

- Aspiration von Zellen und Gewebefragmenten mit Hilfe einer in das suspekte Gewebe gezielt eingestochenen feinen Nadel (→ Feinnadelbiopsie, zytologische Untersuchung). Keine Blutung erwünscht!
- Beachte: Negativer Befund schließt malignen Tumor nicht aus (z. B. bei Punktion verfehlt oder nicht repräsentatives Gewebe).
- Zytologische Malignomdiagnose ist oft auch in geübten Händen schwierig (relativ hohe diagnostische Fehlerrate).
- Folgerung: Im allgemeinen sollte eine spezielle aufwendige Tumortherapie nicht ausschließlich auf einem aspirationszytologischen Befund basieren (→ Biopsie).
- Anwendung: Schilddrüse, Mamma, Gehirn, aber auch intrathorakale und retroperitoneale Tumoren (CT- oder sonographiegesteuert).

Nadelbiopsie

- Gewebezylinderentnahme mit speziell hierfür gefertigten Biopsienadeln (z. B. Tru-Cut-Nadel) zur histologischen Untersuchung.
- *Beachte:* Histologische Malignomdiagnose (insbesondere genaues „Typing" und „Grading") ist erschwert (fehlende Beurteilungsmöglichkeit des umgebenden Gewebes, dafür zu wenig Material).
- Anwendung: Metastasendiagnostik, Pankreas, Prostata, evtl. Mamma und Lymphome.

Zangenbiopsie

- Gewebepartikelentnahme mit Hilfe von speziellen Biopsiezangen.
- Anwendung bei „Hohlraum"-Tumoren (Gastrointestinaltrakt, Blase, Bronchialsystem).
- Erhöhte lokale Blutungsgefahr nach Eingriff → evtl. Patient 8–24 Stunden stationär überwachen.

Schlingenabtragung bzw. -biopsie

- Meist endoskopische Abtragung größerer Gewebeanteile oder in toto Entfernung kleinerer Tumoren mit der elektrischen Schlinge.
- *Beachte:* Bei Abtragung des gesamten Tumors: Typing und Grading des Tumors möglich, jedoch nur bedingte Aussage zur Ausbreitung der Geschwulst möglich (Staging).
- Anwendung: Adenome des Gastrointestinaltraktes, Blase.

Inzisionsbiopsie

- Chirurgische keilförmige Gewebeentnahme aus einem Tumor.
- *Beachte:* Negativer histologischer Befund schließt ein Malignom nicht generell aus (Repräsentanz des entnommenen Gewebes!).
- Anwendung: Lokal nicht in toto entfernbare Tumoren (Inoperabilität).

Diagnostische Exstirpation

- Komplette Entfernung eines suspekten Gewebeareals mit einem kleinen Sicherheitssaum von Normalgewebe.
- Anwendung: Bevorzugte diagnostische Maßnahme bei Haut-, Weichteil- und Brustdrüsentumoren, Lymphknoten.

Mediastinoskopie

- Ziel: Inspektion des oberen Mediastinums (inkl. Biopsie).
- Technik: In Narkose Zugang über quere Inzision im Jugulum. Stumpfe digitale Dissektion des prätrachealen Gewebes bis zur Trachealbifurkation. Das Einführen des Mediastinoskops erlaubt die Betrachtung des oberen Mediastinums mit der Möglichkeit von Nadel- oder Zangenbiopsie von paratrachealen und parahilären Lymphknoten.
- Indikation: Staging beim Bronchialkarzinom, evtl. auch beim Ösophaguskarzinom. Diagnosesicherung bei isolierten Lymphomen im oberen Mediastinum (z. B. Morbus Hodgkin), jedoch hier keine Routine.
- Komplikation: Gering (unter 1%); Blutung (große Gefäße), N. recurrens, N. phrenicus.

Thorakoskopie

- Ziel: Inspektion von Pleura und Lungenoberfläche (inkl. Biopsie).
- Technik: Inzision in mittlerer Axillarlinie im 6. bis 8. ICR. Nach digitaler Eröffnung des Pleuraraums Einführen des Thorakoskops: ermöglicht Betrachtung von Pleura und Lunge sowie gezielter Biopsie. Nach Beendigung der Thorakoskopie Einlage einer Thoraxdrainage und Dauersog bis Verklebung der Pleura eingetreten ist.
- *Beachte:* Schwer einsehbar sind Lungenhilus und Pleuraraum im Bereich des Zuganges.
- Indikation: Unklare periphere Veränderungen der Lunge; Tumoren der Pleura.
- Komplikation: Blutung, persistierender Pneumothorax.

Laparaskopie

- Ziel: Inspektion der Bauchhöhle (inkl. Biopsie).
- Technik: Steinschnittlage, paraumbilikale Punktion des Abdomens mit Verres-Nadel, CO_2-Insufflation, Pneumoperitoneum, Einführen des Laparaskops durch Trokar, Exploration des Bauchraumes.
- Indikation: Staging von Tumoren vor größeren und komplikationsträchtigen Eingriffen, die bei intraabdominal fortgeschrittenen Tumoren nicht mehr indiziert sind: z. B. vor Lebertransplantation bei HCC, vor thorakoabdominaler Ösophagektomie.

Allgemeine Fragestellung

- Ziel: Gezielte Gewebeentnahme (histologische Befundsicherung); Überprüfung der Operabilität und exakte Stadieneinteilung der Tumorkrankheit abdominal/retroperitoneal.
- Technik: Operative Eröffnung der Bauchhöhle (mediane Laparotomie) → Exploration.
- Indikation: Alle abdominellen Tumoren, bei denen sich o. g. Fragen nicht durch vorangehende Diagnostik (gegebenenfalls unter Einschluß von Sonographie, CT, gastrointestinalen Endoskopien und Laparoskopie) befriedigend klären lassen.
- Komplikationen: Siehe Staging-Laparotomie.

Staging-Laparotomie

- Ziel: Detaillierte operative Inspektion des Abdominalraumes mit protokollmäßig festgelegten Organ- und Gewebeentnahmen, auch makroskopisch nicht suspekter Bereiche, zur histologischen Untersuchung im Rahmen einer exakten Stadieneinteilung.
- Technik: Mediane Laparotomie.
- Indikation: Vor allem beim Morbus Hodgkin der klinischen Stadien Ib bis IIIa und ungünstiger Histologie.
- Vorgehen:
  - Splenektomie.
  - Leber-Keilexzision rechter und linker Leberlappen.
  - Leberpunktion rechter und linker Leberlappen, je zweimal, zusätzlich Biopsie evtl. makroskopisch bestehender Veränderungen.
  - Exstirpation von je einem paraaortalen/parailiakalen Lymphknoten rechts und links.
  - Exstirpation von mesenterialen Lymphknoten.
  - Lymphknotenexstirpation im Bereich der Leberpforte.
  - Lymphknotenexstirpation im Bereich des Truncus coeliacus.
  - Clipmarkierung im Bereich exstirpierter Lymphknoten.
  - Bei Frauen zusätzlich Verlagerung der Ovarien aus dem evtl. späteren iliakalen Bestrahlungsfeld.
- Komplikationen: Mortalität unter 1%, Morbidität um 10% (intraabdominelle Abszesse, Blutung, Embolie, Wundinfektion).
- *Beachte:* Spätkomplikationen der Splenektomie wie Neigung zu Infekten (Pneumokokken, Meningokokken) v. a. bei krankheitsinhärenter und/oder therapeutischer Immunsuppression.

„Second-look"-Operation

- Ziel: Feststellung des Umfanges einer Tumorremission bzw. eines Rezidives nach bereits durchgeführter Chemotherapie/Radiotherapie oder bei Rezidivverdacht; gegebenenfalls operative (evtl. sogar kurative) Resttumorentfernung.
- Technik: In der Regel mediane Laparotomie.
- Indikation: z. B. Ovarialkarzinom; CEA-Anstieg primär kurativ operierter kolorektaler Karzinome ohne Rezidivnachweis durch andere diagnostische Maßnahmen.
- Komplikationen: Abhängig vom intraoperativen Befund (Sekundärtherapie?).

Laboratoriumsdiagnostik

Allgemeines

- Labordiagnostische Untersuchungsmethoden ergänzen die klinische und apparative Diagnostik. Sie dienen dem *Nachweis* maligner Tumoren mit evtl. Hinweisen auf Art/Lokalisation und Stadium und der *Verlaufskontrolle*
- Zusätzlich erlauben sie die Überwachung im Hinblick auf Nebenwirkungen der Tumortherapie wichtiger Organfunktionen (Niere, Leber!).
- Zu unterscheiden sind
  - direkt auf den Tumor zurückzuführende, damit auf das entsprechende Organ hinweisende Abnormitäten,
  - paraneoplastische Labor-Abnormitäten.
- Jeder Labortest muß an folgenden Kriterien gemessen werden:
  1. *Spezifität:* Negativer Ausfall bei Nichtvorhandensein eines Tumors, meßbar am Prozentsatz richtig-negativer Ergebnisse.
  2. *Sensitivität:* Positiver Ausfall bereits bei kleinster Tumormenge, meßbar am Prozentsatz richtig-positiver Ergebnisse.
- Entscheidend ist dabei die Ansetzung der Normwerte bzw. der Diskriminationsgrenze zwischen positiv/abnormal und negativ/normal.
- Vorteile von Laboruntersuchungen in der Tumordiagnostik:
  - Nicht invasiv/geringe Belastung für den Patienten.
  - Meßbare, vergleichbare Parameter.
  - Beliebig wiederholbar.
- Nachteile:
  - Meist zu wenig spezifisch und sensitiv.

Hämatologische Befunde

- *Anämie:*
  - *Hypochrom/mikrozytär:* Blutungsanämie, hauptsächlich bei chronischen Blutungen (Magen-Darm- und gynäkologische Tumoren).
    Spezialfall: Tumoranämie = Anämie bei chronischen Erkrankungen (interne Eisenblockade).
  - *Hypochrom/Sideroachrestisch:* Bei Präleukämien bzw. auch nach Zytostatikatherapie (passager).
  - *Normochrom/normozytär:* Hypoplasie der Erythropoese infolge Knochenmarksinfiltration oder langfristiger Zytostatika- bzw. Strahlentherapie.
  - *Hämolytische Anämie* (Autoimmunhämolyse, mikroangiopathische hämolytische Anämie, z. B. bei Magen-Darm-Tumoren).
  - *Hyperchrom/makrozytär:* Nach Therapie mit Folsäure- und Pyrimidin-Antagonisten.
- *Erythrozytose/Polyglobulie:* Bei myeloproliferativen Syndromen, paraneoplastisch bei Nierenkarzinomen, Uterusmyomen, Hämangiomen und Hepatomen.
- *Leukopenie:* Nach langfristiger Zytostatika- oder Strahlentherapie, bei Knochenmarkinfiltration, selten autoimmunologisch bedingt.
- *Leukozytose:*
  - Lymphozytose bei leukämischen Verlaufsformen maligner Lymphome.
  - Granulozytose mit Linksverschiebung bei myeloproliferativen Syndromen, Knochenmarkinfiltration und Begleitinfekten.
  - Granulozytose ohne Linksverschiebung als paraneoplastische leukämoide Reaktion (Leukozyten $> 100\,000/\text{mm}^3$). Eosinophilie bei verschiedenen malignen Tumoren, insbesondere Morbus Hodgkin.
  - Monozytose bei hämatologischen Erkrankungen.
- *Thrombopenie:* Bei Knochenmarkinfiltration sowie nach längerer Zytostatika- oder Strahlentherapie, sekundär infolge gesteigerten Thrombozytenverbrauchs, disseminierte intravasale Gerinnung, Sepsis, mikroangiopathische hämolytische Anämie, Autoimmunthrombopenie.
- *Thrombozytose:* Paraneoplastisch im Verlauf verschiedener Tumorerkrankungen sowie bei myeloproliferativen Syndromen.
- *Panzytopenie:* Verminderung aller drei Reihen der Hämatopoese nach Strahlen- oder Chemotherapie sowie als Speicherverschiebung im Rahmen eines Hypersplenismus.

Knochenmarkspunktion

- Indiziert bei sämtlichen Patienten mit anderweitig (myelotoxische Therapie, viraler Infekt) nicht erklärbarer
  - Leukopenie und/oder Thrombopenie.
  - Panzytopenie.
  - Unklare Anämie (mit oder ohne Veränderungen der übrigen Zellsysteme).
- Knochenmarksausstriche lassen wohl eine primäre hämatologische Erkrankung (z. B. akute und chronische Leukämien, multiples Myelom → „Checkliste Hämatologie"!) mit hoher Sicherheit erkennen; sie sind jedoch meist ungenügend zur Ausschluß- bzw. Nachweisdiagnostik einer metastatischen Tumorzell-Markinfiltration.
- Dafür bietet sich die Knochenmarks-Nadelbiopsie an (am besten mit der Jamshidi-Nadel, Punktionsort = Crista iliaca dorsalis superior = Beckenkamm-Biopsie).
- Bei Patienten mit malignen Nicht-Hodgkin-Lymphomen werden (zum Ausschluß eines Tumorstadiums IV) meist zwei Knochenmarks-Nadelbiopsien links und rechts an der Crista iliaca dorsalis durchgeführt (Lokalanästhesie).
- Das Sternum (Sternalpunktion) eignet sich als Punktionsort für ungezielte Knochenmarksaspirationen *nicht:*
  - zu gefährlich (v. a. bei Osteopenie, Myelom etc.).
  - Verängstigung des Patienten (Sicht! Mehr Schmerzen als Cristapunktion in Bauchlage).
  - Keine Knochenmarksbiopsie – Möglichkeit bei Punctio sicca.
  - *Ausnahme:* Vorbestrahlung im Beckenbereich (→ Knochenmarkfibrose).

Serumproteinveränderungen

- Insgesamt unspezifische Veränderungen. Ihre Erhöhung über einen längeren Zeitraum kann Hinweis auf einen malignen Prozeß geben.
- DD: Akute und chronische Entzündungen, chirurgische Eingriffe, Radio- und Chemotherapie, Nieren- und Leberleiden.
- Beispiele:
  - *Akute-Phase-Proteine:* Fibrinogen, C-reaktives Protein, Ferritin, Beta-2-Mikroglobulin.
  - *Serumalbumine:* Ihre Konzentration nimmt indirekt proportional zur Tumormasse ab, Geschwindigkeit des Abfalls von prognostischer Bedeutung. Parallel Anstieg der Alpha-2-Makroglobuline.
  - *Immunglobuline:* IgG, IgA, IgM, IgD und IgE = Ausdruck der B-Zellen-vermittelten Immunantwort auf verschiedene Antigene. Vermehrung als polyklonale oder monoklonale Gammopathie. Verminderung als Antikörper-Mangelsyndrom (Hypogammaglobulinämie), z.B. bei malignen Lymphomen, CLL oder bei monoklonaler Gammopathie (Plasmozytom). Bence-Jones-Gammopathie bei monoklonalen Gammopathien. Quantitative Immunglobulinbestimmung erlaubt Differentialdiagnose zwischen Hypogammaglobulinämie und Gammopathien.
  Beachte: 20% der monoklonalen Gammopathien sind asymptomatisch, entweder idiopathisch oder in Verbindung mit anderen malignen Erkrankungen. In ⅓ Übergang in aktives Plasmozytom.

Enzyme

- Sie können Hinweis auf ein bestimmtes Organ geben.
- Beispiele:
  - *Saure Phosphatase* (SP): Erhöht bei über 75% der Patienten mit metastasierendem Prostatakarzinom. In Frühstadien (Beschränkung auf Prostata) Erhöhung in 20%, Korrelation mit klinischem Verlauf, geeignet als Parameter des Behandlungserfolgs. Methoden: Gesamt-SP (PAP), tartratgehemmte SP, RIA.
  - *Serum-Amylase:* Erhöhung bei 25% der Patienten mit Pankreaskarzinom. Isoenzyme gestatten Differenzierung zwischen Pankreas und Speicheldrüsen.
  - Achtung: Erhöhung unter Radiotherapie der Halsregion.
  - *Alkalische Phosphatase:* Ursprung Skelett, Leber und Gallenwege, intestinale Mukosa und Plazenta. Unterscheidung durch Isoenzyme (Regan-Isoenzym erhöht in 25% aller maligner Erkrankungen).
    Starke Erhöhung bei Osteosarkom, geringer bei anderen Knochentumoren, Skelettmetastasen. Erhöhung auch bei Cholostase, insbesondere bei gleichzeitiger Erhöhung der Leucinaminopeptidase oder γ-GT. Erhöhung (paraneoplastisch?) auch bei verschiedenen anderen Organtumoren (Lunge, Ovar).
  - *Alkalische Leukozytenphosphatase:* Bestimmung im Blutausstrich, Norm 10−100. Erhöhung bei malignen Lymphomen, insbesondere Morbus Hodgkin, sowie bei Blastenkrise myeloproliferativer Syndrome.
  - *Laktatdehydrogenase* (LDH): erhöht bei der Mehrzahl metastatischer Tumoren und bei Leukämien (DD: Hämolyse). Geeignet als Verlaufsparameter bei Hodenkarzinomen.

Tumormarker

- *Definition:*
  - Biochemisch und immunologisch faßbare Makromoleküle, welche sich sowohl im Serum von Tumorpatienten als auch im Tumorgewebe selbst quantitativ signifikant in vermehrter Weise feststellen lassen.
  - Korrelation mit Tumorgröße (Zellzahl).
- Unterscheide:
  - Tumormarker im engeren Sinn: direkte Tumor-Stoffwechselprodukte.
  - Tumorassoziierte Substanzen.

- Vorkommen auch normalerweise in geringer Konzentration, also nicht unbedingt tumorspezifisch!
- Falsch positive Resultate bei verschiedenen chronisch entzündlichen Prozessen!
- Nachweis durch biochemische, immunologische oder morphologische Techniken.
- *Einsatzmöglichkeiten:*
  - Screening:
  ungeeignet. Bei einer Tumorspezifität eines Markers von beispielsweise 95% und einer Tumorprävalenz von 0,1% wäre der Marker bei 50 von 1000 tumorfreien Individuen erhöht, aber nur 1/1000 hätte einen Tumor.
  - Initialdiagnostik:
  sinnvoll nur bei Hochrisikogruppen bzw. bei klinischem Verdacht. Bei erhöhten Werten Ausschluß von interkurrenten, entzündlichen Erkrankungen durch Mehrfachbestimmungen: Markerkonzentrationen gleichbleibend oder abfallend = entzündlicher Prozeß; Konzentrationen ansteigend = Tumorverdacht.
  - Abschätzung des Tumorstadiums:
  Markerkonzentrationen korrelieren häufig mit der Tumormasse.
  - Prognostische Bedeutung:
  Die Höhe prätherapeutisch bestimmter Markerkonzentrationen ist häufig (nicht immer!) umgekehrt proportional der Überlebenszeit.
  - Verlaufskontrolle, Überwachung des Therapieerfolgs:
  abfallende Markerkonzentrationen: Tumorremission (oft kein Unterschied zwischen kompletter und partieller Remission!). Nicht oder nur leicht abfallende Konzentrationen: Residualtumor. Ansteigende Konzentrationen (oft nach initialem Abfall): Metastasierung/Progression.
  - Rezidivdiagnostik:
  Anstieg der Markerkonzentrationen in der Remissionsphase, d.h. bevor klinische Zeichen apparent werden, Vorwarnzeit: Wochen−Monate!

Beispiele:

CEA	karzinoembryonales Antigen	kolorektale, Bronchial-, Mamma-, Ösophagus-, Magen-, Uteruskarzinome
HCG	humanes Chorion-gonadotropin	nicht seminomatöse Keim-zelltumoren Seminome Chorionkarzinom Blasenmole Pankreaskarzinom epitheliales Ovarial-karzinom
AFP	α_1-Fetoprotein	Leberzellkarzinom Keimzelltumoren – positiv: Dottersacktumoren, undiff. maligne Teratom, Intermediärtyp – negativ: reine Seminome reife Teratome, reine Chorionkarzinome
SP1	schwangerschaftsspez. β_1-Glykoprotein	trophoblast. Tumoren Hoden-, Mamma-, Lungen-, Uterus-, Ovarialkarzinome
CA 19–9	hybridomdefiniertes Karzinomantigen	Pankreaskarzinom Magenkarzinom hepatobiliäres Karzinom
CA 50	hybridomdefiniertes Karzinomantigen	gastrointestinale Karzinome Pankreaskarzinom
CA 125	hybridomdefiniertes Karzinomantigen	Ovarialkarzinom Pankreaskarzinom
CA 15–3	hybridomdefiniertes Karzinomantigen	Mammakarzinom Pankreaskarzinom
CA 72–4	hybridomdefiniertes Karzinomantigen	Magenkarzinom Ovarialkarzinom
CA M26	hybridomdefiniertes Karzinomantigen	Mammakarzinom Bronchialkarzinom
MCA	Mucin-like Carcinoma-associated Antigen	Mammakarzinom

PAP	saure Phosphatase der Prostata	Prostatakarzinom
PSA	prostataspez. Antigen	Prostatakarzinom
TPA	tissue polypeptide antigen (Proliferationsmarker)	Mamma-, Bronchial-, Ovarial-, Gastrointestinal-, Prostatakarzinome
SCC	squamous cell carcinoma antigen	Plattenepithelkarzinome: Lunge, Zervix, HNO, Ösophagus
NSE	neuronspezifische Enolase	kleinzell. Bronchialkarzinom Neuroblastom, Apudome
	Thyreoglobulin	Schilddrüsenkarzinom
ACTH	adrenokortikotropes Hormon	kleinzell. Bronchialkarzinom (auch großzellig)
	Calcitonin	medulläres Schilddrüsenkarzinom, kleinzell. Bronchialkarzinom
PLAP	plazentare alkalische Phosphatase	Ovarialkarzinome, Seminome
	Paraproteine, Bence-Jones-Proteine	multiples Myelom, Makroglobulinämie Waldenström
	Ferritin	maligne Neoplasien des lymphat. Systems (Morbus Hodgkin) Endometrium-, Bronchialkarzinome
β_2-M	β_2-Mikroglobulin	maligne Neoplasien des lymphat. Systems

Hormonrezeptorbestimmung

Prinzip

- Wirkung aller Hormone ist abhängig vom Vorhandensein entsprechender Rezeptoren in Zytoplasma und/oder Kern (gilt grundsätzlich, nicht nur in Onkologie!).
- Ohne entsprechende Hormonrezeptoren keine nennenswerte Chance endokriner Behandlung maligner Tumoren!
- Indikation zur Rezeptorbestimmung: Nur bei hormonsensiblen Tumoren, in erster Linie beim *Mammakarzinom,* daneben (seltener) bei Endometriumkarzinom, Ovarialkarzinom, Prostatakarzinom.
- Bestimmung der Östrogen- und Gestagenrezeptoren im Tumorgewebe ist heute *Standard* bei Erst- oder Rezidivoperation beim Brustkrebs = Grundlage zur Wahl der (adjuvanten) Therapie nach Operation bzw. im Stadium des Lokalrezidivs und der Fernmetastasierung.
- Erfolgsrate bei Vorliegen entsprechender Rezeptoren ca. 60%, ohne Rezeptoren unter 10%.

Methodik

- Bestimmung biochemisch-quantitativ im homogenisierten Gewebe oder histochemisch am Gewebeschnitt, Rezeptorgehaltangabe in fmol/mg Eiweiß im Zellhydrolysat.
- Interpretation: Diskriminationsgrenze zwischen „positiv" und „negativ" variiert. Werte von 10 fmol/mg Gewebsprotein = im allgemeinen positiv.
- Fehlermöglichkeit: Gehalt ist abhängig von der Konzentration zirkulierender Hormone! Relativ große Labor-Fehlergrenzen! Immer noch ungenügende Standardisierung.

Humorale und zelluläre Immunreaktionen

- Tumorantigene rufen humorale und zelluläre Interaktionen hervor.
- *Humorale* Reaktionen werden durch Bestimmung der Immunglobuline erfaßt.
- *Zelluläre* Immunreaktionen werden bestimmt durch
  - zellulären Zytotoxizitätstest: Bestimmung des zytotoxischen Effekts der Lymphozyten auf Tumor-Target-Zellen oder
  - Lymphozyten-Stimulationstest: Bestimmung der Blastentransformation oder der DNS-Synthese der Lymphozyten nach Kontakt mit Tumorzellen oder Mitogenen (PHA, Pokeweed-Mitogen).
- Bedeutung beider Tests in der Tumordiagnostik gering.

Zellkinetische Tests

- *Durchflußzytophotometrie*
  - Selektive Fluoro-Chromierung der DNS, Messung der Fluoreszenz mit einem Zytophotometer. Bestimmung des Chromatins (Ploidie).
  - Ergebnis = „DNS-Histogramm".
- *In-vitro-Kurzzeit-Tests*
  - Bestimmung der DNS- oder RNS-Synthese durch Einbau radioaktiver Vorläufersubstanzen (Labelling Index).
  - Test erlaubt Aussage über Anteil der Tumorzellen in S-Phase, damit über die Erfolgschance eines bestimmten Zytostatikums bei einem Tumor. Wichtig wegen prognostischer Bedeutung bei Patientinnen mit operiertem Mammakarzinom, v. a. bei negativer Axilla.
- Methoden:
  - „Onkobiogramm" (Bestimmung der Chemosensitivität).
  - Stammzell- bzw. klonogener Tumorzell-Assay.
  - Xeno-Transplantation: Transplantation von Tumoren auf NMRI-nu/nu-Mäuse. Bestimmung der Angehrate. Geeignet für präklinische Testung von Zytostatika, für klinische Anwendung wegen langer Dauer (6−8 Wochen) ungeeignet.
- Klinische Bedeutung der Proliferationsteste noch gering. Noch kein eigentliches zuverlässiges „Onkobiogramm" analog dem Antibiogramm, da System zu kompliziert.
- In Zukunft vermutlich zunehmende Bedeutung als präklinisches Zytostatika-Testverfahren.

Allgemeine Grundsätze

- Die Prognose, d. h. die Rezidivrate und Überlebenschance einer Tumorkrankheit, ist in weitem Maße, wenn auch nicht ausschließlich, abhängig vom Tumorausbreitungsgrad bei Diagnose und Therapiebeginn.
- Der Ausbreitungsgrad (initiales bzw. späteres Tumorstadium) läßt sich v. a. bei soliden, primär monofokalen Organtumoren am besten durch Beschreibung der topographisch-anatomischen Ausdehnung der Erkrankung angeben.
- Ohne Standardisierung der initialen Krankheitsausdehnung ist ein sinnvoller Vergleich von Therapieergebnissen eines Tumors weder in ein und demselben Zentrum noch zwischen verschiedenen Untersuchern aussagekräftig.
- Die unterschiedlichen Körperregionen und Tumoren bzw. Tumorgruppen lassen sich nicht alle in ein und derselben Weise klassifizieren. Dies gilt in besonderer Weise von primär multifokalen bzw. disseminierten Tumorkrankheiten wie z. B. den hämatologischen Neoplasien (vgl. unten).
- Trotz vieler Unzulänglichkeiten hat sich in den letzten 10–15 Jahren bei soliden Tumoren (Karzinome, Sarkome) das sog. „TNM-System" der UICC weltweit durchgesetzt. Dieses basiert auf Feststellungen von:
  „T" = Ausdehnung/Größe des Primärtumors („*T*umor")
  „N" = Zustand/Befall der regionären bzw. juxtaregionären Lymphknoten („*N*odes")
  „M" = Fehlen bzw. Nachweis von Fernmetastasen („*M*etastases").

TNM-Klassifikation (UICC)

- In jedem Fall ist eine Bestätigung der Diagnose (Malignität) durch zytologische und/oder histologische Untersuchung Voraussetzung. Alle *nicht* auf diese Weise gesicherten Fälle müssen in Auswertungen gesondert aufgeführt werden.
- Die bei Diagnosestellung bzw. Behandlungsbeginn festgelegte TNM-Kategorie eines Patienten bleibt auch in späteren Krankheitsphasen unverändert bestehen.
- Für jede Tumorlokalisation sind grundsätzlich zwei Klassifikationen möglich:
  1. *Prätherapeutische (klinische) Klassifikation:* TNM bzw. cTNM.
     - Sie basiert in der Regel auf dem erhobenen palpatorischen, radiologischen oder endoskopischen Meßbefund.

- In einigen Fällen kann sie ergänzt werden durch chirurgische Exploration vorgängig der definitiven Behandlung.
2. *Postoperative (histopathologische) Klassifikation:* pTNM.
  - Prätherapeutische Klassifikation wird ergänzt durch makroskopische sowie histopathologische Resultate des operativen Eingriffs, d. h. Befunde am Tumorresektionspräparat bzw. an explorierten regionären Lymphknoten.
  - Dies gilt v. a. bei Tumoren innerer Organe, wo die prätherapeutische TNM-Klassifikation unbefriedigend ist.
- Nach Festlegen der TNM-Kategorien lassen sich zur besseren klinischen Brauchbarkeit und Vergleichbarkeit mit anderen Klassifikationssystemen *klinische Stadien* (I–IV) bilden („stage-grouping", wie z. B. beim Mammakarzinom, vgl. dort).
- Bis heute wurden mittels der „TNM-Klassifikation maligner Tumoren" (4. Aufl. in deutscher Sprache, Springer, Berlin 1987) gegen 45 Tumoren verschiedener Körperregionen klassiert.
- Die Regionen werden dabei gemäß der „Internationalen Klassifikation der Krankheiten für die Onkologie" (ICD-O) der WHO definiert.
- X (T_X, N_X, M_X) wird dann angegeben, wenn die diagnostischen Minimalerfordernisse zur Bestimmung des Sitzes oder Ausbreitungsgrades (Befall) einer Tumorlokalisation gemäß TNM-Schlüssel nicht erfüllt sind.
- Die diagnostischen Minimalanforderungen zur TNM-Klassifikation einzelner Tumoren sind in detaillierter Weise in der einschlägigen Literatur enthalten, welche für jeden onkologisch (insbes. operativ) tätigen Arzt Pflichtlektüre darstellt:
  - TNM-Klassifikation der malignen Tumoren, 4. deutschsprachige Aufl. Springer, Berlin 1987.
  - TNM-Atlas: Illustrated Guide to the Classification of Malignant Tumors. Springer, Berlin 1990, 3. Auflage.
- *Zusatzinformationen und Sonderfälle* (nicht allgemein in Gebrauch):
  - Das Präfix „r" kann im TNM-System zur Charakterisierung von (Lokal-)Rezidiven benützt werden, z. B. $rT_3N_1M_0$, darf jedoch die primäre TNM-Klassifikation nicht ändern.
  - Das Präfix „y" ist reserviert für Patienten, deren Tumor vor dem (definitiven) chirurgischen Eingriff mit einer anderen Therapie angegangen wurde, z. B. präoperative Radio- bzw. Chemotherapie ($ypT_2N_1M_0$). Diese Patienten sind aus Gründen der prognostischen Vergleichbarkeit gesondert aufzuführen.
  - Das Präfix „u" kann zur Charakterisierung endoluminal durch Ultraschall erhobener T- bzw. N-Befunde verwendet werden.

– Der C-Faktor („Certainty") beschreibt den Diagnosesicherungsgrad für Patientenkollektive (klinische Forschung). Er wird selten routinemäßig angewandt:

C_1 = Evidenz aufgrund klinischer bzw. einfacher, radiologischer Untersuchung allein,

C_2 = Evidenz aufgrund Zuhilfenahme spezieller Diagnostik (CT, NMR, Sonographie, nuklëarmed. Befunde, Endoskopie, Zytologie),

C_3 = Evidenz aufgrund chirurgischer Exploration,

C_4 = Evidenz aufgrund definitiver chirurgischer Behandlung und histopathologischer Untersuchung des Resektionspräparates,

C_5 = Autopsie.

– Residualtumor nach Behandlung kann *neu* durch das Symbol R beschrieben werden:

R_X = Vorhandensein nicht beurteilbar

R_0 = Kein Residualtumor

R_1 = Mikroskopischer Residualtumor

R_2 = Makroskopischer Residualtumor

Prätherapeutische klinische Klassifikation (TNM)

● *T-Primärtumor*

T_{is} Präinvasives Karzinom (Carcinoma in situ).

T_0 Keine Evidenz für einen Primärtumor.

T_1, T_2, T_3, T_4 Evidenz zunehmender Größe und/oder lokaler Ausdehnung des Primärtumors.

T_X Die Minimalerfordernisse zur Bestimmung des Sitzes oder Ausbreitungsgrades des Primärtumors liegen nicht vor.

● *N-Regionäre Lymphknoten*

N_0 Keine Evidenz für einen Befall regionärer Lymphknoten.

N_1, N_2, N_3 Evidenz zunehmenden Befalls regionärer Lymphknoten.

N_4 Evidenz des Befalls juxtaregionärer Lymphknoten (wo anwendbar).

N_X Die Minimalerfordernisse zur Beurteilung der regionären Lymphknoten liegen nicht vor.

● *M-Fernmetastasen*

M_0 Keine Evidenz für Fernmetastasen.

M_1 Evidenz für Fernmetastasen.

Die Kategorie M_1 kann wie folgt spezifiziert werden:

Lunge:	PUL	Knochenmark:	MAR
Knochen:	OSS	Pleura:	PLE
Leber:	HEP	Haut:	SKI
Hirn:	BRA	Peritoneum:	PER
Lymphknoten:	LYM	Andere:	OTH

M_X Die Minimalerfordernisse zur Beurteilung des Vorhandenseins von Fernmetastasen liegen nicht vor.

Postoperative histopathologische Klassifikation (pTNM)

- *pT-Primärtumor*
  pT_{is} Präinvasives Karzinom (Carcinoma in situ).
  pT_0 Keine Evidenz für einen Primärtumor bei histologischer Untersuchung des Resektates.
  pT_1, pT_2, pT_3, pT_4 Evidenz der zunehmenden Ausdehnung des Primärtumors.
  pT_X Die Ausdehnung der Invasion kann weder postoperativ noch histopathologisch bestimmt werden.
  Bei gewissen Bezirken kann weitere Information über den Primärtumor gewonnen werden:
- *G-Histopathologisches Grading*
  G_X Differenzierungsgrad nicht zu bestimmen.
  G_1 Gut differenziert.
  G_2 Mäßig differenziert.
  G_3 Schlecht differenziert.
  G_4 Undifferenziert.
- *pN-Regionäre Lymphknoten*
  pN_0 Keine Evidenz für Befall regionärer Lymphknoten (auch N–).
  pN_1, pN_2, pN_3 Evidenz zunehmenden Befalls regionärer Lymphknoten.
  pN_X Die Ausdehnung der Invasion kann nicht bestimmt werden.
  Direkte Ausbreitung des Primärtumors in Lymphknoten wird als Lymphknotenmetastase klassifiziert.
- *pM – Fernmetastasen*
  pM_0 Keine Evidenz für Fernmetastasen.
  pM_1 Evidenz für Fernmetastasen.
  pM_X Das Vorliegen von Fernmetastasen kann nicht bestimmt werden.
  Die Kategorie pM_1 kann in gleicher Weise wie M_1 weiter spezifiziert werden (s. oben).

Gynäkologische Tumoren

- Die Cervix uteri und das Corpus uteri gehörten zu den ersten Lokalisationen, die durch das TNM-System klassifiziert wurden. Die von der „League of Nations" festgelegten Stadien für Zervixkarzinome finden mit geringen Veränderungen seit fast 50 Jahren Anwendung und sind von der Fédération Internationale de Gynécologie et d'Obstétrique (FIGO) anerkannt.

- Aus diesem Grund wurden die TNM-Kategorien so definiert, daß sie mit den FIGO-Stadien übereinstimmen. Einige Verbesserungen wurden in Zusammenarbeit mit der FIGO vorgenommen. Die jetzt publizierten Klassifikationen haben die Zustimmung von FIGO, UICC und den nationalen TNM-Komitees einschließlich AJCC.

Klassifikation disseminierter Tumoren

- Das TNM-System trägt leider zur prognostisch aussagekräftigen und klinisch praktikablen Klassifikation oft multifokaler (bzw. primär oder sekundär disseminierter Tumoren/Tumorstadien) im internistisch-onkologischen Therapiebereich wenig bei. Die Systematik ist für diesen Zweck auch in der neuesten Version immer noch zu stark lokalorganbezogen und zu wenig differenziert.

- Insbesondere für meist disseminierte hämatologische Neoplasien wurden krankheitsadaptierte anderweitige Klassifikationssysteme entwickelt wie z. B. der „M_0-M_4-Knochenmarkbefallschlüssel" für akute Leukämien, die „Ann-Arbor-Klassifikation I–IV$_{(A, B, E)}$" für maligne Lymphome usw. (vgl. spez. Teil sowie „Checkliste Hämatologie").

Krebsregister (Tumorzentrum)

- Über den natürlichen Verlauf maligner Tumorkrankheiten und dessen Modifikation durch diagnostische und therapeutische Entwicklungen sind noch viele Fragen offen.
- Da Einzelbeobachtungen und kleine klinikbezogene Fallzahlen keine aussagekräftigen Schlüsse zulassen, entstanden in den letzten 10−20 Jahren vielerorts regionale bzw. nationale „Krebsregister" (Abb. 3).
- In Deutschland wird derzeit der Aufbau solcher Register aus Datenschutzgründen erheblich erschwert.

Therapieverlaufsdokumentation

- Vor allem im internistisch-onkologischen Therapiebereich (vorwiegend primär disseminierte bzw. sekundär metastasierte Krankheitsbilder/-stadien) erwiesen sich die zu organbezogenen Dokumentationssysteme (TNM-Klassifikation, Krebsregister-Fragebogen usw.) als zu grobe Raster.
- Zur üblichen Krankengeschichte hat sich die Beilage gesonderter Therapieverlaufsblätter (sog. „flowsheets" [Abb. 4]) bewährt. Aus diesen gehen tumorbezogene, zeitliche Angaben über durchgeführte Therapie, Symptome, Befunde, Komplikationen und wichtige Laborwerte synoptisch, d. h. auf einen Blick, hervor.
- Ein Körperschema zur Lokalisation und spezielle Rubriken zur quantitativ-metrischen Dokumentation befallener Körperpartien ermöglichen den nötigen Überblick über Therapieerfolg bzw. -mißerfolg und Krankheitsentwicklung.

Arbeitsgemeinschaft Deutscher Tumorzentren (ADT)

Basisdokumentation für Tumorkranke   Ersterhebung

	1. Kartenkennzeichen ☐☐ 2
	2. Klinik-Nr. ☐☐☐ 6
	3. Patientenidentifikation ☐☐☐☐☐☐ 13
	4. Geburtsdatum — Tag Mon. Jahr ☐☐☐☐☐ 19
	5. Geschlecht 1 = ♂, 2 = ♀ ☐ 20

6. Staatsangehörigkeit (Schlüssel siehe Rückseite) — ☐ 22

7. Anlaß der Erfassung
1 = Selbstbefund des Patienten, 2 = gesetzliche Früherkennung,
3 = Röntgenreihenuntersuchung, 4 = Befund bei anderweitiger Untersuchung, 9 = f.A. — ☐ 23

8. Datum der ersten Diagnosestellung — Tag Mon. Jahr ☐☐☐☐☐ 29

9. Erster Tumor? (gilt auch für Systemerkrankungen)
0 = nein, 1 = ja, 2 = nicht entscheidbar, 9 = f.A. — ☐ 30

10. Tumorlokalisation (nach Lokalisationsschlüssel DSK) — ☐☐☐☐ 35

11. Seitenlokalisation
1 = nur rechte Körperseite, 2 = nur linke Körperseite, 3 = Körpermitte,
4 = multilokulär · einseitig rechts, 5 = multilokulär · einseitig links,
6 = multilokulär · beidseitig, 8 = nicht zutreffend (Systemerkrankung), 9 = f.A. — ☐ 36

12. Tumordiagnose (nach ICD-O-DA) — ☐☐☐☐ 41

13. Diagnose histologisch gesichert?
0 = nein, 1 = ja, 9 = f.A. — ☐ 42

14. Befund prätherapeutisch
(a) verwendeter Code   (b) Befund   T C N C M C   (a) ☐ 43
1 = TNM, 2 = Ann Arbor,   TNM*   ☐☐☐☐☐☐
3 = Evans, 4 = NWTS,   S A M L K H a ex
8 = sonstige, 9 = f.A.   Ann Arbor* (cS)   ☐☐☐☐☐☐☐
(* siehe Rückseite)   andere   ☐☐☐☐☐☐   (b) ☐☐☐☐☐☐ 51

15. Befund definitiv
(a) verwendeter Code   (b) Befund   T C N C M C   (a) ☐ 52
1 = TNM, 2 = Ann Arbor.   TNM*   ☐☐☐☐☐☐
3 = Evans, 4 = NWTS,   S A M L K H a ex
8 = sonstige, 9 = f.A.   Ann Arbor* (pS)   ☐☐☐☐☐☐☐
(* siehe Rückseite)   andere   ☐☐☐☐☐☐   (b) ☐☐☐☐☐☐ 60

16. Allgemeiner Leistungszustand (Schlüssel siehe Rückseite) — ☐ 61

17. Tumorspezifisch vorbehandelt?
0 = nein, 1 = ja, 9 = f.A. — ☐ 62

18. Beginn der derzeitigen tumorspezifischen Behandlung — Tag Mon. Jahr ☐☐☐☐☐ 68

19. Art der durchgeführten/laufenden Behandlung

	0 nein	1 ja	9 f.A.	
Operation	○	○	○	69
Strahlentherapie	○	○	○	70
Chemotherapie	○	○	○	71
Hormontherapie	○	○	○	72
Immuntherapie	○	○	○	73
sonstige	○	○	○	74
(z.B. psychosoziale Betreuung)				

20. Termin der ersten Nachuntersuchung — Tag Mon. Jahr ☐☐☐☐☐ 80

Datum   Unterschrift   Version 1

Abb. 3 Formular der Basisdokumentation der Arbeitsgemeinschaft Deutscher Tumorzentren (ADT) als Beispiel. Hier der Ersterhebungsbogen: für Folgeuntersuchungen und zum Abschluß bei Ausscheiden oder Tod des Patienten gibt es weitere Formulare

KONTROLLBLATT NR. ☐

Patient Name/Vorname

Jg.

Studie Nr. Reg.

OF............m²

Datum	Jahr		Bemerkungen (Nummern!)
Tag in Studie			B 1
Untersucher (Initialen)			

Tumor-therapie

Übrige Therapie
- Bestrahlung
- Transfusionen
- Antibiotika

Symptome
- Akt.-Index (AZ) *
- Schmerzen (wo?) **
- Appetit *
- Nausea / Emesis *
- Husten / Dyspnoe *
- Defäkation / Miktion **
- Infekte **
- Blutungen **
- Neurologisch **

Abb. 4 Beispiel eines synoptischen Symptom- und Therapiekontrollblatts onkologischer Studiengruppen, Schweizer Arbeitsgruppe für Klinische Krebsforschung (SAKK)

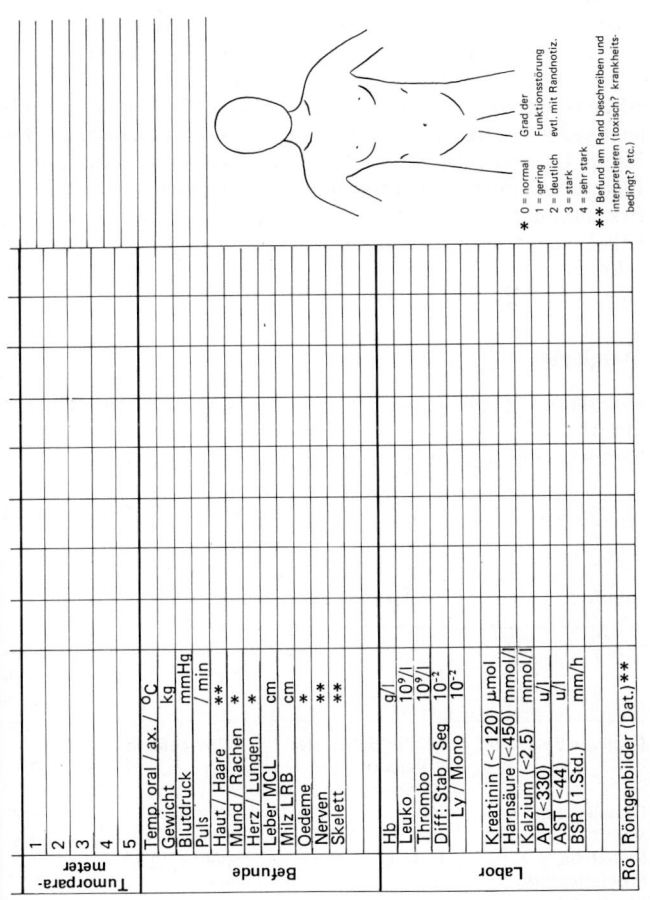

Tumorparameter-meter		Befunde		Labor		Rö
1	Temp. oral / ax.	°C	Hb	g/l		Röntgenbilder (Dat.)**
2	Gewicht	kg	Leuko	10^9/l		
3	Blutdruck	mmHg	Thrombo	10^9/l		
4	Puls	/ min	Diff.: Stab / Seg	10^{-2}		
5	Haut / Haare	**	Ly / Mono	10^{-2}		
	Mund / Rachen	*	Kreatinin (<120)	µmol		
	Herz / Lungen	*	Harnsäure (<450)	mmol/l		
	Leber MCL	cm	Kalzium (<2,5)	mmol/l		
	Milz LRB	cm	AP (<330)	u/l		
	Oedeme	*	AST (<44)	u/l		
	Nerven	**	BSR (1.Std.)	mm/h		
	Skelett	**				

* 0 = normal
1 = gering
2 = deutlich
3 = stark
4 = sehr stark

Grad der Funktionsstörung evtl. mit Randnotiz.

** Befund am Rand beschreiben und interpretieren (toxisch? krankheitsbedingt? etc.)

(Fortsetzung Abb. 4)

Allgemeines/Epidemiologie

- Häufigster maligner Tumor der weiblichen Bevölkerung in Europa und USA (6–7% aller Frauen, 25% der gesamten weiblichen Krebsmortalität).
- Inzidenz/Mortalität pro 100 000 Frauen schwanken sehr stark:
  - ca. 90/ca. 30–35 in USA, BRD, Schweiz, Österreich u. a.
  - ca. 20/ca. 7–8 in Japan, Südamerika u. a.
- Altersstandardisierte Inzidenz (und Mortalität) sind weltweit in den letzten 20–30 Jahren leicht angestiegen, die 5- und insbesondere 10-Jahres-Überlebensquoten stagnieren weltweit (Ausnahme seit 1980: USA, jüngere Altersgruppen < 45 Jahre).
- Erkrankungsalter: Gipfel zwischen 50–70 Jahren (> 70% aller Fälle), selten unter 30 Jahren. Ein Drittel der Patientinnen ist < 50 Jahre alt.
- Geschlecht: Frauen : Männer = 99 : 1.

Ätiologie

- Unbekannt (Ernährung, v. a. Fette? Viral? Hormonale Faktoren?).
- Familiäre Disposition unbestritten (vgl. unten).

Tabelle 2   Bekannte Risikofaktoren bei Mammakarzinom

| Faktor | Risiko | | Relatives Risiko (geschätzt) |
	Hoch	Tief	
familiäre Belastung	Mutter/Schwester	keine bekannt	
	1 Person		3 ×
	2 Personen		9 ×!
Familienstand	ledig	verheiratet	2 ×
Alter bei 1. Geburt	hoch (> 35 J.)	tief (< 20 J.)	3 ×
Menarche	früh (< 12 J.)	spät (> 16 J.)	2 ×
Proliferierende Mastopathie	ja	nein	5 ×
ionisierende Strahlen	> 90 cGy	< 90 cGy	5 ×
frühere Adenokarzinome			
– Brust	ja	nein	5 ×
– gynäkologisch ⎱ – kolorektal ⎰	ja	nein	3 ×

Histologie/Klassifikation

- Nach Vorschlag der WHO (1981) werden epitheliale maligne Tumoren der Mamma in 2 Gruppen zusammengefaßt:
  1. Nicht-invasive Karzinome (ca. 10%):
     a) intraduktale Karzinome (Sonderform: Morbus Paget, Mamille!),
     b) lobuläres Karzinom in situ.
  2. Invasive Karzinome (ca. 80−85%):
     a) invasive duktale Karzinome,
     b) invasive duktale Karzinome mit prädominant intraduktaler Komponente,
     c) invasive lobuläre Karzinome.
     Zu der Gruppe der „invasiven duktalen Karzinome" gehören auch viele sehr seltene, spezielle Typen wie z. B. muzinöse, tubuläre, medulläre, apokrine, adenoid-zystische, Plattenepithelkarzinome u. a.
- Selten finden sich in der Mamma auch Tumoren mesenchymalen Ursprungs (Sarkome) und maligne Lymphome, v. a. Nicht-Hodgkin-Lymphome.
- Eine klinische und pathologisch-anatomische Sonderform von besonderem Risiko stellt das sog. „inflammatorische Mammakarzinom" dar (vgl. S. 78).
- Mammakarzinome sind Prototypen von malignen Tumoren, welche sich früh auf dem Lymph- und oft sekundär (bzw. auch simultan) auf dem venösen Blutweg ausbreiten (→ *Metastasen:* bevorzugt in entfernten Lymphknoten [60%], Lunge [55%], Skelett [50%], Leber [50%], Haut [35%], Ovar [12%], ZNS [10%]).
- Ausschlaggebende Risikofaktoren für Prognose (rezidivfreies und Gesamt-Überleben) sind:
  - die Zahl tumorbefallener homolateraler axillärer Lymphknoten (LK) vgl. S. 68,
  - die Tumorgröße (T-Stadium),
  - der Hormonrezeptorstatus der Primärtumorzellen, vgl. S. 46/47 (je höhere Werte, desto günstiger!),
  - evtl. zusätzliche, derzeit noch nicht allgemein anerkannte Parameter wie z. B. (intramammäre) Lymph- und Gefäßeinbrüche, histologisches „Grading", proliferationskinetische Daten (S-Phasen-Fraktion, Ploidie-Status), Onkogen-Amplifikation.

Symptomatologie

- Führendes Symptom ist eine (in der Regel von der Patientin zuerst bemerkte) Verhärtung bzw. ein tastbarer Knoten der Brustdrüse.

- Symptome, die zur Diagnose „Mammakarzinom" führen:
    - Knoten, Verhärtung in der Brust(haut)   ca. 60%,
    - Schmerzen, Druck, Spannungsgefühl in Brust   20%,
    - Peau d'Orange, Entzündung   8%,
    - Mamillenveränderung (Einziehung u. a.)   6%,
    - Sekretion aus Mamille   4%,
    - Allgemeinsymptome (Metastasen)   < 2%.
- Nicht jede in der Brust tastbare Veränderung ist einem Mammakarzinom gleichzusetzen! Jeder solche Befund ist indessen bis zum Beweis des Gegenteils als karzinomverdächtig zu betrachten (s. S. 60−62).
- 40−50% aller Frauen entwickeln zwischen dem 25. bis 50. Altersjahr eine (fibro-)zystische „Mastopathie" = kein nennenswert erhöhtes Karzinomrisiko, außer bei *proliferativer* Form (Biopsie!).
- Ausnahmsweise (< 5%) werden Mammakarzinome auch über „zuerst" auftretende regionäre Lymphknotenmetastasen entdeckt.
- Allgemeinsymptome sind bei Tumorerstdiagnose äußerst selten und fast ausnahmslos ein Zeichen einer Begleiterkrankung oder einer bereits stattgefundenen (hämatogenen) Metastasierung.

Diagnostik (Primärtumor)

- *Klinische Untersuchung*
    - Trotz vermehrter Publikumsaufklärung immer noch im Mittel 5−6 Monate Diagnoseverschleppung durch Patientinnen.
    - Inspektion (Patientin steht bzw. sitzt: Symmetrie, Größe).
    - Palpation der Brustdrüsen (Patientin liegt flach): Konsistenz, Knoten, Verschieblichkeit gegen Haut und Unterlage (Muskel). Tastbar = Knoten von 1−1,5 cm ∅.
    - Quadrantenangabe des Tumorverdachts: 50% und mehr Tumoren finden sich im lateralen oberen Quadranten (Abb. 5).

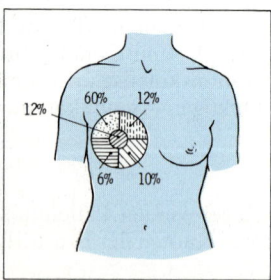

Abb. 5   Karzinomverteilung in den Quadranten der rechten Brust

- Mamille: Einziehung, Verhärtung, Sekret, „Ekzem" (Morbus Paget!).
- Axilla: Genaue Palpation in entspanntem Sitzen und Liegen (Lymphome; einzeln, verbacken, beweglich, Schmerz).
- Supraklavikulärgruben und Halsgegend beiderseits: Lymphknotenvergrößerungen.
- Haut von Mamma, Brustwand und Rücken: Hautherde, subkutane Herde, Lymphödem des Armes, „Entzündung" (inflammatorisches Mammakarzinom).
- Abdomen (Leber!) und Neurostatus (neurologische Ausfälle, v. a. Armplexusparesen).
- Klopfschmerz Skelett: Verdacht auf Metastase.
- Auskultation/Perkussion Thorax: Erguß.
- *Zusatzuntersuchungen* (verdächtige Mamma), vgl. auch Abb. 6.
  - Mammographie in 2 Ebenen (immer beiderseits!); prophylaktisch-routinemäßig nur bei Frauen > 45 J. Jünger nur bei Hochrisikopatientinnen mit erheblicher familiärer Belastung, alle 2−3 Jahre (Mikroverkalkungen, Schatten).
  - Feinnadelpunktion (FNP) (Technik!), vgl. S. 8. Nur möglich bei palpablem Knoten!
  - Eine negative Feinnadelpunktion dispensiert *nicht* von einer chirurgischen Exstirpation.
  - *Merke:* Was in der Brust palpiert und/oder radiologisch gesehen wird, muß durch FNP, nötigenfalls bioptisch geklärt werden!
  - Zytologische Untersuchung von Zysteninhalt bzw. Sekret aus Mamille!
  - Galaktographie (selektiv bei Mamillensekretion, -blutung).
  - Sonographie ist hilfreich bei der Differentialdiagnose Zyste vs. solider Tumor.
  - Wichtigste beweisende Untersuchung = *Exstirpation,* für alle anderweitig nicht sicher geklärten Verhärtungen/Knoten des Brustdrüsenkörpers → Exstirpation *in toto,* nicht nur „teilbiopsieren"!
- Bestimmung der Hormonrezeptoren (ER, PR) im Primärtumor (= therapeutisch und prognostisch wichtige Information, vgl. S. 46, 66).
- Ein mögliches pragmatisches Vorgehen bei „verdächtigem" Tastbefund der Mamma zeigt Abb. 6.

Diagnostik (Metastasen)

- Bei histologisch gesicherter Diagnose gilt es, auf vertretbare Weise das Ausmaß des etwaigen disseminierten Tumorbefalls festzulegen.

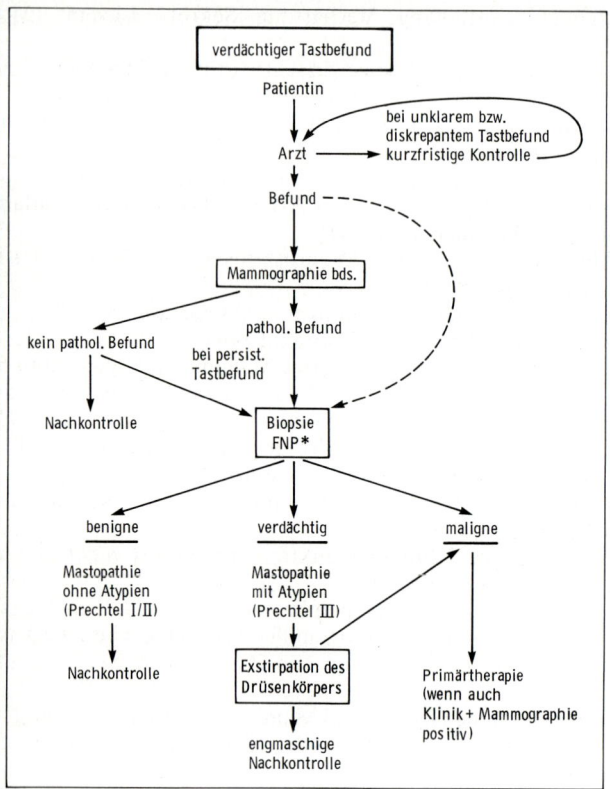

Abb. 6 Flußdiagramm der diagnostisch-therapeutischen Schritte bei „verdächtigem" Palpationsbefund in der Mamma (Tumorzentrum St. Gallen und OSAKO) *(FNP = Feinnadelpunktion oder Tru-Cut-Nadelpunktion)

- Nötige Untersuchungen zum Ausschluß bzw. Nachweis von Mammakarzinommetastasen über Anamnese und klinische Untersuchung hinaus:
- *Routine:*
  Radiologisch:
  - Thoraxröntgenbild in 2 Ebenen.
  - Mammographie der Gegenseite (Basisdokument).
  - Skelettszintigramm (Basisdokument und „Screening" für pathologische Umbauzonen) → gezielte Skelettröntgenbilder, wo verdächtig und/oder lokale Skelettschmerzen!
  - Sonographie (Leber, gynäkologischer Bereich).

Labor:

Kleines Blutbild (Hb, Leuko, Thrombo).
- Serumchemie (ALT [= SGOT], AP, Calcium, Harnsäure, Kreatinin).
- Tumormarker (wie CEA, CA 153, CA 125 etc.) helfen derzeit wenig in der Diagnostik des primären Mammakarzinoms (sind eher Verlaufsparameter beim metastasierenden Mammakarzinom).
- *Selektiv bei klinischem Verdacht:*
Radiologisch:
- Abdominales CT (Lebermetastasen!).
- Schädel-CT (ZNS-Metastasen).
- Gezielte Skelettröntgenbilder (Osteolysen).
- Evtl. Abklärung endokriner Zusatzparameter (z. B. bei Hyperkalzämie).
- Evtl. Neubestimmung der Hormonrezeptoren am Tumorgewebe aus Lokalrezidiven oder exzidierten Fernmetastasen (z. B. Lymphknoten).

Differentialdiagnose

- Gutartige, degenerative Mammaveränderungen: Zysten, Galaktozele, Fibroadenosis mammae.
- Gutartige Tumoren: Fibroadenome, Adenome, Milchgangpapillome, Akanthome der Brusthaut u. a.
- Traumafolgen: Narben, lipophages Granulom.
- Infekte: Plasmazelluläre Mastitis (DD: inflammatorisches Mammakarzinom!), Mykosen, Tuberkulose (heute sehr selten).
- Andere (nicht epitheliale) Neoplasien: maligne Lymphome, Weichteilsarkome (Cystosarcoma phylloides, selten).

Diagnostische Kontrollen
(*„Vorsorge"*)

- Kontrollumfang:
  - monatliche Selbstpalpation der Mammae (nach Menses) = ①,
  - (bilaterale) Mammographie = ②.
- Prämenopausale gesunde Frau, Durchschnittsrisiko: ①; ② ab 30. Altersjahr alle 3−4 Jahre bzw. bei Verdacht.
- Meno-/postmenopausale Frau, Durchschnittsrisiko: ①; ② ab 45. Altersjahr alle 2 Jahre.
- „Risikofrau" (familiäre Belastung, vgl. S. 58): ①; ② ab 25.−30. Altersjahr alle (1)−2 Jahre.

Tumorklassifikation

- *Internationale TNM-Klassifikation* (TNM-Klassifikation maligner Tumoren, 4. Auflage 1987, s. S. 99ff.).

T = Tumor = Primärtumor (klinisch, postoperativ mit Präfix pT)

T_X Primärtumor kann nicht beurteilt werden.

T_0 Kein Anhalt für Primärtumor.

T_{is} Carcinoma in situ: intraduktales Karzinom oder lobuläres Carcinoma in situ oder Morbus Paget der Mamille ohne nachweisbaren Tumor.

Anmerkung: Der Morbus Paget, kombiniert mit einem nachweisbaren Tumor, wird entsprechend der Größe des Tumors klassifiziert.

T_1 Tumor 2 cm oder weniger in größter Ausdehnung.

     T_{1a} 0,5 cm oder weniger in größter Ausdehnung.

     T_{1b} Mehr als 0,5 cm, aber nicht mehr als 1 cm in größter Ausdehnung.

     T_{1c} Mehr als 1 cm, aber nicht mehr als 2 cm in größter Ausdehnung.

T_2 Tumor mehr als 2 cm, aber nicht mehr als 5 cm in größter Ausdehnung.

T_3 Tumor mehr als 5 cm in größter Ausdehnung.

T_4 Tumor jeder Größe mit direkter Ausdehnung auf Brustwand oder Haut.

Anmerkung: Die Brustwand schließt die Rippen, die Interkostalmuskeln und den vorderen Serratusmuskel mit ein, nicht aber die Pektoralismuskulatur.

     T_{4a} Mit Ausdehnung auf die Brustwand.

     T_{4b} Mit Ödem (einschließlich Apfelsinenhaut), Ulzeration der Brusthaut oder Satellitenmetastasen der Haut der gleichen Brust.

     T_{4c} Kriterien 4a und 4b gemeinsam.

     T_{4d} Entzündliches Karzinom.

N = Noduli = regionale Lymphknoten (klinisch, postoperativ mit Präfix pT)

N_X Regionäre Lymphknoten können nicht beurteilt werden (z. B. vor klinischer Klassifikation bioptisch entfernt).

N_0 Keine regionären Lymphknotenmetastasen.

N_1 Metastasen in beweglichen ipsilateralen axillären Lymphknoten.

N_2 Metastasen in ipsilateralen axillären Lymphknoten, untereinander oder an andere Strukturen fixiert.

N_3 Metastasen in ipsilateralen Lymphknoten entlang der A. mammaria interna.

M = Metastasen = Fernmetastasen

M_0 Keine Fernmetastasen nachweisbar.

M_1 Fernmetastasen vorhanden.

- Stadiengruppierung

Stadium 0	T_{is}	N_0	M_0
Stadium I	T_1	N_0	M_0
Stadium IIA	T_0	$N_1{}^*$	M_0
	T_1	$N_1{}^*$	M_0
	T_2	N_0	M_0
Stadium IIB	T_2	N_1	M_0
	T_3	N_0	M_0
Stadium IIIA	T_0	N_2	M_0
	T_1	N_2	M_0
	T_2	N_2	M_0
	T_3	N_1, N_2	M_0
Stadium IIIB	T_4	jedes N	M_0
	jedes T	N_3	M_0
Stadium IV	jedes T	jedes N	M_1

Anmerkung: Die Prognose von Patienten mit pN_{1a} ist ähnlich jener bei Patienten mit pN_0.

- Histologisches „Grading" (G_{1-4}): Konnte sich beim Mammakarzinom wegen Problemen der pathologisch-anatomischen Reproduzierbarkeit noch nicht allgemein durchsetzen.
- Von viel entscheidenderer prognostischer Bedeutung ist die sachgemäße Dissektion der homolateralen Axilla und die sorgfältige Histologie dieses Resektats (vgl. S. 66) sowie die Bestimmung der Hormonrezeptoren im Primärtumor (vgl. S. 46/47).

Allgemeine Therapiegrundsätze

- Die (chirurgische) Behandlung der Mammakarzinome befindet sich nach einer Übergangsphase nunmehr in einer Phase zunehmender Standardisierung (vgl. NCI Consensus-Conference Statement for the Treatment of Early Stage Breast Cancer, June 18–21, 1990).
- Gründe dafür sind u. a.:
  - Auflösung „des Mammakarzinoms" als therapeutische Einheit in viele prognostisch unterschiedliche Untergruppen.
  - Die weltweite Stagnation der „Heilungsraten" seit Jahrzehnten: Unterschiedlich radikale operative Erstversorgung hat wohl Variationen der lokoregionären Rezidivrate, nicht aber der langfristigen Überlebenschance zur Folge.
  - Radikale (bzw. „supraradikale") Operationsverfahren und erst recht deren Kombination mit adjuvanter Radiotherapie führen bei ähnlicher Wirkung zu erhöhter somatischer und psychischer Morbidität (Armlymphödem, Plexusparesen, eingeschränkte Schultergelenksbeweglichkeit).

- Konkurrenzierung der traditionellen 5- und 10-Jahres-Resultate durch eingeschränkte, organerhaltende Operationsverfahren und ergänzende Radiotherapie.
- Unwirksamkeit der traditionellen, routinemäßigen „Nachbestrahlung" in bezug auf die stadienabhängige Überlebensrate (okkulte Mikrometastasierung bei Diagnose!).
- Probleme mit dem Umsetzen von in Studien erprobten adjuvanten Chemo-(Hormon-)Therapieprogrammen in die klinische Praxis.
- Die Primärversorgung des Mammakarzinoms ist keine „lokal-therapeutische" Angelegenheit → interdisziplinäre Therapiekonzepte, die derzeit zwischen Spital- bzw. Tumorzentren variieren können.
- Zur Erzielung bedeutsamer Fortschritte bezüglich Langzeitprognose sind weitere kooperative und prospektiv angelegte Therapiestudien unabdingbar!

Primärtumor: Operative Therapie

- Mit wenigen Ausnahmen soll jedes operable Mammakarzinom lokal bedarfsgerecht chirurgisch behandelt werden, selbst bei nachgewiesener Fernmetastasierung.
  Ausnahmen:
  - Hohes Alter, kurze Lebenserwartung.
  - Inoperabilität (AZ, Begleitkrankheiten).
  - Inflammatorisches Mammakarzinom (vgl. S. 78).
- Art und Ausmaß des operativen Eingriffs sind jedoch stadien- und altersabhängig festzusetzen.
- Temporäre Kontraindikationen zur initialen Operation (primäre Chemo-/Radiotherapie) sind:
  - Inflammatorisches Mammakarzinom.
  - Exulzerationen (ausgedehnte T_{4b}-Stadien).
- Unabhängig von Art/Ausmaß der Operation des Primärtumors ist eine sorgfältige Ausräumung (nicht nur „Exploration") der homolateralen *Axilla:* unerläßlich für ein optimales „Staging" (Risikoabschätzung, Nachbehandlungswahl).
- Obligat ist die Entfernung der Lymphknoten des Level I und II; mindestens *8—10 Lymphknoten* sollten dabei histologisch untersucht werden (Angabe: „3 von 12 untersuchten Lymphknoten tumorbefallen").
- Die Bestimmung der *Hormonrezeptoren* (Östrogen-, Progesteronrezeptorgehalt im Primärtumor ist bei *allen* Patientinnen (außer im hohen Alter) heute unerläßlich (Prognoseabschätzung, adjuvante oder spätere Therapiewahl!). Rezeptorbestimmende Laboratorien finden sich in praktisch allen Tumorzentren (vgl. Transportbedin-

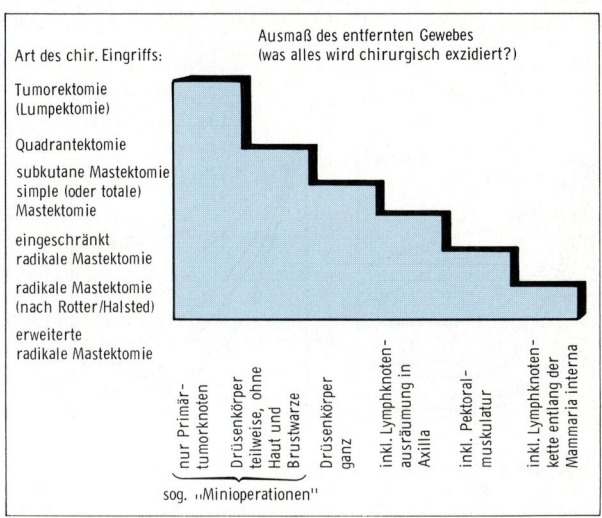

Abb. 7 Chirurgische Verfahren zur lokalen Behandlung des primären Mammakarzinoms (nach *Meuret*)

gungen, S. 46). Auch besteht vielerorts die Möglichkeit zur immunhistologischen Rezeptoranalyse am Frischgewebe (keine Formalinfixation!).

● Die postoperative klinische, histologische und biochemische Information läßt sich in einer pragmatisch erweiterten TNM-Formel zusammenfassen. Beispiel für Austrittsberichtsdiagnose:
Invasiv duktales Mammakarzinom links:
– brusterhaltende Therapie bei $pT_{2a}G_2pN_X(3/12)M_0R_0$
ER+/PR+ bei prämenopausalem Status am 27. 10. 90
– adjuvante Chemotherapie mit CMF×6 11/90−5/91
– Bestrahlung der Restbrust mit 45 Gy und des Tumorbetts mit 10 Gy 3/91−4/91

Primärtumor: Operationsverfahren

● Abb. 7 zeigt die heute verfügbaren Operationsverfahren.
● Chirurgische Technik: vgl. „Checkliste Viszerale Chirurgie" und einschlägige Spezialliteratur.
● Standardoperation für die große Mehrheit der (v. a. älteren) Frauen mit Mammakarzinom und Tumorstadien [T_{1-3a}, N_{0-1} (+ oder −)] ist immer noch die „eingeschränkt radikale Mastektomie" (Ablatio nach Patey).

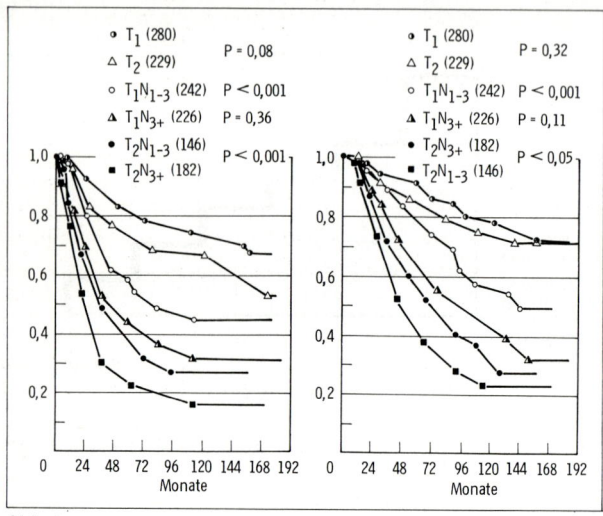

Abb. 9

Abb. 8

Abb. 8   Prozentuale rezidivfreie ÜLW (1305 Patienten, aus „Natural History Data Base", Tucson/USA)
Abb. 9   Prozentuale Gesamt-ÜLW (1305 Patienten, aus „Natural History Data Base", Tucson/USA)

- Brusterhaltende Operationen (Exzision des Primärtumors und des umliegenden Brustgewebes mit anschließender Radiotherapie) kommen für das Mammakarzinom im Stadium I u. II als Alternative zur totalen Mastektomie in Frage. Die Therapiewahl muß dabei berücksichtigen:
  - Klinische Faktoren (u. a. Verhältnis Tumor/Restbrust) histopathologische Kriterien (Multizentrizität).
  - Operation in sano ($\geqq 1$ cm).
  - Kosmetisches Ergebnis.
  - Psychosoziale Probleme.
- Der Verzicht auf chirurgische Radikalität bedingt eine zeitlich aufwendige und technisch anspruchsvolle adjuvante Radiotherapie ($\rightarrow$ Tumorzentrum, Hochvoltbedingungen).

Prognose

- Die 5- und 10-Jahres-Prognose ist (statistisch betrachtet) streng abhängig vom homolateralen axillären Lymphknotenstatus und der Tumorgröße (vgl. Abb. 8 für die rezidivfreie-, Abb. 9 für die Gesamt-Überlebenswahrscheinlichkeit [ÜLW]).

- Zusätzlich modifiziert ein positiver Hormonrezeptorstatus (ER $\oplus$ und PR $\oplus$) die Prognose innerhalb derselben TN-Kategorie nach oben, ein negativer Rezeptorstatus nach unten.
- Das Menopausenalter ist hingegen *kein* akzeptiertes prognostisches Kriterium mehr: prämenopausale Patientinnen sind vermehrt hormonrezeptornegativ, postmenopausale mehr rezeptorpositiv.
- Lokoregionäre Rezidive, ossäre und viszerale Fernmetastasen werden nicht selten erst nach 5, ja sogar 10 und mehr Jahren manifest: Es ist daher unklug und irreführend, beim Mammakarzinom von „5-Jahres-Heilungen" zu reden.

Nachsorge

- In diese teilen sich je nach Krankheitsphase vorteilhafterweise Hausarzt und letztbehandelnder Spezialist (Operateur, Radiotherapeut, medizinischer Onkologe).
- Nachsorge sollte an prognostischen Faktoren orientiert werden und am Alter der Patienten:
  - pN_ = geringes ⎫
  - pN$_+$ (1−9) = hohes ⎬ Rezidiv- bzw. Metastasierungsrisiko
  - pN$_+$ ($\geqq$ 10) = sehr hohes ⎭
- Rationale für Nachsorge:
  - lokoregionäres Rezidiv (v. a. nach brusterhaltender Therapie): durch Salvage Mastektomie samt sekundär adjuvanter Therapie potentiell heilbar!
- Warum überhaupt Suche nach asymptomatischer Metastasierung:
  - Vermeidung von Komplikationen (Querschnittssyndrom, Hemithoraxverschattungen usw.).
  - Monofokale Fernmetastasen u. U. chirurgisch und/oder radiochemotherapeutisch langfristig zu „kontrollieren".
- Minimalprogramm nach Primärtherapie und Lokalrezidiv-Therapie:
  - *Zwischenanamnese* (v. a. Skelettschmerzen bzw. „Rheuma", pulmonale Symptome, Hautveränderungen) und
  - *Klinische Untersuchung* (Haut? Lymphknotenstationen? Mastektomienarbenbereich? Arm-Lymphödem? Physikalische Lungenbefunde? Leber? Skelettschmerzen?) alle 3 Monate während der ersten 3 Jahre, alle 6 Monate bis Ablauf von 5 Jahren, alle 12 Monate bis 10 Jahre postoperativ.
  - Labor: Hb, BSR, Harnsäure, Calcium, Kreatinin, alk. Phosphatase alle 6 Monate.
  - Röntgen: Thoraxaufnahme alle 6−12 Monate, kontralaterale Mammographie alle 24−36 Monate.
  - Ultraschall (Leber?): alle 6−12 Monate (= fakultativ).

- Intervalle nach 3 Jahren → verdoppeln.
- Skelettszintigraphie und abdominale Sonographie außerhalb klinischer Studien nur bei klinischem Verdacht.
- Kontrollen während adjuvanter Chemotherapie:
  - Klinische Toxizitätsüberwachung alle 2−4 Wochen.
  - Kleines Blutbild (Hb, Lc, Tc) alle 2−4 Wochen.
  - Serumchemie (v. a. Kreatinin, Harnsäure, Calcium, AP, ALT [= SGOT]) alle 4−6 Wochen.
- Kontrollen nach Abschluß der adjuvanten Chemo- bzw. Hormontherapie = wie oben.

Adjuvante Radiotherapie

- Keine routinemäßige Nachbestrahlung von Brustwand und ableitenden Lymphwegen nach Mastektomie!
- Nur selektive Indikation → Senkung der lokoregionären Rezidivraten, vermutlich kein Überlebensgewinn.
- Vorteil einer präoperativen Bestrahlung im Vergleich zur postoperativen unerwiesen.
- Indikationen:
  - Brusterhaltende Operationsverfahren (Megavolttherapie 45−50 Gy Restbrust, 10−15 Gy Elektronen-Boostbestrahlung auf Tumorbett).
  - Tumorstadien mit Faszien-/Muskel-, Hautbefall (T_{1-3b}, $T_{4a, b, c}$) nach (eingeschränkt) radikaler Mastektomie.
  - Eventuell als Erstbehandlung bei lokal fortgeschrittenem Mammakarzinom (vgl. S. 78), v. a. bei alten Patientinnen.
  - „Hochpositive" Axilla ≥ 10 positive Lymphknoten und/oder Durchbruch der Lymphknotenkapsel (chirurgische Radikalität?).
- Keine prophylaktische, routinemäßige Radiomenolyse (fraglicher Gewinn an Rezidivsenkung oder Gesamtüberleben, wird derzeit neu geprüft).

Adjuvante (Anti-)Hormontherapie

- Ablative prophylaktische Hormontherapie (bilaterale Ovarektomie) wahrscheinlich geringer Vorteil, vgl. oben.
- Medikamentöse adjuvante Hormontherapie führt gemäß neuesten klinischen Prüfungen zu vermutlicher Rezidivsenkung von 20−30% und Erhöhung der Gesamt-Überlebenswahrscheinlichkeit von > 10−15% nach 10 Jahren bei rezeptorpositiven postmenopausalen Patientinnen.
- Behandlung: 20−30 mg Tamoxifen per os/Tag (orale Dauertherapie ≥ 2−3 Jahre, wenig Nebenwirkungen; Kosten, sekundäre Korpuskarzinome?).

- Kombination von Tamoxifen mit adjuvanter Chemotherapie wahrscheinlich kein Vorteil, noch zu wenig geprüft ($\rightarrow$ klinische Studien).

Adjuvante Chemotherapie

- *Gesicherte Indikationen* ($20-40\%$ Rezidivsenkung und $>10-15\%$ Überlebensgewinn nach ≥ 10 Jahren):
  - Stadien $T_{1-3a}N_{\oplus}$($1-9$ Lymphknoten positiv) bei prä- und perimenopausalen, evtl. auch $ER_{\ominus}$ postmenopausalen Patientinnen < 70 Jahre.
  - Am besten geprüftes Schema: „CMF" $\times$ 6 Zyklen in 4wöchentlichen Abständen (vgl. Anhang III). Beginn so bald als möglich, jedenfalls < 28 Tage postoperativ. Zusammenarbeit mit internistischem Onkologen!
- *Noch ungesicherte Indikationen* ($\rightarrow$ klinische Studien):
  - $N_{\ominus}$-Patientinnen, rezeptor-negativ, insbesondere postmenopausal.
  - $N_{\ominus} \geq 10$ Lymphknoten („Hochrisikopatientinnen"): vermutlich intensivere Chemotherapieschemata wie „CMFVP", „AC", „FAC" nötig (Anhang III), evtl. kombiniert mit Tamoxifen $\rightarrow$ klinische Studien; keine Verbesserung des Gesamtüberlebens, nur Verlängerung des rezidivfreien Intervalls.
  - Cave Toxizität, Zusammenarbeit mit internistischem Onkologen!
- *Keine Indikation:*
  - $N_{\ominus}$-Patientinnen, rezeptorpositiv, postmenopausal.
  - Patientinnen > 75 Jahre (Studien!).
  - Begleitkrankheiten, v. a. Nieren- und Leberinsuffizienz (Zytostatika-Elimination!) und chronisch-rezidivierende Infekte.
- Zur Optimierung der Wirkung und Verträglichkeit adjuvanter Chemo-(Hormon-)Therapieprogramme sind weitere kontrollierte, klinische Studien unabdingbar. Diese können von den genannten Indikationen und Programmen *abweichen!*

Allgemeines

- Lokalrezidive des Mammakarzinoms sind definiert als:
  1. Restbrust
     - gleicher Quadrant
     - anderer Quadrant
     - Narbe
  2. Narbe (= Thoraxwand), soweit keine diffuse Hautmetastasierung
  3. Axilla-Lymphknoten (homolateral).
- Ausschluß von Fernmetastasen (Diagnostische Bilanz, vgl. S. 61–63).
- Ausgedehnte „Cancer en cuirasse" (Lymphangiosis carcinomatosa cutis) oder „inflammatorische Brustwandrezidive" qualifizieren nicht als eigentliche Lokalrezidive (→ Inflammatorisches Mammakarzinom), auch nicht ein isolierter homolateraler, maligner Pleuraerguß.

Klassifikation

- Keine international anerkannte Einteilung.
- Risikogruppeneinteilung der Schweiz. Arbeitsgruppe für Klinische Krebsforschung:
  - „Low risk": Patientinnen ER-positiv oder tumorfreies Intervall seit Primärtherapie ≥ 2 Jahre; nicht mehr als Tumorherde, je < 3 cm $\varnothing$.
  - „High risk": Patientinnen ER-negativ oder unbekannt, oder tumorfreies Intervall < 2 Jahre; nicht mehr als 3 Tumorherde > 3 cm $\varnothing$.

Diagnostik

- Lokoregionäre Rezidive sind zytologisch oder histologisch zu sichern (FNP, Exzision). Inspektion allein ist oft irreführend (→ „doctor's delay"!).
- Wenn technisch möglich (erneute) Hormonrezeptorbestimmung im Tumorrezidivgewebe, da 20–30% „Rezeptorwechsel" im Vergleich zum Primärtumor, meist Verlust an Rezeptorgehalt (positiv → negativ) im Krankheitsablauf; beeinflußt Therapiewahl! Zum Ausschluß einer weiteren Tumordissemination Kontrollprogramm, s. S. 69, 70.

Therapie

- Wenn technisch möglich (topographische Anordnung!), weiträumige chirurgische Exzision, wenn nötig inkl. Brustwandresektion, ggf. mit plastischer Deckung.
- In der Regel Nachbestrahlung der Brustwand bzw. der befallenen Lymphknotenstation.
- *Cave* Axillabestrahlung nach vorangegangener adjuvanter Radiotherapie: Armlymphödem (zusammen mit chirurgischer Exstirpation in ca. 30−50%).
- *Cave* Bestrahlung der supraklavikulären Lymphknoten nach vorangegangener adjuvanter Radiotherapie: Armplexusläsion!
- Wert einer systemischen Zusatzbehandlung („sekundär-adjuvante Chemo- oder Hormontherapie") noch unerwiesen. Wird derzeit geprüft (SAKK):
  - „Low-isk"-Patientinnen: Tamoxifen-Dauerbehandlung.
  - „High-risk"-Patientinnen: 6 Zyklen „VAC"-Chemotherapie (vgl. Anhang III).

Prognose

- Langfristige „Heilung" möglich, v. a. wenn lokoregionäres Rezidiv Ausdruck einer ungenügenden chirurgischen Primärtherapie ist.
- Bei 50% der Patientinnen mit lokoregionärem Rezidiv manifestiert sich innerhalb eines Jahres, bei 70−80% innerhalb zweier Jahre eine Fernmetastasierung (→ vgl. metastasierendes Mammakarzinom).
- Ca. 20−25% der Patientinnen überleben nach einem lokoregionären Rezidiv ≥5 Jahre (Restbrust-Rezidiv günstiger als Thoraxwandrezidiv).

Nachsorge

- Vgl. S. 69, 70.

Allgemeines

- Über 60% aller Patientinnen mit initial lokalisiertem und „kurativ" operiertem (und evtl. nachbestrahltem) Mammakarzinom zeigen im Verlauf von 10 Jahren postoperativ eine systemische Metastasierung, vorwiegend in Skelett, Haut/Lymphknoten, Lunge und Pleura, Leber und ZNS.
- Der Entwicklung wirksamer medikamentöser Behandlungspläne (Hormone, Zytostatika) kommt daher größte Bedeutung zu.
- Beim metastasierenden Mammakarzinom lassen sich heute mit sinnreich gestaffeltem Einsatz internistischer und radiotherapeutischer Maßnahmen bei ⅔ aller Patientinnen wertvolle, objektivierbare Tumorrückbildungen von 2- bis mehrjähriger Dauer erzielen.
- Diese Behandlungen gehören in den Erfahrungsbereich kompetenter internistischer Spezialisten (Onkologen), wie die entsprechenden radiotherapeutischen Behandlungen auch.

Risikogruppen

Tabelle 3 Risikogruppen bezüglich spontanem Krankheitsverlauf

Kriterium	Günstig („low risk")	Ungünstig („high risk")
metastas. Typ	Haut, LK, Pleura, Skelett	viszerale Organe, v.a. Leber, ZNS
tumorfreies postop. Intervall	≥ 2 Jahre	< 2 Jahre
Wachstumskinetik	langsam	schnell
Allgemeinzustand	gut (0–1)*	schlecht (≥ 2)*
Hormonrezeptoren (Hormontherapie!)	hoch-positiv	negativ (tief)
Alter	> 55 Jahre	< 55 Jahre

* (Aktivitätsindex vgl. 2. Umschlagseite).

Diagnostik

- Der Einsatz einer systemisch wirksamen Therapie verlangt zur Indikationsstellung und Verlaufskontrolle eine Krankheitsbilanz (vgl. S. 61–63).
- Diese diagnostischen Kontrollen sind nach der initialen Therapiephase (6–8 Wochen) und danach in angepaßten Abständen von 3–6 Monaten zu wiederholen (Remissionsbeurteilung).

- Therapieentscheidend sind insbesondere auch internistische Begleitkrankheiten (Organfunktion; Toxizität!).

Hormontherapie

- Einsatz v. a. bei „Low-risk"-Patientinnen (s. S. 74).
- Therapiedauer: Bis zur dokumentierten Tumorprogression.
- Remissionsraten abhängig vom Gehalt der Tumorzellen an Hormonrezeptoren ($<10\%$ bei ≤ 10 fmol, $30-40\%$ bei $11-100$ fmol, $70-80\%$ bei > 100 fmol/mg Östrogen- und/oder Progesteronrezeptorgehalt).
- Mittlere Remissionsdauer $10-12$ Monate, bei Patientinnen mit Haut- und Lymphknotenmetastasen allein oft deutlich länger.
- Verfügbare Therapiemittel:
  - Chir.: – Nur noch bilaterale Ovarektomie (oder Radiomenound lyse bei inoperablen Patientinnen) üblich, heute nur
  - Rad.: noch vereinzelt bei prä- oder perimenopausalen Frauen und bei positivem ER (> 10 fmol/mg) durchgeführt.
  - Med.: – Prä-/Perimenopausal:
    - Beginn mit „hormonablativer Systemtherapie" mittels GnRH-Analoga (z. B. Goserelin, Gonadorelin) in Form monatlicher Depotinjektionen oder –
    - als Alternative: Tamoxifen $30-40$ mg p.o. täglich als Dauertherapie.
    - Bei Versagen bzw. Progression: evtl. hochdosiert Gestagene (vgl. unten) oder Übergang auf zytostatische Chemotherapie.
    - Postmenopausal:
      - Tamoxifen 20 mg p.o. täglich als Dauertherapie
        $\downarrow$ („P")
      - Aromatasehemmer (Aminoglutethimid) 500 mg p.o. als Dauertherapie, evtl. initial während $6-8$ Wochen, kombiniert mit Hydrocortison 40 mg pro Tag, ausschleichend.
        $\downarrow$ („P")
      - Hochdosiert Gestagene (Megestrolacetat 160 mg p.o. pro Tag als Dauertherapie). Cave Flüssigkeitsretention und thromboembolische Zwischenfälle!
      - Östrogene und Androgene in hohen Dosen sind heute obsolet (Toxizität!).

Mammakarzinom, metastasierend

Zytostatische Chemotherapie

- Einsatz v. a. bei „High-risk"-Patientinnen (s. S. 74) und bei hormontherapieresistenten Frauen.
- Therapiedauer: In der Regel bis zur dokumentierten Progression. Therapieabbruch nach 6−12 Zyklen in „stabiler Remission" möglich (eingehende, regelmäßige Kontrollen!).
- Remissionsraten unabhängig vom Hormonrezeptorgehalt.
- Mittlere Remissionsdauer: 8−10 Monate, bei erfolgreichem Chemotherapiewechsel erneut 6−8 Monate.
- Die erhöhte Toxizität (s. Anhang III) der meisten Zytostatika bedingt regelmäßige 1−2wöchentliche klinische und Laborkontrollen (Hb, Leuco, Thrombo; evtl. Kreatinin, Harnsäure, ALT).
- Ärzte ohne Zusatzausbildung in diesem Gebiet wenden sich mit Vorteil bezüglich *Indikationsstellung* und *Therapieeinleitung* an einen erfahrenen Onko-Hämatologen.
- Verfügbare Mittel:
  - Mindestens 10 der über 30 klinisch verwendeten Zytostatika haben (begrenzte) Antitumorwirkung beim metastasierenden Mammakarzinom.

Tabelle 4   Möglicher, gestaffelter Therapieablauf bei Patientinnen mit metastasierendem Mammakarzinom

Metastasierung	„Low-risk"-Pat.	„High-risk"-Pat.
1. Phase (Nachweis der Metastasierung)	(Anti)hormon*, evtl. Ovarektomie ↓	„(F)AC" (→ „CMF") ↓
2. Phase (Progression)	Wechsel des (Anti-) hormons** ↓	? exp. Chemotherapie Cis-Platin Kombination oder MMC + Vinca-Alkaloide ↓
3. Phase (Progression)	„LMF" (evtl. „CMF") ↓	Versuch mit hochdosiert Gestagenen ↓
4. Phase (Progression)	„(V)AC", evtl. hochdosiert Gestagene oder fraktioniert 1−2 wöchentlich Anthrazykline ↓	evtl. neue Zytostatika-Kombinationen ↓
5. Phase (Progression)	supportive Therapie und gute Pflege	

* i.d.R. Tamoxifen, ** i.d.R. auf einen Aromatasehemmer

- Ihr Einsatz erfolgt heute meistens in gestaffelten, standardisierten Kombinationen (vgl. Anhang III) wie z. B.:
- „LMF" (oder „CMF"): Chlorambucil (oder Cyclophosphamid) + Methotrexat + Fluorouracil
- „FAC" (oder „AC"): Fluorouracil + Adriamycin (oder Epirubicin) + Cyclophosphamid.
- Zweit- und Drittemissionen nach Chemotherapiewechsel sind nicht selten, wodurch beschwerdearme Remissionsdauern von 2−3 Jahren ermöglicht werden.

Multimodales Therapiekonzept

Lokaltherapie

- Therapie lokalisierter Notsituationen: Schmerzen, Stabilitätsgefährdung des Skeletts, Hirnmetastasen.
- Metastasenchirurgie:
  - Lunge: Solitärherde nach mindestens 2 Jahren sonstiger Tumorfreiheit.
  - Leber: umstritten, fragwürdig!
  - Skelett: Stabilisierung tragender Skelettanteile (v. a. untere Extremitäten).
  - ZNS: Solitärmetastasen bei guter Zugänglichkeit.
- Indikationen für Radiotherapie:
  - Skelett:
    - Frakturgefahr.
    - Lokalisierte Schmerzen.
  - Lokalrezidiv („adjuvant").
  - Weichteilmetastasen (LK!).
  - Hirnmetastasen (stereotaktisch/Ganzhirn).

Prognose

- Mittlere Remissionsdauer pro (erfolgreiche) Therapiephase mit Hormon- oder Chemotherapie = knapp 1 Jahr.
- Mittlere Überlebenszeit ab generalisierter Metastasierung und erfolgreich gestaffeltem Therapieeinsatz = > 2−3 Jahre.
- Ca. 40% der Patientinnen mit metastasierendem Mammakarzinom und erfolgreicher Therapie leben > 3 Jahre, ca. 15% > 5 Jahre.
- „Low-risk"-Frauen überleben länger als „High-risk"-Patientinnen.
- Eine simultane Kombination von Hormon- und Chemotherapie hat die Prognose bisher nicht sicher verbessert. Außer in experimentellen Programmen, ist daher einem sinnreich *gestaffelten Vorgehen* der Vorzug gegeben (vgl. S. 76).

Lokal fortgeschrittenes Mammakarzinom

Allgemeines

- In diese kleine, initial meist nicht radikal operable bzw. inoperable Gruppe von ca. 8−10% fallen Patientinnen mit:
  - Tumorstadium III B (T_4, jedes N,M_0; jedes T,N_3,M_0), vgl. S. 64,65,
  - „inflammatorischem Mammakarzinom" (IFM).
- Diese Patientinnen (v. a. mit IFM) sind gekennzeichnet durch besonders früh auftretende Fernmetastasierung, meist schon während der langwierigen initialen (Radio-)Therapie.
- Der Trend geht deshalb in Richtung primäre Chemotherapie mit nachgestaffelten lokoregionären Maßnahmen (vgl. unten).

Diagnostik/Differentialdiagnose

- Wie Mammakarzinom allgemein, s. S. 60−63.
- IFM: Mastitis, Ekzem und Mykosen der Mamma.

Therapie

- Primär: Intensive Kombinationschemotherapie mit „AC" (oder EC), „FAC" (oder FEC), bzw. „CMFVP", 3−4 Zyklen in 3- bis 4wöchentlichem Abstand, vgl. Anhang III; Remissionsrate 70−80%.
- Sekundär: Radiotherapie, je nach Befall, 45 Gy fraktioniert in 4−6 Wochen.
- Tertiär und selektiv: Chirurgische Entfernung durch Chemo-/Radiotherapie operabel gewordener (Rest-)Tumorherde.
- Weiterführung einer konsolidierenden, möglichst nicht kreuzresistenten Kombinations-Chemo-(Hormon-)Therapie mit z. B. „CMF", inkl. Tamoxifen und weiteren Antihormonen je nach Rezeptorstatus bzw. Alter der Patientin.
- Die Beigabe von Prednison (50−75 mg p.o./Tag während 2 Wochen, schrittweise innerhalb von 6−8 Wochen ausschleichen) fördert beim IFM die Rückbildung der „inflammatorischen" Komponente.
- Spezialisten-Indikation: Zusammenarbeit mit med. Onkologen!

Prognose

- Äußerst schlecht bei alleiniger Lokaltherapie (< 10% Überlebende innerhalb von 5 Jahren).
- Deutlich verbessert bei sinnreicher, interdisziplinärer Behandlungsstaffelung (30−40% 5-Jahres-Überlebende).
- Cave postaktinische Lungenfibrose, Lymphödem.

Allgemeines

- Bronchialkarzinome sind die häufigsten Tumoren in westlichen Ländern; ihre Inzidenz steigt kontinuierlich (24 000 Lungenkrebstote pro Jahr in der BRD, 2500 in der Schweiz und Österreich).
- Geschlechtverteilung: Männer : Frauen = 85 : 15.
- Steigender Anteil der Frauen.
- Unter den Ursachen führen exogene Noxen, an erster Stelle die Inhalation von Rauchinhaltsstoffen des Tabaks. Anzahl der täglich gerauchten Zigaretten, Zeitraum und Rauchgewohnheiten (Inhalation) bestimmen das Lungenkrebsrisiko.
- Die Bedeutung des Passivrauchens wird kontrovers diskutiert.

Klinische Symptomatologie

- Frühdiagnose selten möglich, da oft lange symptomlos bzw. uncharakteristische Symptome wie Reizhusten (oft vorbestehend, Raucher!), gehäufte Bronchitiden → Diagnoseverschleppung von im Mittel 6–8 Monaten.
- Spätsymptome/Alarmzeichen: Hämoptoe, Fieber und Dyspnoe (Retentionspneumonie, Tumornekrosen), Thoraxschmerzen (neurale Infiltration), Leistungsknick, Inappetenz und Gewichtsabnahme.
- Nicht selten werden Lungenkarzinome (v. a. kleinzellige) zuerst anhand ihrer *Fernmetastasen* entdeckt: Kopfschmerzen/Visusstörungen, periphere neurologische Ausfälle (ZNS-Metastasen) bzw. Skelettschmerzen v. a. in der Wirbelsäule (Skelettmetastasen), evtl. auch anhand endokriner oder rheumatischer Symptome (vgl. paraneoplastische Syndrome.

Diagnostik

- Einteilung in standardisierte Diagnostik, weiterführende Diagnostik sowie Untersuchung zur Bestimmung des Operationsrisikos.

Standardisierte Diagnostik

- Allgemeine und spezielle Anamnese (es gibt keine spezifischen Beschwerden!).
- Körperliche Untersuchung.
- Basis-Laboruntersuchungen (BSG, ganzes Blutbild, GGT, alkalische Phosphatase.
- Thorax-Röntgenaufnahmen in 2 Ebenen (ggf. Durchleuchtung).

- Hilus- und mediastinale Tomographie, je nach bisheriger Befunderhebung.
- Sputumzytologie (dreimal, falls nötig, an mehreren Tagen).
- Bronchoskopie: Unbedingt mit Fiberoptik; sichert die Diagnose bei mehr als 70% der Patienten.
- *Cave:* Lungentumoren imitieren in klinischer Symptomatologie und v. a. im Röntgenbild jede andere Lungenerkrankung!

Weiterführende Diagnostik

- Bezüglich Primärtumor (Resektabilität, Stadieneinteilung):
  - CT des Thorax, v. a. bei unklarem bzw. „negativem" Thorax-Röntgenbild, evtl. kombiniert mit FNP.
  - Mediastinoskopie (präoperativ).
  - Thorakoskopie (mit Erweiterungsmöglichkeiten zur diagnostischen Thorakotomie), v. a. bei pleuranahem Befund bzw. Pleurakarzinose.
  - Bronchographie (selten nötig).
  - Angiologische Untersuchungen (selten nötig).
- Bezüglich Ausschluß von Fernmetastasen extrathorakal:
  - Sonographie oder CT des Oberbauchraums (Leber, retroperitoneale LK), wenn fraglich: Laparoskopie und gezielte Leberbiopsie.
  - Skelett-Szintigraphie; gezielte Röntgenaufnahmen des Skeletts nur bei verdächtigem Szinitigramm und/oder entsprechender klinischer Symptomatik.
  - Knochenmarks-Nadelbiopsie (v. a. bei kleinzelligem Karzinom [ca. 10% „stumme" Tumorzellinfiltration des Knochenmarks bei Diagnosestellung]) und bei Adenokarzinomen.
  - Schädel-CT nur bei klinischem Verdacht (bzw. in klinischen Studien mit entsprechender Fragestellung).

Untersuchungen, Operationsrisiko

- EKG, nötigenfalls mit Belastung (Ergometrie!).
- Lungenfunktionsprüfung (einfache Spirometrie und Blutgasanalyse).
- Ganzkörper-Plethysmographie und evtl. einhergehendere kardiologische Abklärung (Pulmonalisdruckmessung) bei pathologischen Meßdaten in der Lungenfunktion.
- Evtl. sequentielle Perfusionsszintigraphie, falls die oben genannten Funktionsanalysen für die vorgesehenen Resektionsverfahren grenzwertig sind.

Tumorklassifikation

- Nach dem TNM-Klassifikationssystem (klinisch und pathologisch):

Primärtumor

T_X Primärtumor kann nicht beurteilt werden, oder Nachweis von malignen Zellen im Sputum oder bei Bronchialspülungen, jedoch Tumor weder radiologisch noch bronchoskopisch sichtbar.

T_0 Kein Anhalt für Primärtumor.

T_{is} Carcinoma in situ.

T_1 Tumor 3 cm oder weniger in größter Ausdehnung, umgeben von Lungengewebe oder viszeraler Pleura, kein bronchoskopischer Nachweis einer Infiltration proximal eines Lappenbronchus (Hauptbronchus frei).[1]

T_2 Tumor mit einem der folgenden Kennzeichen hinsichtlich Größe oder Ausbreitung:
- Tumor mehr als 3 cm in größter Ausdehnung,
- Tumor mit Befall des Hauptbronchus, 2 cm oder weiter distal der Carina,
- Tumor infiltriert viszerale Pleura,
- assoziierte Atelektase oder obstruktive Entzündung bis zum Hilus, aber nicht der ganzen Lunge.

T_3 Tumor jeder Größe mit direkter Infiltration einer der folgenden Strukturen: Brustwand (einschließlich Tumoren des Sulcus superior), Zwerchfell, mediastinale Pleura, parietales Perikard; oder Tumor im Hauptbronchus weniger als 2 cm distal der Carina[1], aber Carina selbst nicht befallen, oder Tumor mit Atelektase oder obstruktiver Entzündung der ganzen Lunge.

T_4 Tumor jeder Größe mit Infiltration einer der folgenden Strukturen: Mediastinum, Herz, große Gefäße, Trachea, Ösophagus, Wirbelkörper, Carina; oder Tumor mit malignem Pleuraerguß[2].

Anmerkungen:

[1] Ein seltener, sich oberflächlich ausbreitender Tumor jeder Größe mit einer nur auf die Bronchialwand begrenzten Infiltration wird auch dann, wenn er sich weiter proximal ausdehnt, als T_1 klassifiziert.

[2] Die meisten Pleuraergüsse bei Lungenkarzinomen sind durch den Tumor verursacht. Es gibt jedoch einige wenige Patienten, bei denen die mehrfache zytologische Untersuchung des Pleuraergusses negativ und der Erguß weder hämorrhagisch noch exsudativ ist. Wo diese Befunde und die klinische Beurteilung einen tumorbe-

dingten Erguß ausschließen, sollte der Erguß als Kriterium der Klassifikation nicht berücksichtigt und der Tumor als T_1, T_2 oder T_3 eingestuft werden.

Regionäre Lymphknoten

N_X Regionäre Lymphknoten können nicht beurteilt werden.

N_0 Keine regionären Lymphknotenmetastasen.

N_1 Metastasen in ipsilateralen peribronchialen Lymphknoten und/oder in ipsilateralen Hiluslymphknoten (einschließlich einer direkten Ausbreitung des Primärtumors).

N_2 Metastasen in ipsilateralen mediastinalen und/oder subcarinalen Lymphknoten.

N_3 Metastasen in kontralateralen mediastinalen, kontralateralen Hilus-, ipsi- oder kontralateralen Skalenus- oder supraklavikulären Lymphknoten.

Fernmetastasen

M_X Das Vorliegen von Fernmetastasen kann nicht beurteilt werden.

M_0 Keine Fernmetastasen.

M_1 Fernmetastasen.

Stadiengruppierung			
Okkultes Karzinom	T_x	N_0	M_0
Stadium 0	T_{is}	N_0	M_0
Stadium I	T_1	N_0	M_0
	T_2	N_0	M_0
Stadium II	T_1	N_1	M_0
	T_2	N_1	M_0
Stadium IIIA	T_1	N_2	M_0
	T_2	N_2	M_0
	T_3	N_0, N_1, N_2	M_0
Stadium IIIB	jedes T	N_3	M_0
	T_4	jedes N	M_0
Stadium IV	jedes T	jedes N	M_1

● Für *kleinzellig-anaplastische Karzinome* ist diese Einteilung unbrauchbar, zum Zeitpunkt der Diagnose gehören bereits 85% der Patienten den Stadien III−IV an. Die Einteilung erfolgt in die beiden Stadien „limited" und „extensive" Disease:
Vorschlag der Internat. Association for the Study of Lung Cancer (IASLC):

- „Limited disease" (LD):
  Tumor auf einen Hemithorax begrenzt,
  - mit oder ohne ipsilateral oder kontralateral mediastinale oder supraklavikuläre Lymphknotenmetastasen,
  - mit oder ohne ipsilateralem Pleuraerguß, unabhängig vom zytologischen Befund.
- „Extensive disease" (ED):
  - jede Tumorausdehnung über die Definition „limited disease" hinaus.

Histologische Einteilung

- Geschieht heute meist nach der revidierten Fassung der WHO von 1981 (vgl. unten).
- Grundsätzlich sind aus prognostischen Gründen immer zu unterscheiden:
  - kleinzellige Lungenkarzinome und
  - nicht-kleinzellige Lungenkarzinome.
- Trotz unterschiedlicher pathologisch-anatomischer Klassifikation von Institut zu Institut und regionalen Unterschieden in der Verteilung dominieren überall die Plattenepithelkarzinome.
- Analyse der letzten 4 Jahre der Thorax-Klinik Krankenhaus Heidelberg-Rohrbach (n = 2034):

Histologische Diagnose:	Alle:	Frauen:	Männer:
Plattenepithelkarzinom	48%	22%	50%
Adenokarzinom	19	40	15
großzelliges Karzinom	8	5	8
sonstige Tumoren	7	9	5
kleinzelliges Karzinom	20	24	20

Differentialdiagnose

- Jede andere (chronische) Lungenerkrankung, wie Tuberkulose, Mykose, Lungenabszeß, Lungeninfarkt, interstitielle Lungenerkrankungen.
- Sekundäre Lungenmetastasen anderer Primärtumoren (insbesondere schwierige Differentialdiagnose bei Adenokarzinomen!).
- Gutartige Lungentumoren (Hamartome, Chondrome, Lipo-Fibrome, Teratome, Adenome usw.).
- Ein peripher liegender Lungenrundherd ist in über 50% der Fälle neoplastisch bedingt.

Grundsätze

- Therapeutisches Konzept wird bestimmt durch Tumorstadium und histologischen Typ.
- Bedeutsam sind außerdem Alter und Aktivitätsindex des Patienten: Karnofsky-Index unter 50%, Gewichtsverlust von mehr als 10% und Alter über 70 Jahre gelten als prognostisch ungünstige Kriterien und als (relative) Kontraindikationen für eine intensive Radiotherapie oder Chemotherapie.

Kleinzellige Karzinome

- Biologischer Spontanverlauf wird bestimmt durch:
  - kurze Generationszeit der Tumorzellen,
  - rasche Tumorverdoppelung,
  - Tendenz zur frühzeitigen hämatogenen Metastasierung,
  - hohe Sensibilität gegenüber Chemotherapie und Radiotherapie, bei allerdings rascher sekundärer Resistenzentwicklung.
- Aus diesen Gründen dominiert heute die Chemotherapie als Primärbehandlung!
- *Chemotherapie:*
  - Zu den wirksamen Substanzen zählen: Adriamycin, Amethopterin, CCNU, Cis-Platin/Carboplatin, Cyclophosphamid, Etoposid, Hexamethylmelamin, Ifosfamid, Procarbazin, Vinca-Alkaloide.
  - In der Regel Kombinationsbehandlung mit 2−3 Medikamenten in gestaffelten, möglichst nicht kreuzresistenten Zyklen.
  - Remissionsraten über 80% (inkl. 50% kompletter Remissionen) im Stadium „limited disease" und ca. 60%/25% im Stadium „extensive disease". Hinzufügen weiterer Substanzen bzw. Applikation der Medikamente in höherer Dosis bewirkte bisher keine Verlängerung der medianen Überlebensdauer.
  - Standardtherapie: „ACO" oder „EVA"(Synonym„CDE"-) Schema in Abständen von 3−4 Wochen. Alternative bzw. bei Resistenz: „PVP-16", „IVP-16", „EIP" (vgl. Anhang III).
  - 4−6 Behandlungszyklen gelten als optimale Dauer. Remissionen treten rasch nach 1−2 Zyklen ein. Verlängerung der Chemotherapie über 6 Zyklen hinaus führt zu keiner erwiesenen Verbesserung der Remissionsraten bzw. der Remissions- und Überlebensdauer.
  - Der Wert einer Erhaltungstherapie ist fraglich, die Überlegenheit einer zyklisch-alternierenden Therapie mit „nicht-kreuzresistenten" Substanzen möglich.

– Wenn nicht spätestens nach dem zweiten Behandlungszyklus eine partielle Remission erreicht ist, sollte ein alternatives Behandlungsschema oder evtl. Radiotherapie (je nach Stadium) zum Einsatz kommen.

- *Radiotherapie:*
  – Ergänzend zur Chemotherapie als konsolidierende, lokale Behandlungsform der Primärtumorregion und des Mediastinums, mit Herddosen von 45–50 Gy. Dadurch wahrscheinlich Reduktion lokoregionärer Rezidive; Einfluß auf die Überlebensdauer jedoch umstritten.
  – Kumulierte, nicht randomisierte, retrospektive Analysen ergeben Vorteil der Kombination von Chemotherapie und Radiotherapie gegenüber beiden Modalitäten allein. Lokoregionäre Rezidivrate nach Radiotherapie allein = 33%, nach Chemotherapie = 82%, nach kombinierter Chemo-Radiotherapie 28%.
  – Anteil 2 Jahre rezidivfrei überlebender Patienten laut retrospektiven Analysen im Stadium „limited disease" = 17% nach kombinierter Behandlung, = 7% nach Chemotherapie allein.
  – Prophylaktische Schädel-Homogenbestrahlung (40 Gy) nach zytostatisch erzielter Vollremission: Senkung der Rate von Hirnmetastasen (und damit hoher Morbidität) nachgewiesen, Überlebensgewinn fraglich.

- *Operative Therapie:*
  – Bei kleinzelligen Lungenkarzinomen Beschränkung auf die seltenen Frühstadien T_1 bis $T_2N_0M_0$ oder $T_{1-2}N_1M_0$.
  – Gelegentlich „zufällige" Operation kleinzelliger Bronchialkarzinome wegen präoperativ unbekannter Histologie, dann vorteilhafterweise adjuvante Chemotherapie mit 4−6 Behandlungszyklen (z. B. „ACO" oder „PVP-16").
  – Sekundärer Einsatz der „Radikaloperation" bei kompletter Remission nach Chemotherapie im Stadium „limited disease" wird derzeit geprüft (→ klinische Forschung, Tumorzentrum).

- *Zusammenfassende Empfehlung:*
  – Im Stadium „limited disease" kombinierte Chemo-Radiotherapie.
  – Im Stadium „extensive disease" Chemotherapie. Radiotherapie lediglich ergänzend als palliative Maßnahme am „Ort der Not".
  – Prophylaktische Radiotherapie des ZNS vermindert Rate der ZNS-Rezidive signifikant, ohne gesicherten Effekt auf die Überlebensdauer der Patienten. Deshalb Empfehlung nur bei kompletter Remission im Stadium „limited disease".

Nicht-kleinzellige Karzinome

- *Operation:*
  - Radikaler chirurgischer Eingriff ist Behandlung der 1. Wahl bei operablen nicht-kleinzelligen Karzinomen.
  - Nur ca. 30% der Patienten sind jedoch einer mit kurativem Ziel geplanten Resektionsbehandlung zugänglich.
  - Standardverfahren sind Lobektomie, Pneumektomie und erweiterte Pneumonektomie (erhöhte postoperative Mortalität). Technik s. „Checkliste Viszerale Chirurgie".
  - Organerhaltende Operationen (Manschettenresektion, Segmentresektionen) als Empfehlung bei stark eingeschränkter ventilatorischer Kapazität.
  - Organerhaltende Operationen ergeben zusätzlich Vorteile für evtl. spätere Radiotherapie oder Chemotherapie.
  Indikationen sind:
  - Fortgeschrittenes Lebensalter und/oder eingeschränkte ventilatorische Reserven.
  - Palliative Operation bei drohenden Komplikationen wie zerfallenem Karzinom mit Abszeßbildung, Tumorblutung, poststenotischer Pneumonie sowie unbeeinflußbaren Schmerzen bei Tumoreinbruch in die Thoraxwand nach Versagen einer konservativen Therapie.
- *Radiotherapie:*
  - Als primär kurative Behandlungsmaßnahme mit 55–65 Gy nur indiziert, wenn Operation vom Patienten verweigert oder aus allgemein technischen Gründen trotz lokaler Tumorausdehnung nicht möglich ist.
  - Therapie erfolgt meist in sog. Shrinking-field-Technik: 50–55 Gy auf Mediastinum, 10–15 Gy zusätzlich auf den Primärtumor.
  - Bei Sulcus-superior-Tumor (Pancoast-Tumor) Kombination von präoperativer Radiotherapie, Operation und postoperativer Radiotherapie.
  - Große Bedeutung als palliative Behandlungsmaßnahme zur Linderung tumorbedingter Beschwerden (Schmerzen, Stenose, Blutungen) bzw. zur Verminderung von Komplikationen: dann meist Dosisreduktion um 15–20 Gy.
- *Chemotherapie:*
  - Nur palliative Zielsetzung (>< kleinzellige Karzinome!), in der Regel nur indiziert bei symptomatischen Patienten.
  - Remission in der Regel nur partiell und kurzdauernd (im Mittel 6–8 Monate), nur vereinzelt 1–2 Jahre.
  - Begrenzt wirksam sind: Adriamycin, Amethopterin, Cis-Platin, Cyclophosphamid, Etoposid, Ifosfamid, Mitomycin-C, Vinca-Alkaloide.

- In der Regel 2er oder 3er Kombinationen von Zytostatika wie z. B. „MAC", „CAP", „IVP-16", „PVP-16", „MIC" (vgl. Anhang III).
- Remissionsraten zwischen 25 und 40%, mediane Überlebensdauer der „Responder" 12−15 Monate, der Patienten mit Tumorprogression 3−4 Monate.

- *Symptomatische Therapie:*
  - Viele Patienten mit metastasierendem nicht-kleinzelligem Bronchuskarzinom tolerieren die aufgeführten intensiven Behandlungsformen *schlecht*. Statistisch erwarteter Behandlungserfolg und Therapienebenwirkungen müssen bei dieser Tumorart besonders sorgfältig gegeneinander abgewogen werden!
  - Rein symptomatische Maßnahmen zur Schmerzlinderung, Appetitsteigerung, Beeinflussung der chronischen Bronchitis und begleitender Infekte sind oft vordringlicher (Lebensqualität!).

Prognose

- 5-Jahres-Überlebensrate im Gesamtkrankengut von Patienten mit Lungenkarzinomen 8–15% (viele schon bei Diagnose inoperabel).
- *Kleinzellige Karzinome:*
  - Ohne (erfolgreiche) Therapie = 3 bzw. 1,5 Monate.
  - Mediane Überlebenszeit bei Chemo-(Radio-)Therapie und „limited disease" = 12–18 Monate, bei „extensive disease" 6–10 Monate.
- *Nicht-kleinzellige Karzinome:*
  - Inoperabel, ohne (erfolgreiche) Therapie = sehr variabel, im Mittel 4–6 Monate, vereinzelt über 1 Jahr.
  - Nach „radikaler" Operation leben nach 5 Jahren noch ca. 25% (Stadium I = 50−60%, Stadium II = 30%). Prognose der Patienten mit Plattenepithelkarzinom ist mäßig besser als andere Histologien.
  - Alleinige Radiotherapie erbringt (in Abhängigkeit von Patientenselektion und Bestrahlungstechnik) Überlebensraten nach 1 Jahr von ca. 30%, nach 3 Jahren von 10–20%, nach 5 Jahren von 5–10%.
  - Die mediane Überlebenszeit inoperabler, bestrahlter Patienten beträgt ca. 1 Jahr, unabhängig von Tumorgröße und Bestrahlungsdosis/-quelle.
  - Diese letzten Resultate bei inoperablen Patienten können derzeit durch Kombination von Radio- und Chemotherapie noch nicht verbessert werden (→ klinische Studien).

Allgemeines

- Andere primäre maligne Lungentumoren (Sarkome, Karzinoid) sowie gutartige Tumoren (Adenome, Hamartome, Chondrome, usw.) sind im Vergleich zu den epithelialen Lungenkarzinomen selten.
- Häufiger als primäre Lungentumoren sind indessen uni- oder meist multifokale Lungenmetastasen extrapulmonaler maligner Tumoren (v. a. des sog. „Vena-cava-Metastasierungstyps").

Diagnostik

- Gleiche Richtlinien wie Lungenkarzinome (s. S. 79/80).
- Zytologische (perkutane FNP) oder histologische Befundsicherung (nötigenfalls operativ) ist bei unifokalen Herden mit oder ohne vorangehende anderweitige Tumordiagnose unerläßlich!
- Kein Verlaß auf „langsames Wachstum" aufgrund alleiniger radiologischer Kontrollen (außer im hohen Alter).
- *Cave:*: Biopsie von Bronchusadenomen führt häufig zu schweren, kaum stillbaren Blutungen (Operationsbereitschaft)!

Differentialdiagnose

- Siehe S. 83f., inkl. primäre Lungenkarzinome.

Therapie

- Gutartige Lungentumoren (im Parenchym): Enukleation oder Keilexzision aus der Lunge, selten Segmentresektion bzw. in Ausnahmefällen Lobektomie, je nach Lage und Ausdehnung.
- Gutartige Bronchuswandtumoren (Chondrome u. a.): Segmentresektion oder Lobektomie.
- Adenome: Bei zentraler Lage umschriebene Bronchusresektion, bei peripherer Lage Segmentektomie bzw. Lobektomie.
- Für Karzinoide und Weichteilsarkome gelten die Therapierichtlinien der nichtkleinzelligen Lungenkarzinome (s. S. 86f.).

Prognose

- Abhängig von Lage, Größe und histologischer Dignität.
- Trotz „Gutartigkeit" bei Adenomen Heilungsrate nur 70–80%.

Allgemeines

- Entdeckung oft zufällig bei Röntgenuntersuchungen oder nach entsprechender Symptomatik durch lokales verdrängendes Wachstum (Dysphagie, dumpfer Tumorschmerz, venöse Stauung).

Diagnostik

- Allgemeine und spezielle Anamnese.
- Körperliche Untersuchung.
- Basislaboruntersuchungen (Hämatologie, Serumchemie).
- Thorax-Röntgenaufnahmen in 2 Ebenen (ggf. Durchleuchtung).
- Hilus- bzw. Mediastinaltomographie (je nach Befunderhebung) oder:
- Röntgenaufnahme des Ösophagus.
- Computertomographie des Thorax.
- Angiographische Untersuchung (selten nötig).
- Mediastinoskopie (selten).
- Anteriore oder mediane Thorakotomie (→ Diagnose, gleichzeitig Therapie!).

Tumorklassifikation

- Einheitliche TNM-Klassifikation existiert bisher nicht.
- Klassifikation der epithelialen Thymustumoren erfolgt nach einem Vorschlag von *Bergh*:
  Stadium I: Allseits intakte Tumorkapsel. Tumorinfiltration in die Kapsel, jedoch *kein* Tumordurchbruch.
  Stadium II: Perikapsuläre Tumorausbreitung im mediastinalen Fettgewebe
  Stadium III: Invasiv wachsende Thymome mit Tumorinfiltration der parathymischen Organe und/oder intrathorakale Metastasen.

Differentialdiagnose

- Lokalisation erlaubt differentialdiagnostische Rückschlüsse:
- Im vorderen Mediastinum: Tumoren der Schilddrüse, Thymome. Weichteilsarkome, gutartige Tumoren (Lipome, Teratome, Dermoide).
- Im mittleren Mediastinum: Zysten des Perikards, der Pleura, bronchogene Zysten, Teratome, maligne Lymphome.
- Im hinteren Mediastinum: neurogene Tumoren, Ösophaguszysten und Ösophagustumoren.

Therapie

- Transthorakale chirurgische Exstirpation des Tumors ist Therapie der Wahl. Diagnose häufig erst durch Operation.
- Bei malignen Lymphomen operativer Eingriff nur zur Diagnosesicherung. Weitere Behandlungen entsprechend den Therapiegrundsätzen für Morbus Hodgkin bzw. Nicht-Hodgkin-Lymphome (s. S. 94ff.).
- Bei gutartigen Tumoren nur Operation.
- Noch lokoreginär wachsende Weichteilsarkome und maligne Teratome werden je nach histologischem Typ und Ausdehnung adjuvant bestrahlt (s. dort) oder chemotherapiert.
- *Maligne epitheliale Thymustumoren:*
  - Primär Operation.
  - Im Stadium II Operation und anschließende Radiotherapie.
  - Im Stadium III bei lokoregionärer Invasion benachbarter Organe Chemotherapie („CAP"-Schema [vgl. Anhang III]) und konsolidierende Radiotherapie. Wenn primär Operabilität nicht gegeben, Beginn der Therapie mit Radiotherapie.
  - Bei gesicherter Fernmetastasierung palliative Chemotherapie („CHOP", „CAP", „COPP", vgl. Anhang III).

Prognose

- Gutartige Tumoren, Zysten: hohe chirurgische Heilungsrate.
- Maligne Tumoren: je nach Histologie und Ausdehnung.
- Epitheliale Thymustumoren des Stadiums III haben eine relativ schlechte Prognose (< 50% 5-Jahres-Überlebende), ebenfalls primär mediastinale germinale Tumoren (Teratokarzinome).

Allgemeines

- Erstbeschreibung 1832 durch Thomas Hodgkin → Hodgkin's Disease. Abgrenzung von den Nicht-Hodgkin-Lymphomen Ende des 19. Jhs.
- Epidemiologie:
  40% aller malignen Lymphome. Inzidenz 2–3/100000/Jahr. Männer häufiger als Frauen betroffen: Zweigipfliger Kurvenverlauf (1. Gipfel um 25, 2. Anstieg ab 50 Jahre).
- Ätiologie:
  Virale Genese (Epstein-Barr-Virus), familiäre Disposition und Umweltfaktoren werden diskutiert.
- Pathogenese:
  Die charakteristischen Reed-Sternberg-Zellen haben makrophagenähnliche Charakteristika. Immundefekte bereits bei unbehandelten Patienten. Anfälligkeit für infektiöse Komplikationen wie Herpes zoster, Pneumozystis carinii.

Symptomatologie

- Indolente Lymphknoten-(LK-)Vergrößerungen.
  Lokalisation üblicherweise supradiaphragmal: 90%,
  am häufigsten zervikal: 60–80%,
  subdiaphragmaler Erstbefall: 10%,
  Mesenterialbefall äußerst selten.
- Retroperitonealer LK-, Milz-, Leber- und Knochenmarksbefall erst im weiteren Krankheitsverlauf, dann Generalisation zu vermuten.
- Allgemeinsymptome:
  - Fieber (30–50%),
  - Nachtschweiß (20–30%),
  - Gewichtsverlust von >10%/6 Monate (30%),
  - Alkoholschmerz (selten: 2–10%).
- Juckreiz und rheumatische Schmerzen gelten nicht als charakteristisch, ebenfalls Hautveränderungen (Differentialdiagnose: spezifische Infiltrationen, Kratzeffekte, unspezifische Veränderungen).

Diagnostik

- Anamnese: Fieber? Nachtschweiß? Gewichtsabnahme?
- Physikalische Untersuchung: periphere LK-Stationen (Konsistenz, Dolenz, Hautbeteiligung?), subkutane bzw. nuchale bzw. trochleäre LK, Leber, Milz, abdominale Resistenzen, Waldeyerscher Rachenring (Spiegeluntersuchung, besser: Endoskopie).

- LK-Biopsie: Exzisionsbiopsie möglichst vom Hals, weil inguinale oder axilläre LK häufig unspezifische reaktive bzw. inflammatorische Veränderungen aufweisen können. Ziel: Typing und Grading. Diagnose erfordert Nachweis von Reed-Sternbergschen Zellen. Feinnadelbiopsie zur Erstdiagnose ungeeignet.
- Laboruntersuchungen:
  - Blutsenkungsreaktion = sehr sensibler Parameter.
  - Blutbild inkl. Differentialblutbild und Retikulozytenzahl.
  - Blutchemie inkl. alkalische Phosphatase, Kreatinin, Harnsäure, Elektrophorese (Albumin, Alpha-2- und Gammaglobuline), Immunglobulin IgM, Fibrinogen, Fe-/Cu-Relation, β_2-Mikroglobulin.
- Knochenmarksbiopsie aus Beckenkamm (Zytologie und Histologie): Bei pathologischem Befund sind die folgenden Untersuchungen nicht obligatorisch zur Stadieneinteilung, sondern dienen lediglich der Dokumentation des Ausgangsbefundes.
- Radiologische Diagnostik:
  - Thoraxaufnahmen p.-a. und seitlich, Hilus- und Mediastinaltomographie auch bei negativem Befund der Übersichtsaufnahmen (größere Treffsicherheit durch CT).
  - Abdominopelvines CT, evtl. Oberbauchsonographie.
  - Lymphographie.
  - Skelettszintigraphie, MDP bzw. Endoskopie, Kolon-Kontrastuntersuchung bzw. Koloskopie nur bei klinischem Verdacht.
- Laparoskopie mit Leberbiopsie (fakultativ, diagnostischer Wert umstritten):
  - Bei klinisch gesichertem Stadium III B und IV.
  - Im Stadium IA/IIA, wo auf eine explorative Laparotomie verzichtet werden kann (s. dort).
  - Bei Patienten mit Kontraindikationen gegen eine explorative Laparotomie: keine therapeutische Konsequenz zu erwarten (primär systemische Therapie angezeigt), großer Mediastinaltumor, hohes Operationsrisiko wegen Alter (> 65 Jahre), kardialer und pulmonaler Probleme, Karnofsky-Index < 50%.
- Explorative Laparotomie (sog. „Staging Laparotomy"):
  - Splenektomie (bei Kindern Teilresektionen im Rahmen klinischer Studien), Metallclips am „Milzstiel"; LK-Exzisionsbiopsien aus Milz- und Leberhilus, paraaortal, iliakal beiderseits, mesenterial, auf jeden Fall von lymphographisch bzw. computertomographisch suspekten Knoten; Keilbiopsien aus beiden Leberlappen; Verlagerung der Ovarien aus Strahlenfeld.
  - Indikation in folgenden Situationen:

- negative Voruntersuchungen, d. h. klinisches Stadium I oder II,
- Ergebnis maßgeblich für Therapieentscheid: bei geplanter totalnodaler Bestrahlung oder Chemotherapie ist für gewöhnlich die explorative Laparotomie kontraindiziert,
- Verlagerung der Ovarien bei geplanter totalnodaler Bestrahlung erwünscht,
- Wahrscheinlichkeit von >5%, daß bei klinischem Stadium I/II ein subdiaphragmaler Befall entdeckt wird. Das heißt, bei isoliertem hochzervikalen, rechtszervikalen, axillären und mediastinalem Befall kann zugunsten einer Laparoskopie mit gezielter Leberbiopsie auf eine explorative Laparotomie verzichtet werden.

Tumorklassifikation

- *Histopathologische Klassifikation:*
  Abhängig von der Lymphozytenzahl im Präparat bestehen folgende Subtypen des HD:
  - lymphozytenreiche Form (LP),
  - noduläre Sklerose (NS),
  - Mischzelltyp (MC),
  - lymphozytenarme Form (LD).
  Bestehen zwei unterschiedliche Histologien beim selben Patienten nebeneinander, richtet sich die definitive Klassifikation nach der prognostisch ungünstigeren, d. h. nach derjenigen Variante mit dem geringeren Lymphozytenanteil.
- *Stadieneinteilung:*
  - Stadium I: Befall einer einzigen LK-Region (I) oder eines einzigen extralymphatischen Organs bzw. Gebietes (I_E).
  - Stadium II: Befall von zwei oder mehr LK-Regionen auf derselben Seite des Zwerchfells (II)
    oder lokalisierter Befall exltralymphatischer Organe oder Gebiete + einer oder mehrerer LK-Regionen auf derselben Seite des Zwerchfells (II_E).
  - Stadium III: Befall von LK-Gruppen beiderseits des Zwerchfells (III), evtl. begleitet von lokalisiertem extralymphatischen Organ- oder Gewebebefall (III_E) oder Milzbefall (III_S) oder beidem bzw. LK-Befall supradiaphragmal mit extralymphatischer Manifestation subdiaphragmal bzw. Milzbeteiligung.
  - Stadium IV: Diffuser oder disseminierter Befall von einem oder mehreren extralymphatischen Organen oder Gebieten mit oder ohne LK-Befall.

- Jedes Stadium wird in A- oder B-Kategorien unterteilt:
  A = Fehlen definierter Allgemeinsymptome.
  B = Eines oder mehrere der folgenden Symptome: ungeklärtes Fieber über 38 °C, Nachtschweiß, ungeklärter Gewichtsverlust von >10%/6 Monate.
- Der Zusatz cS oder pS zum Stadium gibt an, ob dieses aufgrund klinischer Beurteilungskriterien (cS) oder pathohistologisch (pS) durch explorative Laparotomie, Splenektomie oder Biopsien erstellt wurde.
- Das befallene extralymphatische Gebiet wird durch folgende Symbole beim pathohistologischen Staging identifiziert:
  H+ = Leber, L+ = Lunge, M+ = Knochenmark, P+ = Pleura, O+ = Knochen, D+ = Haut.

Differentialdiagnose

- Infektiöse oder reaktive LK-Vergrößerungen (Biopsie!). Nicht-Hodgkin-Lymphome (keine Reed-Sternbergsche Zellen! Immunzytologie!).
- Lungenbefall erst nach antibiotischer Therapie, Milz- und Leberbefall ausschließlich bioptisch diagnostizierbar.
- Spezifische und unspezifische Dermatosen, Kratzeffekte.

Therapie

- Radiotherapie. Primärtherapie bei der Mehrzahl der lokalisierten Stadien (I, II und ein Teil der III A).
- Chemotherapie. Primärtherapie bei den generalisierten Stadien III B und IV, bei den fortgeschrittenen Stadien III A, bei großem Mediastinaltumor oder retroperitonealem „bulky disease".
- *Radiotherapie:*
  - Hochvolttherapie mit Linearbeschleuniger, Photonenenergie 4–6 MV, im Abdominalbereich 10 MV.
  - Großfeldtechnik als „extended field" (befallene LK-Regionen mit benachbarten, klinisch nicht befallenen Regionen) oder „totalnodale" Bestrahlung (Therapie der gesamten Stamm-LK).
  - Dosis: 40 Gy/4 Wochen auf die klinisch nicht befallenen Gebiete der Zwerchfellseite, welche die Tumormanifestation trägt. 35 Gy/3½ Wochen auf die benachbarten Regionen der nicht befallenen Zwerchfellseite. Zusätzliche Dosis (Boost) von 5 Gy auf die befallene nodale Region.
  - Totalnodale Bestrahlung bei subdiaphragmaler Primärmanifestation und/oder ungünstigem histologischen Subtyp im Stadium II, sofern keine explorative Laparotomie erfolgte.

- Konsolidierungsbestrahlung mit 30 Gy/3 Wochen auf die initial befallenen Areale bei Patienten mit fortgeschrittener Erkrankung (Stadium III B und IV), welche durch die primäre Chemotherapie in eine komplette Remission kamen: scheint die Zahl der 5 Jahre überlebenden Patienten zu erhöhen.

- *Chemotherapie:*
- Grundsätzlich Kombinationschemotherapie! Dauer 6 Monate bzw. bis zur Erreichung einer Vollremission und 2 konsolidierende Behandlungszyklen. Keine Erhaltungsbehandlung! Gebräuchliche *Schemata* (vgl. Anhang III):
- MOPP: Mustargen/Vincristin/Procarbazin/Prednison; jeweils 2 Wochen pro Monat. Varianten von MOPP: C-MOPP: Cyclophosphamid/Vincristin/Procarbazin/Prednison. CVPP: CCNU/Vinblastin/Procarbazin/Prednison, LOPP (ClVPP) Chlorambucil/Vincristin/Procarbazin/Prednison.
- ABVD: Adriamycin/Bleomycin/Vinblastin/Dacarbazin (diese Kombination wird vor allem bei Risikofällen, im Rezidiv nach MOPP und im Hinblick auf die Erhaltung der Fertilität eingesetzt). Oft wird Dacarbazin durch Prednison ersetzt.
- OP(P)A: im Kindesalter.
- LEP: CCNU/Etoposid/Prednimustin bei Rezidiven.

- *Kombinierte Radio-Chemotherapie:*
- In den Stadien I, II und III A kann die Radiotherapie mit einer Polychemotherapie unterstützt werden bei hohem Risiko auf ein extranodales oder Im-Feld-Rezidiv: großer Mediastinal- oder Abdominaltumor, B-Symptomatik, massiver Milzbefall. Sequenz für den Einzelfall unterschiedlich.
- Konsolidierungsbestrahlung im Stadium III B/IV bei kompletter Remission nach primärer Chemotherapie bei hohem lokalen Rezidivrisiko.
- Abschließende Beurteilung der Kombinationstherapie noch ausstehend: bei höherer Remissionsrate und längerer Remissionsdauer auch längeres Überleben? Potenziertes Zweitmalignom-Risiko bei jungen, potentiell kurablen Patienten.

Prognose

Stadium	10-Jahres-Rezidivfreiheit:	10-Jahres-Überlebenszeit:
Ia/Ib	75–90%	90–95%
IIa/IIb	65–70%	85–90%
II mit breitem Mediastinum/IIIa	60%	70–80%
IIIb/IV	50%	55–60%

Prognose/Risiko

- Prognoseverschlechternde Faktoren sind:
  - Alter > 40 Jahre,
  - histologische Subtypen NS, MC, LD,
  - Fortgeschrittenes Tumorstadium,
  - Allgemeinsymptome,
  - extensiver Tumorbefall: Mediastinaltumor > $\frac{1}{3}$ des Thorax-durchmessers, abdominale LK > 5 cm, multiple extranodale Lokalisationen, extensiver Milzbefall, viszerale Beteiligung.

Allgemeines

- *Epidemiologie:*
  - Inzidenz: 2−4/100 000/Jahr. Häufigkeit zunehmend.
  - Altersgipfel im 7. Dezennium.
  - Männer häufiger als Frauen betroffen (1,4 : 1).
- *Ätiologie:*
  Virale Genese (u. a. Burkitt-Lymphom), Immundefizite (NHL nach immunsuppressiver Therapie, bei AIDS), Umweltfaktoren möglich (NHL durch ionisierende Strahlung und onkologische Chemotherapeutika).

Symptomatologie

- Grundsätzliche Ähnlichkeit zwischen NHL und Morbus Hodgkin mit folgenden Ausnahmen:
  - Frühzeitiger Befall des Waldeyerschen Rachenringes, der Haut, des Gastrointestinaltraktes, des ZNS und anderer extranodaler Gebiete wie Hoden und Mamma. Besonders die hochmalignen Formen sind nicht auf die Stamm-LK beschränkt.
  - Primäre intraabdominale Manifestation bei Kindern besonders häufig (> 30%).
  - Leukämische Transformation bei hochmalignen Formen häufig, besonders beim lymphoblastischen Lymphom.

Diagnostik

- Untersuchungsgang zur Festlegung des Tumorstadiums entsprechend demjenigen bei Morbus Hodgkin, jedoch wegen zum Teil differenter Ausbreitungsmuster andere Gewichtung:
- *Knochenmarksbiopsie* nach Möglichkeit aus beiden Beckenkämmen.
- *Liquoruntersuchung:* obligat bei lymphoblastischen Lymphomen, bei zentroblastischen und immunoblastischen Lymphomen im Stadium IV mit Knochen- bzw. KM-Befall sowie bei Verdacht auf ZNS-Befall.
- *Radiologische Diagnostik:*
  - Computertomographie von Mediastinum und Abdomen obligatorisch, sofern hier bislang kein Befall nachgewiesen.
  - Skelettszintigraphie (ggf. KM-Szintigraphie).
- Endoskopie und Röntgendiagnostik des Magen-Darm-Traktes.
- ORL-Untersuchung der oberen Atem- und Speisewege.
- *Laparoskopie* und *Leberbiopsie* indiziert, wenn keine Laparotomie vorgesehen ist (wird bei NHL noch weniger häufig durchgeführt als bei Morbus Hodgkin, da Patienten im Durchschnitt wesentlich älter

und Aussagekraft eingeschränkt → viel häufiger offenes oder verkapptes Stadium IV!).

- *Explorative Laparotomie* mit demselben Programm wie bei HD und nach denselben Grundsätzen, sofern ein NHL von niedrigem Malignitätsgrad vorliegt. Indikation bei hochmalignen NHL nur zur Sicherung eines Stadiums I bzw. I_E; also nicht dann, wenn beim bisherigen Untersuchungsablauf bereits ein Stadium II−IV festgestellt wurde. Indikation also im Rahmen des initialen Stagings selten.

Tumorklassifikation

- Histopathologische Klassifikation in Europa und USA uneinheitlich. In den deutschsprachigen Ländern wird die Kiel-Klassifikation bevorzugt, in den angelsächsischen die Rappaport-Klassifikation (Vergleich in Tab. 5), teilweise auch die International Working Formulation.
- Stadieneinteilung: wie bei HD.

Therapie

- *Operative Therapie:* Resektion von extranodalen, z. B. gastrointestinalen, Solitärmanifestationen kann kurativ sein, erfordert aber für gewöhnlich eine zusätzliche Bestrahlung zur Beseitigung von Mikro- oder Makroresiduen.
- *Radiotherapie* (allgemeine Grundsätze gleich wie bei HD):
  − Primärtherapie der Wahl bei allen lokalisierten Stadien (I und II). Nach intensivem Staging sind das ca. 15% der niedermalignen NHL und 40% der hochmalignen NHL.
  − Fortgeschrittene Stadien II (massiver Mediastinaltumor oder abdominaler Befall, zwei nodale Regionen befallen) der hochmalignen NHL werden am besten primär mit intensiver Chemotherapie behandelt, dazu die Stadien III und IV.
  − Großfeldtechnik als „extended field" indiziert bei niedermalignen NHL. In diesen Fällen Dosis = 35−40 Gy/4 Wochen auf die klinisch nicht befalllenen Gebiete, evtl. zusätzlich 5−10 Gy/1 Woche Dosisaufsättigung auf den Primärbefund.
  − „Involved-field"-Technik mit unmittelbar anschließenden, nicht befallenen LK bei hochmalignen NHL. Dosis: 45−50 Gy/5−6 Wochen.
  − Totalnodale Bestrahlung im frühen Stadium III nur bei zentroblastisch-zentrozytischen NHL (Brill-Symmers) indiziert.

Tabelle 5 Vergleichende Klassifikation maligner Non-Hodgkin-Lymphome

International Working Formulation	Kiel-Klassifikation	Rappaport-Klassifikation
I. Niedriger Malignitätsgrad:		
A. Kleinzellig lymphozytär inkl. CLL und plasmazytoid	Lymphozytisch chronische lymphatische Leukämie Immunozytom	Lymphozytisch, gut differenziert, diffus, mit oder ohne plasmazytoide Komponente
B. Follikulär, vorwiegend kleinzellig („cleaved"), z. T. mit diffuser Sklerose	Zentroblastisch-zentrozytisch, follikulär und diffus, kleinzellig	Lymphozytisch, schlecht differenziert, nodulär
C. Follikulär, gemischt klein- und großzellig, z. T. mit diffuser Sklerose		Lymphozytisch-histiozytisch („mixed"), nodulär
II. Mittlerer Malignitätsgrad:		
D. Follikulär, vorwiegend großzellig, z. T. mit diffuser Sklerose	Zentroblastisch-zentrozytisch, follikulär und diffus, großzellig	Histiozytisch, nodulär
E. Diffus kleinzellig „cleaved", z. T. mit Sklerose	Zentrozytisch	Lymphozytisch, schlecht differenziert, diffus
F. Diffus, gemischt klein- und großzellig, z. T. mit Sklerose, z. T. mit epitheloidzelliger Komponente	Zentroblastisch-zentrozytisch, diffus, kleinzellig	Lymphozytisch-histiozytisch („mixed"), diffus
G. Diffus großzellig „cleaved" oder „noncleaved", Sklerose	Zentrozytisch großzellig, zentroblastisch	Histiozytisch, diffus
III. Hoher Malignitätsgrad:		
H. Großzellig immunoblastisch, plasmazytoid, klarzellig oder polymorphzellig, z. T. mit epitheloidzelliger Komponente	Immunoblastisch (hauptsächlich), z. T. einige T-Zonen-Lymphome	Histiozytisch, diffus
I. Lymphoblastisch, „convoluted" oder „nonconvoluted"	Lymphoblastisch, „convoluted" oder „nonconvoluted" (einige unklassifizierbar)	Lymphoblastisch
J. Kleinzellig „noncleaved" Burkitt	Lymphoblastisch, Burkitt-Typ	Undifferenziert, Burkitt's

- Ganzabdomenbestrahlung bei gastrointestinalen bzw. primär abdominalen Manifestationen: 20−30 Gy/3½−5 Wochen (Nierenschonung!), zusätzlich 15 Gy/2 Wochen auf das Tumorbett bzw. die klinisch befallene Region.
- Prophylaktische Ganzhirnbestrahlung bei lymphozytischen NHL mit 18−24 Gy/2−3 Wochen, therapeutische Bestrahlung der gesamten Neuroachse bei nachgewiesenem ZNS-Befall mit 30 Gy/4 Wochen, Primärbereich im Schädel 45−50 Gy.

● *Chemotherapie:*
- Primärtherapie der Wahl bei Stadien III und IV!
  a) Niedriger Malignitätsgrad: Therapie nur bei eindeutiger Progression, sonst Abwarten unter engmaschiger Kontrolle. Monochemotherapie mit Chlorambucil oder einfache Kombination wie COP bzw. CVP (Cyclophosphamid/Oncovin/Prednison) bzw. LOP (vgl. Anhang III). Anfänglich kontinuierlich, dann intermittierende Behandlung. Probatorischer Behandlungsabbruch nach 6−12 Monaten „stabiler Remission", regelmäßige Kontrollen.
  b) Hoher Malignitätsgrad: Beispiele wirksamer Kombinationschemotherapieschemata: CHOP, BACOP, Pro-MACE, MACOP-B (vgl. Anhang III).
- Multimodale (Kombinations-)Behandlung: Kombination Operation/Radiotherapie: bei Stadien I und II, vor allem bei großem, nicht radikal entferntem Tumor, z. B. Mediastinum, Magen-Darm-Trakt. Kombination Bestrahlung (evtl. Operation)/Chemotherapie: bei hochmalignen Lymphomen der Stadien I und II.

● *Immunotherapie:* Interferone in Erprobung.
● *Abwartende Haltung:* bei asymptomatischer CLL und weiteren asymptomatischen niedrigmalignen NHL im Stad. III und IV.

Prognose

● Stadien I und II: unter oben genannten Bedingungen 5-Jahres-Überlebensrate nach Strahlentherapie 50−75% (Stadium I) und 25−60% (Stadium II), abhängig von Malignitätsgrad und Tumorlokalisation.
● Nach Polychemotherapie überleben bis 60−80% der Patienten, welche eine komplette Remission erreichten (v. a. bei „hochmalignen" Lymphomen), und bis zu 40% derjenigen mit partieller Remission 5 Jahre.
● Niedrig maligne Lymphome: Remissionen häufig, doch wegen Rezidivneigung selten Heilungen.
● Hochmaligne Lymphome: 30−40% dauerhafte Vollremissionen und evtl. Heilungen.

Allgemeines

- Inzidenz: Ausgeprägte geographische Unterschiede. Deutschland–Österreich–Schweiz: ca 6/100 000 bei Männern und 1,6/100 000 bei Frauen.
- Ätiologie: Wird in Zusammenhang gebracht mit hochprozentigem Alkohol- sowie Tabakabusus, häufigem Genuß von heißen Getränken oder Speisen; Endobrachyösophagus, Barrett-Ösophagus.
- Unterernährung, Plummer-Vinson-Syndrom. Spätverlauf nach Verätzungen.

Klinische Symptomatologie

- Dysphagie, Hämatemesis, Gewichtsabnahme.
- Spätsymptome: Heiserkeit, Husten (→ ösophagobronchiale Fistel!).

Diagnostik

- Untersuchungen bei Verdacht:
  - Ösophagoskopie mit gezielter Biopsie.
  - Röntgen: Ösophagus-Kontrastmittelpassage.
- Prätherapeutische Untersuchungen bei gesicherter Diagnose (Metastasenausschluß bzw. klinische Tumorklassifizierung).
  - Röntgen: Thorax.
  - Computertomographie: Thorax/Mediastinum/Oberbauch (Leber, zöliakale Lymphknoten).
  - Bei Verdacht auf ösophagotracheale Fistel: Bronchoskopie.
  - Indikation zur Mediastinoskopie oder Kavographie heute in der Regel durch Computertomographie ersetzt.
  - Lebersonographie, ggf. Endosonographie.
- Beurteilung der allgemeinen Operabilität: Laboruntersuchungen (Leberfunktion: z. B. Quick-Wert, Leberenzyme, Gesamteiweiß), Lungenfunktionsuntersuchung, kardiologische Untersuchung.

Differentialdiagnose

- Nicht epitheliale Malignome (selten).
- Benigne Ösophagustumoren; Divertikel.
- Peptische Ösophagusstenose; Stenose nach Verätzungen.
- Kardiakarzinom des Magens.

Tumorklassifikation (pTNM)

- Gemäß TNM-System (TNM-Klassifikation maligner Tumoren, 4. Auflage 1987, s. S. 42ff.).

Primärtumor

T_X Primärtumor kann nicht beurteilt werden.
T_0 Kein Anhalt für Primärtumor.
T_{is} Carcinoma in situ.
T_1 Tumor infiltriert Lamina propria oder Submukosa.
T_2 Tumor infiltriert Muscularis propria.
T_3 Tumor infiltriert Adventitia.
T_4 Tumor infiltriert Nachbarstrukturen.

Regionäre Lymphknoten

N_X Regionäre Lymphknoten können nicht beurteilt werden.
N_0 Keine regionären Lymphknotenmetastasen.
N_1 Regionäre Lymphknotenmetastasen.

Fernmetastasen:
M_0 Keine Fernmetastasen.
M_1 Fernmetastasen vorhanden.

- Histologische Klassifikation:
  - Vorwiegend Plattenepithelkarzinome (90%).
  - Seltener Adenokarzinome (5–10%), v. a. der distalen Speiseröhre bei Barrett-Ösophagus.
  - Sehr selten anaplastische Karzinome.

Chirurgische Therapie

- *Kurative Behandlung:*
  - Bei nicht-metastasierten Tumoren des mittleren und unteren Ösophagusdrittels → Ösophagektomie (abdominothorakale Ösophagusresektion, abdominothorakokollare Ösophagusexstirpation). Technik s. „Checkliste Viszerale Chirurgie".
  - Passagewiederherstellung durch Magen- oder Dickdarmhochzug und direkter Anastomosierung.
  - Karzinom im oberen Drittel: Ösophagektomie und Laryngektomie oder ausschließlich Strahlentherapie (evtl. in Kombination mit Chemotherapie, z. B. 5-FU und Cis-Platin).
- *Palliative (operative) Behandlung* (lokale Inoperabilität, Fernmetastasen) alternativ:
  - Endoskopische Tumorabtragung (Laser). Evtl. in Kombination mit Afterloading-Bestrahlung.

– Einlage von Endoprothesen (Freihaltung der Passage oder Abdichtung einer ösophagotrachealen Fistel).
– Bypass-Operation (Indikation und Wert umstritten!).
– Ernährungsgastrostomie nach Witzel (Ultima-ratio-Eingriff, Pflege!).

Strahlentherapie

- Indikation zur primären Strahlentherapie bei allen inoperablen Formen gegeben. Erfolgreiche Palliation (mit oraler Ernährung).
- Behandlungsalternative zur Operation bei proximalem Tumorsitz (Vermeidung einer permanenten Tracheostomie).
- In der Regel als Rotationsbestrahlung; bei Lokalisation im oberen Drittel Mehrfeldbestrahlung. Dosis (60 Gy). Lokale Dosisaufsättigung durch intraluminales „Afterloading".
- Durch Kombination mit Chemotherapie (5-FU und Cis-Platin) höhere Rate kompletter Tumorrückbildungen.
- Generelle präoperative Bestrahlung führt zu keiner Verbesserung der Therapieresultate.

Chemotherapie

- In den letzten Jahren zunehmend günstigere Remissionsraten mit Chemotherapie-Schemata, unter Einschluß von Cis-Platin, 5-Flurouracil, evtl. Vinca-Alkaloide und Bleomycin (klinische Studien!).
- Effekt der zytostatischen Chemotherapie besser *vor* Bestrahlung und Operation (im Rezidiv nach Radiotherapie meist Chemoresistenz wegen ausgeprägten Veränderungen der lokalen Mikrozirkulation [Fibrose]). Kombinierte Chemo-Radiotherapie als präoperative, tumorreduktive Maßnahme (klinische Studien).

Prognose

- Prognose ist allgemein schlecht; 5-Jahres-Überlebensraten um 10–15% nach „kurativer" Tumorresektion.
- Im Mittel ca. 1 Jahr lokale Symptomfreiheit nach palliativer Radiotherapie.

Nachsorge

- Wegen unbefriedigender Therapieoptionen bei aymptomatischem Rezidivnachweis, v. a. auf unmittelbare Behandlungsfolgen (Operation, Strahlentherapie) ausgerichtet.
- Bei Rezidivverdacht vgl. Diagnostik.

Allgemeines

- Inzidenz: Erkrankung in den letzten 50 Jahren stark rückläufig. In Zentraleuropa derzeit 12–15/100 000/Jahr. Bevorzugung des männlichen gegenüber weiblichen Geschlechts 2 : 1.
- Ätiologie: Neben erblicher Disposition werden exogene Faktoren verantwortlich gemacht:
  - Salzverbrauch, Geräuchertes, bakterielle Besiedlung, N-Nitrosoverbindungen und andere Karzinogene.
  - Patienten mit vorausgegangener Magenresektion (wegen benignem Magenleiden) entwickeln häufiger ein Magenkarzinom als entsprechende Kontrollgruppen (umstritten).
  - Patienten mit langjähriger perniziöser Anämie.

Klinische Symptomatologie

- Oberbauchdruckgefühl bzw. Schmerz (peri-/postprandial), Appetitverlust.
- Spätsymptome: Gewichtsverlust, Anämie (chronische Blutung).

Diagnostik

- Untersuchungen bei Verdacht:
  - Ösophagogastroskopie mit gezielter Biopsie.
  - Röntgenkontrastdarstellung des Magens (Doppelkontrast-Technik).
- Untersuchungen bei gesicherter Diagnose (zum Metastasenausschluß bzw. klinischer Tumorklassifizierung):
  - Thorax-Röntgenbild.
  - Sonographie Leber (evtl. abdominales CT, perigastrische Lymphknoten).
  - Routinelabor inkl. Leberenzyme (GGT, AP, Transaminasen) und Quick.
  - Fakultativ: Tumormarker (CEA, Ca 19-9).

Differentialdiagnose

- Magenulkus (v. a. chronisch, kallös).
- Nicht epitheliale benigne oder maligne Magentumoren (Non-Hodgkin-Lymphome, Sarkome etc. selten).

Tumorklassifikation

- Gemäß Borrmann-Klassifikation (Abb. 10).

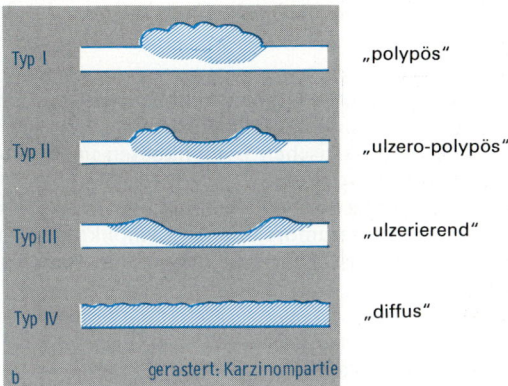

Abb. 10   Schema der Erscheinungsformen von *Magenkarzinomen* (Borrmann-Klassifikation) (aus *R. Gross, C.-G. Schmidt:* Klinische Onkologie. Thieme, Stuttgart 1985)

- Gemäß TNM-System (TNM-Klassifikation maligner Tumoren, 4. Auflage 1987, s. S. 45ff.).

Primärtumor

T_X Primärtumor kann nicht beurteilt werden.

T_0 Kein Anhalt für Primärtumor.

T_{is} Carcinoma in situ: intraepithelialer Tumor ohne Infiltration der Lamina propria.

T_1 Tumor infiltriert Lamina propria oder Submukosa.

T_2 Tumor infiltriert Muscularis propria oder Subserosa[1].

T_3 Tumor penetriert Serosa (viszerales Peritoneum), infiltriert aber nicht benachbarte Strukturen[2,3].

T_4 Tumor infiltriert benachbarte Strukturen[2,3].

Anmerkungen:

[1] Ein Tumor kann sich über die Muscularis propria in das Ligamentum gastrocolicum oder hepatogastricum oder in das große oder kleine Netz ausbreiten, ohne das diese Strukturen bedeckende viszerale Peritoneum zu penetrieren. In diesem Fall wird der Tumor als T_2 klassifiziert. Findet sich eine Perforation des viszeralen Peritoneums über den gastrischen Ligamenten oder dem großen oder kleinen Netz, ist der Tumor als T_3 zu klassifizieren.

105

[2] Benachbarte Strukturen des Magens sind Milz, Colon transversum, Leber, Zwerchfell, Pankreas, Bauchwand, Nebennieren, Niere, Dünndarm und Retroperitoneum.

[3] Intramurale Ausbreitung in Duodenum oder Ösophagus wird nach der tiefsten Infiltration in diesen Organen oder im Magen klassifiziert.

Regionäre Lymphknoten

N_X Regionäre Lymphknoten können nicht beurteilt werden.

N_0 Keine regionären Lymphknotenmetastasen.

N_1 Metastasen in perigastrischen Lymphknoten innerhalb 3 cm vom Rand des Primärtumors.

N_2 Metastasen in perigastrischen Lymphknoten weiter als 3 cm vom Rand des Primärtumors oder in Lymphknoten entlang den Aa. gastrica sinistra, hepatica communis, lienalis oder coeliaca.

Fernmetastasen:

M_0 Keine Evidenz für Fernmetastasen.

M_1 Fernmetastasen vorhanden.

- Histologische Klassifikation:
  - Adenokarzinome (ca. 70−80%).
  - Mukoide Karzinome (ca. 5%).
  - Diffuse Karzinome (ca. 20−30%).
  - Primäre maligne Lymphome des Magens (selten).
  - Leiomyosarkome (sehr selten).
- Magenfrühkarzinom
  - Tumor auf Mukosa oder Submukosa beschränkt.
  - Unabhängig vom Vorhandensein oder Fehlen von regionalen Lymphknotenmetastasen.
  - Prognose deutlich besser als „typische" Magenkarzinome (v. a. in Japan → Früherfassung).

Chirurgische Therapie

- *Kurative operative Behandlung:*
  - Von Tumorlokalisation und histologischem Tumortyp abhängig.
  - Bei Lokalisation im präpylorischen Antrum, Intestinaltyp-Karzinom, Borrmann Typ I: subtotale Magenresektion mit Gastrojejunostomie.
  - Alle übrigen Typen des Magenkarzinoms sollten bei entsprechendem Allgemeinzustand des Patienten durch totale Gastrektomie behandelt werden.
  - Das Magenfrühkarzinom bildet keine Ausnahme, da endgültige Diagnose in der Regel erst am sorgfältig untersuchten Operationspräparat möglich ist!

- Subtotale Magenresektion bzw. Gastrektomie ist mit einer regionalen Lymphadenektomie (Kompartment I und II) zu kombinieren.
- Passagewiederherstellung nach Gastrektomie durch „Dünndarm-Ersatzmagenbildung" (vgl. Checkliste „Viszerale Chirurgie").

- *Palliative operative Behandlung:*
  - Bei (oligosymptomatischer) Fernmetastasierung und lokal operablem Tumor sollte die Magenteilresektion oder, falls technisch erforderlich, auch die Gastrektomie zur Vorbeugung einer Magenausgangs- bzw. Eingangsstenose durchgeführt werden.
  - Bei lokal inoperablen Tumoren im distalen Magen kann eine Umgehungs-Gastroenterostomie angelegt werden. U. U. ist durch zytostatische Vorbehandlung (FAM, EAP) Operabilität zu erreichen.
  - Bei lokaler Inoperabilität von Tumoren im proximalen Drittel, Möglichkeit zur Einlage einer Endoprothese (Celestin- oder Häring-Tubus).

Strahlentherapie

- Die Strahlentherapie hat beim Magenkarzinom als Palliativmaßnahme zur Kontrolle von Blutungen und Schmerzen eine gewisse Bedeutung (v. a. in Kombination mit einer Chemotherapie).
- Möglicherweise Prognoseverbesserung durch intraoperative Strahlentherapie (IORT) der „zöliakalen Achse".
- Eine Indikation kann sich bei lokal inoperablen Tumoren und inkurablen Rezidiven ergeben, die auf eine systemische Chemotherapie nicht ansprechen.

Chemotherapie

- Indikation vor allem bei symptomatischen, lokal inoperablen Tumoren bzw. Tumorrezidiven oder Metastasierung gegeben.
- Das Adenokarzinom des Magens ist heute das chemosensibelste aller gastrointestinalen Karzinome: Remissionsraten von 30−40%, mittlere Remissionsdauer 8−10 Monate; keine eindrückliche Verlängerung der Überlebenszeit (außer Einzelfälle mit „Vollremission").
- Chemotherapie-Kombinationen:
  - Jüngere Patienten (guter AZ, normale Leberfunktion): „FAM"-, oder „FEM"-, oder „EAP"-Schema (vgl. Anhang III). *Cave* Toxizität! Applikation nur durch erfahrenen Facharzt in Zentrum oder onkologisch-hämatologischer Praxis.

– Ältere Patienten (oder stark eingeschränkte Leberfunktion und Knochenmarktoleranz): „FM"-Schema (vgl. Anhang III); oder Monotherapie mit 5-Fluorouracil wöchentlich $1-2 \times 600\,\text{mg/m}^2$ i.v. als Bolusinjektion oder als niederdosierte Dauerinfusion $5-7$ Tage pro Monat.

Allgemeines

- Inzidenz: Äußerst selten, nur 2–3% aller gastrointestinalen Geschwülste, ein Fall pro 100 000/Jahr. Vgl. auch Kap. „Tumoren des endokrinen Systems", s. S. 197.
- Ätiologie: unbekannt; evtl. Risikofaktoren: Morbus Crohn, idiopathische Sprue?

Klinische Symptomatologie

- Lange asymptomatisch!
- Blutung.
- Anämie (chronische Blutungsanämie oder massive Blutung).
- Obstruktion (Ileussymptomatik).
- Karzinoidsyndrom s. S. 197.

Diagnostik

- Nachweis von okkultem Blut im Stuhl.
- Routinelabor (Anämie, Leberparameter).
- Fraktionierte Magen-Dünndarm-Kontrastmittelpassage (nach Sellink).
- Selektive Angiographie (nur hilfreich, wenn > 0,5 ml/min Blutaustritt; gilt auch für Szintigraphie nach Autotransfusion radioaktiv markierter Erythrozyten).
- Enteroskopie (schwierig, nur proximale und terminale Abschnitte).

Differentialdiagnose

- Dünndarmileus anderer Ursache (z. B. Briden, Entzündung, Lymphome).
- Mesenterialzyste.
- Mesenterialinfarkt.

Tumorklassifikation

- Derzeit keine verbindliche Klassifikation, da zu selten (Lymphome: s. dort).
- Histologie: Adenokarzinome, Sarkome, Lymphome, endokrine Tumoren (v. a. Karzinoid); metastatische Tumoren (v. a. Melanome).

Therapie

- Chirurgische Behandlung:
  - Wenn immer möglich: En-bloc-Resektion inkl. Lymphabfluß-
    wege (lokal operabler Tumor soll unabhängig vom Ausmaß
    einer Metastasierung in jedem Fall entfernt werden).
  - End-zu-End-Anastomosierung.
- Bei örtlicher Inoperabilität Umgehungsanastomose (Enterostomie
  bzw. Enterokolostomie), in jedem Fall Tumor- bzw. Metastasen-
  Probeexzision.
- Radio- und Chemotherapie: Nur Bedeutung bei primär intestinalen
  malignen Lymphomen und Karzinoidtumor (vgl. S. 97ff. und 199/
  200).

Prognose

- 5-Jahres-Heilungsziffer von Dünndarmkarzinomen liegen zwischen
  10 und 35%, abhängig vom histologischen Tumortyp und der
  Tumorausdehnung.
- Stadienabhängig günstigere Überlebenschancen für Dünndarmkar-
  zinoide und primär intestinale maligne Lymphome (Kombination
  Operation + Chemo-/Radiotherapie).

Nachsorge

- Nicht standardisiert (zu selten).

Allgemeines

- Inzidenz: Im Vergleich zu Asien und Afrika (dort häufigster maligner Tumor) in Mitteleuropa relativ selten (weniger als 1% aller bösartigen Erkrankungen), 3–4/100 000 pro Jahr.
- Ätiologie: Zusammenhang zwischen Hepatitis-B-Infektion, chronischem Äthylismus und Tumorentstehung: 80% der hepatozellulären Karzinome finden sich in zirrhotischer Leber (Multizentrizität!).

Klinische Symptomatologie

- Meist uncharakteristisch: Oberbauchdruckgefühl, Bauchumfangszunahme.
- Gewichtsabnahme, Leistungsknick, Ikterus (= Spätsymptome).

Diagnostik

- Untersuchungen bei Verdacht:
  - Alphafetoprotein (AFP), evtl. Routinekontrolle bei bekannter Zirrhose.
  - Lebersonographie bzw. Computertomographie (evtl. mit FNP).
  - Laparoskopie (inkl. Biopsie).
- Prätherapeutische Untersuchungen bei gesicherter Diagnose:
  - evtl. Zöliakographie (→ Op.-Planung).
  - Routinelabor inkl. Gerinnung.

Differentialdiagnose

- Benigne Lebertumoren (Adenome, fokale noduläre Hyperplasie, Hämangiom).
- Zystenleber.
- Parasitäre Erkrankungen (v. a. Echinococcus alveolaris).
- Lebermetastasen anderer Tumoren.

Tumorklassifikation

- Gemäß TNM-System (TNM-Klassifikation maligner Tumoren, 4. Auflage 1987, s. S. 56ff.).
- T_1 Solitär/≤ 2 cm/ohne Gefäßinvasion.
- T_2 Solitär/≤ 2 cm/mit Gefäßinvasion.
       Multipel/ein Lappen/≤ 2 cm/ohne Gefäßinvasion.
       Solitär/> 2 cm/ohne Gefäßinvasion.

T$_3$ Solitär/>2 cm/mit Gefäßinvasion.
         Multipel, ein Lappen/≤2 cm/mit Gefäßinvasion.
         Multipel, ein Lappen/>2 cm/mit oder ohne Gefäßinvasion.
T$_4$ Multipel/> ein Lappen.
         Invasion größerer Äste der V. portae oder Vv. hepaticae.
N$_1$ Regionäre Lymphknotenmetastasen.
● Histologie: hepatozelluläres Karzinom, cholangiozelluläres Karzinom, Hämangioendotheliome.

Therapie

● *Chirurgische Behandlung:*
  – Die Indikation zur operativen Tumorentfernung ist gegeben bei fehlender Fernmetastasierung (z. B. Hemihepatektomie).
  – Totale Hepatektomie mit Lebertransplantation = keine Standardtherapie (klinische Forschung)!
● *Strahlentherapie:*
  – Indikation praktisch nicht gegeben (meist vorgeschädigte, zirrhotische Leber).
  – Palliative Bestrahlung bei Kapselspannung, Schmerz.
● *Chemotherapie:*
  – Systemische Chemotherapie mit zahlreichen Zytostatika und Kombinationen hat bisher keine nachdrückliche Effektivität gezeigt.
  – Remissionsraten um 20–30%, mittlere Remissionsdauer 4–6 Monate.
  – Als Palliativmaßnahme bei inoperablen hepatozellulären Karzinomen ohne Fernmetastasen kann die lokoregionäre Chemotherapie (Arteria-hepatica-Infusionstherapie) in Erwägung gezogen werden. „FAM" bzw. „FM"-Schema (vgl. Anhang III). Alternativ kommt auch die Chemoembolisation in Frage.

Prognose

● Schlecht, 5-Jahres-Überlebenszeiten weniger als 10%.

Nachsorge

● Ziel liegt mehr in Kontrolle von Therapiefolgen als einer Rezidivdiagnostik, da die Möglichkeiten einer kurativen Sekundärtherapie kaum gegeben sind.
● AFP bei markerpositiven Tumoren ist ein sehr subtiler Parameter für die nichtinvasive Rezidivdiagnostik.

Allgemeines

- Inzidenz ähnlich selten wie primäre Malignome der Leber (s. S. 111) 2–3 Fälle/100 000/Jahr. Frauen doppelt so häufig betroffen wie Männer.
- Ätiologie: Zusammenhang mit chronischen Entzündungen von Gallenblase und Gallenwegen wird angenommen.
- Überwiegende Lokalisation: Gallenblase und Hepatikusgabel.

Klinische Symptomatologie

- Ikterus bei papillennahem Karzinom = Frühsymptom.
- In der Regel erst Spätsymptome: Leistungsknick, Anämie, tastbarer Tumor, Verschlußikterus.

Diagnostik

- Klinische Untersuchung, Routinelabor mit Leberenzymen.
- Sonographie oder Computertomographie.
- Endoskopisch-retrograde Choledochopankreatikographie (ERCP).
- Perkutane transhepatische Cholangiographie (PTC).

Differentialdiagnose

- Primäres Leberzellkarzinom, peripapilläres Karzinom.
- Cholelithiasis.
- Pankreaskopfkarzinom.

Tumorklassifikation

- Gemäß TNM-System (TNM-Klassifikation maligner Tumoren, 4. Auflage 1987, s. S. 60ff).
- Gallenblase (Kurzfassung).
  T_1 Gallenblasenwand. T_{1a} Schleimhaut.
                                               T_{1b} Muskulatur.
  T_2 Perimuskulär.
  T_3 Serosa und/oder ein Organ (Leber $\leq$ 2 cm).
  T_4 2 oder mehrere Organe oder Leber > 2 cm.
  N_{1a} Lymphknotenmetastasen im Lig. hepatoduodenale.
  N_{1b} andere regionäre Lymphknotenmetastasen.
- Extrahepatische Gallenwege (Kurzfassung).
  T_1 Gangwand. T_{1a} Schleimhaut.
                                               T_{1b} Muskulatur.
  T_2 Perimuskulär.
  T_3 Nachbarstrukturen.
  N_{1a}/N_{1b} siehe oben.

- Histologie: überwiegend Adenokarzinome.

Therapie

- *Chirurgische Behandlung:*
  - Gallenblasenkarzinome: Bei Diagnose oft inoperabel.
  - Wenn möglich, Monoblockresektion der Gallenblase inkl. Leberresektion (ggf. Nachresektion bei postoperativer histologischer Diagnose nach Cholezystektomie wegen Steinleiden).
  - Maligne Tumoren im Bereich des Ductus hepaticus: Soweit möglich Resektion (u. U. Leberresektion notwendig), Passagewiederherstellung durch Hepatikojejunostomie.
  - Bei Klatskin-Tumoren ggf. Lebertransplantation.
  - Choledochuskarzinom: Gegebenenfalls Duodenopankreatektomie falls kurativ operabel, meist jedoch nur Palliation möglich (Hepatiko- bzw. Cholezystojejunostomie).
- *Palliativmaßnahmen bei Inoperabilität:*
  - Interne Drainage: Hepatikojejunostomie, endoskopische transpapilläre Drainage, radiologisch-interventionelle Gallengangs-Stent Einlage.
  - Externe Drainage: T-Drainage, perkutan-transhepatische Drainage.
- *Strahlentherapie:*
  - Afterloading-Technik (Iridium-Implants) über eingelegte Drainagen.
  - Externe Strahlentherapie.
- *Chemotherapie:*
  - Keine Standardbehandlung bekannt.
    Bei Inoperabilität und jüngeren symptomatischen Patienten v. a. bei Vorliegen von Lebermetastasen Versuch mit 5-Fluorouracil, „FAM" oder „FM"-Schema (Einzelerfolge).

Prognose

- 5-Jahres-Überlebenszeit aller Fälle unter 5%. Mittleres Überleben der resezierten Patienten ca. 1 Jahr.
- Einzelne Langzeit-Überlebende auch nach Metastasierung.

Nachsorge

- Tumorspezifische Nachsorge wegen fehlender additiver Behandlungsmöglichkeiten wenig ergiebig.

Allgemeines

- Inzidenz: Zunehmend, 5–6/100 000/Jahr in Mitteleuropa (5–8% der Krebstodesfälle). Männer doppelt so häufig betroffen wie Frauen.
- Ätiologie: Ernährungsgewohnheiten (Kaffee, Fette), chronische Entzündungen (Cholezystitis, Pankreatitis, Alkohol!) werden verantwortlich gemacht. Die Rolle des Rauchens ist nicht geklärt!
- Differenzierung zwischen peripapillärem bzw. Papillenkarzinom, Pankreaskopf-, -körper- und -schwanzkarzinom.

Klinische Symptomatologie

- Frühsymptome selten und unspezifisch: vage Mittelbauchschmerzen.
- Spätsymptome: Ikterus, tastbarer Tumor (z. B. Gallenblase: Courvoisiersches Zeichen), insbesondere bei Papillen- und Kopfkarzinomen; Gewichtsverlust, Rückenschmerzen (signalisiert Plexusinfiltration und Inoperabilität)!

Diagnostik

- Untersuchungen bei Verdacht:
  - ERCP inkl. Biopsie von Papillentumor bzw. Zytologie.
  - Tumormarkerbestimmung (CEA, Ca 19-9) im Pankreassaft und/oder im Blut.
  - Sonographie oder Computertomographie mit Feinnadelbiopsie.
  - Perkutane transhepatische Cholangiographie (PTC).
  - Im Zweifelsfall: Probelaparotomie (v. a. bei schwer diagnostizierbaren Korpus- und Pankreasschwanzkarzinomen).
  - Routinelabor (inkl. Leberenzymstatus, Amylase, Lipase).
- Prätherapeutische Untersuchungen bei gesicherter Diagnose:
  - Angiographie (Zöliakographie, Mesenterikographie).
  - Röntgen-Thoraxaufnahme.

Differentialdiagnose

- Chronische Pankreatitis.
- Andere Pankreastumoren (vgl. endokrine Tumoren, S. 193/194).

Tumorklassifikation (Kurzfassung)

- Gemäß TNM-System (TNM-Klassifikation maligner Tumoren, 4. Auflage 1987, s. S. 66ff.).
- Karzinome des exokrinen Pankreas.
  T_1 Begrenzt auf Pankreas.
         $T_{1a} \leq 2$ cm.
         $T_{1b} > 2$ cm.
  T_2 Duodenum, Gallengang, peripankreatisches Gewebe.
  T_3 Magen, Milz, Kolon, große Gefäße.
  N_1 Regionäre Lymphknotenmetastasen.
- Karzinome der Ampulla Vateri (Papillenkarzinom).
  T_1 Nur Ampulla.
  T_2 Duodenalwand.
  T_3 Pankreas ≤ 2 cm.
  T_4 Pankreas > 2 cm, andere Organe.
  N_1 Regionäre Lymphknotenmetastasen.
- Histologie: Duktales oder azinäres Adenokarzinom, Zystadenokarzinom (günstige Prognose!) und seltenere Tumortypen.

Chirurgische Therapie

- Operables Papillen- oder Kopfkarzinom: Duodenopankreatektomie (Whipplesche Operation).
- Operables Korpus-Schwanz-Karzinom: links-rechts Pankreasresektion.
- Palliativmaßnahmen bei inoperablem Pankreaskopfkarzinom:
  – Bilidigestive Anastomose ggf. in Kombination mit antekolischer Gastroenteroanastomose bei gleichzeitig vorliegender Duodenalstenose.
  – Bei Inoperabilität und heftiger Schmerzsymptomatik: zöliakale Ganglionblockade (Alkoholinjektion) oder operative zöliakale Ganglionektomie (s. Checkliste Viszerale Chirurgie).

Strahlentherapie

- Als Palliativmaßnahme bei inoperablen Tumoren zur Schmerzbeeinflussung, evtl. intraoperative Applikation von radioaktiven Seeds oder durch intraoperative Strahlentherapie (IORT) in Kombination mit externer Radiatio.
- Perkutane Hochvolttherapie (evtl. in Kombination mit simultaner 5-FU-Chemotherapie → onkologisches Zentrum).

Chemotherapie

- Die derzeitigen Möglichkeiten einer zytostatischen Behandlung sind noch unbefriedigend. Keine empfehlenswerte Standardtherapie.
- Bei jüngeren Patienten und relativ gutem EZ Versuch mit „FAM" (bzw. „FEM") oder „FM"-Schema (vgl. Anhang III), evtl. in Kombination mit externer Radiotherapie (= klinische Forschung → Tumorzentrum).
- Remissionschancen 25–30%, mittlere Dauer 6–8 Monate.

Prognose

- Die günstigsten operativen Therapieergebnisse können beim Papillenkarzinom erzielt werden (20–30% 5-Jahres-Heilungen).
- Das mediane Überleben aller resezierten Patienten liegt bei einem Jahr.
- Die 5-Jahres-Überlebensquote für ein nicht selektioniertes Krankengut (alle Patienten) liegt unter 5%.

Nachsorge

- Ziel: Vor allem Behandlung von operationsbedingten Störungen (pankreopriver Diabetes, exokrine Pankreasinsuffizienz).
- Möglichkeiten der Sekundärtherapie bei Rezidivnachweis äußerst beschränkt, in Einzelfällen erfolgreiche symptomatische Palliation durch Chemo- und/oder Radiotherapie (vgl. oben).

Allgemeines

- Inzidenz: Zunehmend. Bei uns eine der häufigsten bösartigen Erkrankungen 20−24/100 000/Jahr in Mitteleuropa, 12−15% der gesamten Krebsmortalität. Männer und Frauen annähernd gleich häufig betroffen (50.−70. Altersjahr).
- Ätiologie: Fett- und fleischreiche, ballastarme Kost.
- Risikoerkrankungen: Familiäre adenomatöse Polyposis coli (FAPC), Colitis ulcerosa.
- Adenom-Karzinom-Sequenz bedeutsam (Möglichkeiten der Frühdiagnostik, Prävention!) Multizentrizität (5%).

Klinische Symptomatologie

- Blut- und Schleimabgang im Stuhl.
- Tenesmen, Änderungen des Stuhlganges (paradoxe Diarrhoe).
- Anämie.
- Gewichtsabnahme.

Diagnostik

- Untersuchungen bei Verdacht:
  - Nachweis von okkultem Blut im Stuhl (Haemo-FEC, Kolorektal- oder Haemoccult-Test).
  - Rektale digitale Untersuchung.
  - Rektosigmoidoskopie, Koloskopie; evtl. Kolonkontrasteinlauf (Doppelkontrast), Lokalisation und relative Verteilung vgl. Abb. 11.

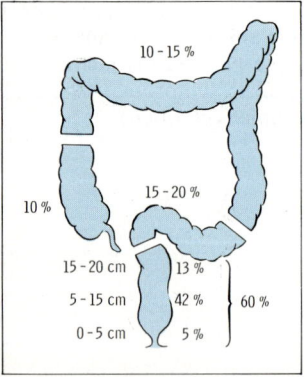

Abb. 11   Lokalisation und relative Häufigkeit des Dickdarmkarzinoms (aus *F. Largiadèr, H. Säuberli, O. Wicki:* Checkliste Viszerale Chirurgie. Thieme, Stuttgart 1983)

- Prätherapeutische Untersuchungen bei gesicherter Diagnose (Metastasenausschluß bzw. klinische Tumorklassifizierung):
  - Thorax-Röntgen.
  - Sonographie Leber, Nieren, Harnleiter, Blase (Aufstau?).
  - Laboruntersuchungen (Leberenzyme, Tumormarker: CEA, evtl. Ca 19-9).
- Bei Rektumkarzinom: Endoluminaler Ultraschall zur Bestimmung der Tumorinfiltrationstiefe (uT_{1-4}) und evtl. suspekter Lymphknoten (uN_{0-2}).
- Bei Rektumkarzinom zusätzlich Zystoskopie beim Mann bzw. gynäkologische Untersuchung bei der Frau (rektovesikale bzw. rektovaginale Tumorinfiltration!).

Differentialdiagnose

- Gutartige Tumoren (Polypen, Adenome).
- Entzündliche Tumoren (Divertikeltumor).
- Colitis ulcerosa, Morbus Crohn.

Vorsorge (Früherfassung)

- Vorgehen bei asymptomatischen Personen (Abb. 12).
- Screening von Risikogruppen (z. B. FAPC-Familien).

Tumorklassifikation (pTNM)

- Gemäß TNM-Klassifikation (TNM-Klassifikation maligner Tumoren, 4. Auflage 1987, s. S. 49ff.).

Primärtumor

T_X Primärtumor kann nicht beurteilt werden.

T_0 Kein Anhalt für Primärtumor.

T_{is} Carcinoma in situ.

T_1 Tumor infiltriert Submukosa.

T_2 Tumor infiltriert Muscularis propria.

T_3 Tumor infiltriert durch die Muscularis propria in die Subserosa oder in nicht peritonealisiertes perikolisches oder perirektales Gewebe.

T_4 Tumor perforiert das viszerale Peritoneum oder infiltriert direkt in andere Organe oder Strukturen.

Anmerkung: Direkte Ausbreitung in T_4 schließt auch die Infiltration anderer Segmente des Kolorektums auf dem Weg über die Serosa ein, z. B. die Infiltration des Sigmas durch ein Zökalkarzinom.

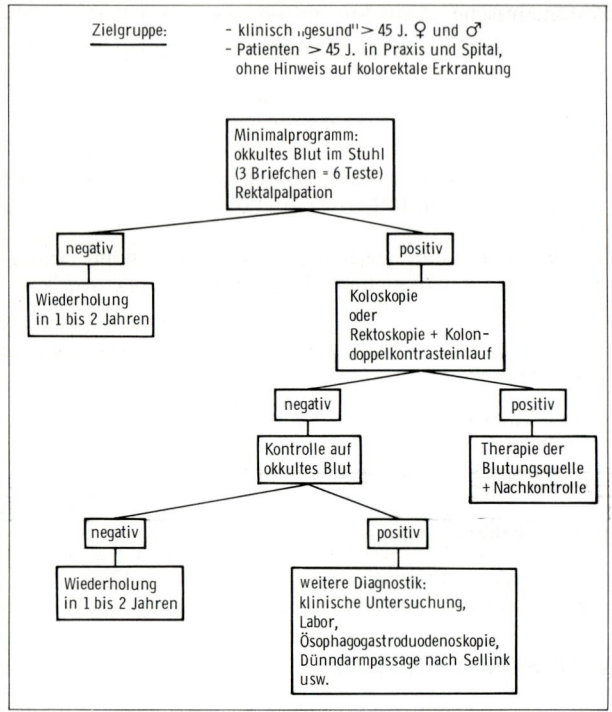

Abb. 12 Flußdiagramm zur Frühdiagnose asymptomatischer Patienten über 40–45 Jahre

Regionäre Lymphknoten

N_X Regionäre Lymphknoten können nicht beurteilt werden.

N_0 Keine regionäre Lymphknotenmetastasen.

N_1 Metastasen in 1–3 perikolischen bzw. perirektalen Lymphknoten.

N_2 Metastasen in 4 oder mehr perikolischen bzw. perirektalen Lymphknoten.

N_3 Metastasen in Lymphknoten entlang eines benannten Gefäßstammes.

M_0 Keine Evidenz für Fernmetastasen.

M_1 Fernmetastasen vorhanden.

Stadiengruppierung

Stadium 0	T_{is}	N_0	M_0	
Stadium I	T_1	N_0	M_0	} Dukes A
	T_2	N_0	M_0	
Stadium II	T_3	N_0	M_0	} Dukes B[1]
	T_4	N_0	M_0	
Stadium III	jedes T	N_1	M_0	} Dukes C[1]
	jedes T	N_2, N_3	M_0	
Stadium IV	jedes T	jedes N	M_1	

Anmerkung: [1] Dukes B setzt sich zusammen aus einer Gruppe mit besserer ($T_3 N_0 M_0$) und schlechterer ($T_4 N_0 M_0$) Prognose, ebenso Dukes C (jedes T $N_1 M_0$ und jedes T $N_{2,3} M_0$).

- Histologische Klassifikation:
  – Meist Adenokarzinome (98%).

Histopathologisches Grading
Die Definitionen der G-Kategorien gelten für *alle* Tumoren des Verdauungstrakts:

G_X Differenzierungsgrad kann nicht bestimmt werden.
G_1 Gut differenziert.
G_2 Mäßig differenziert.
G_3 Schlecht differenziert.
G_4 Undifferenziert.

Chirurgische Therapie

- *Kurative Operation beim Kolonkarzinom:*
  – Ziel: Monoblock-Entfernung des tumortragenden Darmanteils mit zugehörendem Lymphabflußgebiet.
  – Hieraus resultiert Hemikolektomie rechts beim Zökum- bzw. Colon-ascendens-Karzinom, Transversumresektion beim Transversumkarzinom, Hemikolektomie links beim Deszendens- bzw. Sigmakarzinom.
- *Kurative Operation beim Rektumkarzinom:*
  – Abdominoperineale Rektumexstirpation mit definitivem endständigem Anus praeter bei Tumorlokalisation unterhalb 8 cm ab ano.
  – Tumoren proximal 8 cm der Anokutanlinie können durch kontinenzerhaltende anteriore Rektumresektion behandelt werden (kein definitiver künstlicher Darmausgang).

- Lokale Exzision (MIC) bei gut differenzierten uT_1N_0-Tumoren möglich ($\rightarrow$ spezialisiertes Zentrum).
- Die lokale Tumorexstirpation bei Rektumkarzinomen ist keine Standardtherapie und muß besonderen Situationen vorbehalten bleiben (z. B. Adenom mit schweren Zellatypien, kleine polypoide gut differenzierte Karzinome, schlechter Allgemeinzustand des Patienten [Alter] oder anderes hohes Operationsrisiko).

● *Palliative operative Behandlung:*
- Auch bei Fernmetastasierung sollte bei lokal operablen Tumoren die Exstirpation angestrebt werden (Kolonpassage!).
- Lokal inoperable Tumoren des Kolons: Umgehungsanastomose, Kolostomie selten erforderlich.
- Inoperables Rektumkarzinom: Sigmakolostoma (evtl. sekundäre Resektabilität nach Bestrahlung). Alternativ: kryochirurgische Tumorabtragung, Lasertherapie.
- Syn- oder metachrone *solitäre* Lebermetastasen (evtl. auch Lungenmetastasen) sollten operativ angegangen werden.

Strahlentherapie

● Kolonkarzinom: keine wirkungsvolle Indikation.
● Rektumkarzinom:
- Präoperative Strahlentherapie kann die lokale Rezidivfrequenz beim Rektumkarzinom reduzieren und u. U. die Resektabilität fördern.
- Verlängerung der Überlebenszeit durch Bestrahlungsbehandlung bei lokal inoperablen Rektumkarzinomen (kurative Dosis 60 Gy).
- Ebenfalls nachhaltiger symptomatischer Effekt (Blutung, Tenesmen, Schmerzen) bei Behandlung inoperabler Rezidivtumoren (palliative Dosis 40–50 Gy). Bestrahlungseffekt ggf. mit gleichzeitiger 5-FU-Chemotherapie günstiger.

Chemotherapie

● Bei metastasierten Kolon- bzw. Rektumkarzinomen Behandlungsversuch v. a. bei raschem Tumorwachstum, kurzem rezidivfreiem Intervall und tumorbedingten Beschwerden indiziert.
● Standardtherapie: 5-Fluorouracil-Monotherapie (z. B. 600 mg/m^2 i. v. als Bolus wöchentlich 1–2 ×). Kombinationschemotherapien haben bisher keinen gesicherten Vorteil erkennen lassen.
● Remissionsraten 20–25%, mittlere Remissionsdauer 6–8 Monate.

- Lokoregionale Chemotherapie (A. hepatica) kommt nur bei ausschließlicher Lebermetastasierung in Frage (s. S. 259/260). Vorteil gegenüber systemischer Therapie hinsichtlich Überlebenszeit nicht erwiesen, jedoch etwas höhere Remissionsrate.

Prognose

- Abhängig von Tiefeninfiltration in Darmwand und regionalem Lymphknotenbefall.
- 5-Jahres-Überlebensquote bei operablen Karzinomen:
  - Gesamtkollektiv   ~ 40–50%,
  - ohne Serosadurchbruch, ohne LK-Metastasen   ~ 70%,
  - mit regionären LK-Metastasen   ~ 30%.

Nachsorge

- Ziel: Frühzeitige Rezidiv- bzw. Metastasendiagnostik sowie Ausschluß von kolorektalen Zweittumoren (in hohem Maße Möglichkeit zur kurativen Zweittherapie!).
- Postoperativ zunächst 3monatige Kontrolle in den ersten beiden Jahren, hiernach halbjährlich: Endoskopie (Rektum ggf. Restkolon), Sonographie Leber, Röntgen-Thorax, Routinelabor, CEA evtl. Ca 19-9 (falls initial hoch).

Analkarzinom

Allgemeines

- Inzidenz: Sehr viel seltener als Kolon- und Rektumkarzinom (1–2% der Tumoren des distalen Verdauungstraktes).
- Ätiologie: evtl. chronische Infektionen wie Fisteln, Fissuren, Kondylome (Viren?).

Klinische Symptomatologie

- Schmerzen bei der Defäkation, Pruritus, leichte Blutung.
- Spätsymptome: Stenose, Gewichtsverlust.

Diagnostik

- Untersuchungen bei Verdacht:
  - Inspektion, digitale Palpation, Proktoskopie und gezielte Biopsie.
  - Leistenlymphknoten (Tumor metastasiert nicht nur retroperitoneal, sondern auch in die inguinalen Lymphknoten).
- Prätherapeutische Untersuchungen bei gesicherter Diagnose:
  - Röntgenkontrasteinlauf Kolon (Zweittumor?).
  - Rektosigmoidoskopie.
  - Sonographie Leber.
  - Thorax-Röntgenaufnahme.
  - Computertomographie Becken.
  - Bei Frauen: gynäkologische Untersuchung.

Differentialdiagnose

- Hämorrhoiden.
- Indurierte Analfissur.
- Marisken, andere Hauttumoren, z. B. Melanom.
- Condylomata (lata oder acuminata).

Tumorklassifikation

- Gemäß TNM-System (TNM-Klassifikation maligner Tumoren, 4. Auflage 1987, s. S. 53ff.).
- Analkanalkarzinome (Kurzfassung).
  T_1 ≤ 2 cm.
  T_2 > 2, bis 5 cm.
  T_3 > 5 cm.
  T_4 Nachbarorgan(e).
  N_1 Perirektale Lymphknoten befallen.
  N_2 Unilaterale Lymphknoten an A. iliaca interna/inguinal.
  N_3 Perirektal und inguinal, bilateral an A. iliaca interna/inguinal.
- Analrandkarzinome werden wie Hauttumoren klassifiziert (s. S. 224ff.).

Therapie

- *Kurative Zielsetzung:*
  - Beim Analkarzinom: präoperative simultane Chemo- und Strahlentherapie, bei Resttumor Boost-Bestrahlung (Iridium 192).
  - Bei fehlendem Ansprechen auf Radio-/Chemotherapie: abdominoperineale Rektumexstirpation (salvage surgery).
  - Beim Analrandkarzinom: Lokale Exzision und Nachbestrahlung.
- *Strahlentherapie:*
  - Mitbestrahlung der inguinalen Lymphknoten beiderseits (in Kombination mit FM-Chemotherapie oder platinhaltigen Schemata).
  - Eventuell palliativ bei fortgeschrittenen Tumoren.
- *Chemotherapie:*
  - Primäre Chemo-Radiotherapie („FM", Platin-Kombinationen) unter kurativer Zielsetzung (vgl. oben).
  - Gegebenenfalls bei Metastasierung als Palliativmaßnahme (FM-Chemotherapie, evtl. Adriamycin oder Cis-Platin). Remissionsrate schwer zu definieren, um $30-40\%$.

Prognose

- Bei Tumoren unter 4 cm Durchmesser relativ günstig:
  Rezidivfreies 5-Jahres-Überleben um 65%. Sphinktererhaltung heute bei 80 bis 90% der Patienten möglich.

Allgemeines

- Häufigkeit: 1−3% aller Malignome, 3,5/100 000/Jahr.
- Inzidenz und Mortalität stationär.
- *Histologie:*
  - 80–85% Adenokarzinom (sog. hypernephroides Karzinom Grawitz).
  - 7% Übergangsepithelkarzinom ⎫ von Nierenbecken
  - 2% Plattenepithelkarzinom ⎭ und Harnleiter
  - 8−10% Nephroblastom (Wilms) des Kindes, hier nicht behandelt.
  - Selten Sarkome.

Epidemiologie/Risikofaktoren

- Geschlecht: Männer : Frauen = 2−3 : 1.
- Alter: meist nach 40. Lebensjahr (70% zwischen 40 und 69 Jahren, bei Kindern extrem selten).
- *Risikofaktoren:*
  - Rauchen: mehr als 10 Zigaretten pro Tag.
  - Eiweißreiche Nahrung.
  - Leben in städtischen Verhältnissen.
  - Familiäre Häufung.
  - Thorotrast.
  - Von Hippel-Lindausche Mißbildung, Zystennieren.

Symptomatologie

- Das klinische Bild des Nierenkarzinoms ist uncharakteristisch und irreführend. Nur die Hälfte der Patienten haben Erstsymptome im Urogenitalsystem.
- Wichtigstes Symptom: schmerzlose Hämaturie (40−60%).
- Weitere Symptome: Flankenschmerzen (50%), evtl. Koliken bei Abgang von Blutkoagula. Parallel zu Flankenschmerzen: Druck im Bauch (30−40%).
- *Allgemeinsymptome:* meist erst bei fortgeschrittenen Tumoren:
  - Fieber (10−20%).
  - Polyglobulie (3%).
  - Gewichtsverlust (20−30%).
- *Paraneoplastische Syndrome:* bei Nierentumoren häufig:
  - Hämatologisch: Polyglobulie infolge erhöhter Erythropoetinproduktion.
  - Endokrin: Cushing (ACTH!), Hypertonie (Renin! bis 30%), Hyperkalzämie (parathormonähnliche Substanzen).
  - Neuromuskulär: Lambert-Eaton-Syndrom.

- Stauffer-Syndrom: erhöhte alkalische Phosphatase/Gammaglo-
  buline, verminderte Albumine/Quick-Wert.
- Merke:
1. Jede Hämaturie ist tumorverdächtig und muß entsprechend
   abgeklärt werden.
2. „Klassische Trias" Hämaturie/palpabler Tumor/Flankenschmerz
   ist selten (5−15%).
3. Nierentumoren sind oft Zufallsbefunde, viele werden erst über
   ihre Fernmetastasen entdeckt (Lunge, ZNS, Skelett).

Diagnostik

- Palpation: Tumor in Nierenloge (20−50%), rechts häufiger als
  links! Linksseitige Varikozele (3%) infolge Verlegung der V. renalis bzw. spermatica.
- Ultraschall: Erlaubt die Unterscheidung Zyste/solider Tumor. Evtl.
  mit Feinnadelpunktion.
- Ausscheidungsurographie (AUG): Leerbild: vergrößerte Niere,
  Verkalkungen, elongierte verdrängte Kelche. Evtl. mit Tomo-
  grammen.
- Computertomographie: Erlaubt meist definitive Diagnose, gegebe-
  nenfalls mit Feinnadelpunktion. Gleichzeitig Beurteilung von
  Retroperitonealraum und Leber.
- Angiographie: Früher obligat, heute oft durch Computertomogra-
  phie ersetzt. Maligne Tumoren im allgemeinen stark vaskularisiert.
  Ausgeprägte Gefäßvariationen!, daher für Operationstaktik
  wichtig.
- Kavographie: Bei rechtsseitigen Tumoren und Verdacht auf
  Veneneinbruch.
- NMR: Kraniale Ausdehnung? Tumor in V. cava?
- Durch Palpation, Ultraschall und Ausscheidungsurographie läßt
  sich in 95% eine Diagnose stellen.
- Labor:
  - Blutbild: Anämie (20−30%) oder Polyglobulie (1−5%),
  - Leukozytose, Thrombozytose,
  - erhöhte Senkungsreaktion,
  - erhöhte Leberenzyme (alkalische Phosphatase, SGOT, Gamma-
    GT), erhöhtes Bilirubin, verminderter Quick-Wert,
  - Hyperkalzämie (5%).
  - Urin: Erythrozyten, Eiweiß, Urinzytologie nicht aussagekräftig.
  - Eiweißuntersuchungen: Hyperglobulinämie, vermehrte Akute-
    Phase-Proteine.

- Weitere Abklärungsuntersuchungen ("staging"):
  - Ultraschall: Leber, kontralaterale Niere, Pankreas.
  - Thoraxröntgenbild: Metastasen (typischerweise Rundherde).
  - Skelettszintigraphie.
  - Bei klinischem Verdacht: Schädelcomputertomographie.

Differentialdiagnose

- Nierenzysten.
- Hamartome, Angiomyolipome.
- Blutungen.
- Nierenmetastasen anderer Tumoren.

Tumorklassifikation

- TNM (UICC, vereinfacht)

  T_1 Tumor 2,5 cm oder weniger in größter Ausdehnung, begrenzt auf die Niere.

  T_2 Tumor mehr als 2,5 cm in größter Ausdehnung, begrenzt auf die Niere.

  T_3 Tumor breitet sich in größeren Venen aus oder infiltriert Nebenniere oder perirenales Gewebe, jedoch nicht jenseits der Gerota-Faszie.

       T_{3a} Tumor infiltriert Nebenniere oder perirenales Gewebe, aber nicht jenseits der Gerota-Faszie.

       T_{3b} Tumor mit makroskopischer Ausbreitung in Nierenvene(n) oder V. cava.

  T_4 Tumor infiltriert über die Gerota-Faszie hinaus.

  N_X Regionäre Lymphknoten können nicht beurteilt werden.

  N_0 Keine regionären Lymphknotenmetastasen.

  N_1 Metastase in solitärem Lymphknoten, 2 cm oder weniger in größter Ausdehnung.

  N_2 Metastase(n) in solitärem Lymphknoten, mehr als 2 cm, aber nicht mehr als 5 cm in größter Ausdehnung, oder in multiplen Lymphknoten, keine mehr als 5 cm in größter Ausdehnung.

  N_3 Metastasen in Lymphknoten, mehr als 5 cm in größter Ausdehnung.

  M_X Das Vorliegen von Fernmetastasen kann nicht beurteilt werden.

  M_0 Keine Fernmetastasen.

  M_1 Fernmetastasen.

- Amerikanische Einteilung nach Holland/Robson:

  I begrenzt auf Niere, $T_{1-2}N_0M_0V_0$

  II Infiltration ins perirenale Fettgewebe, $T_3N_0M_0V_0$

III Infiltration von:
- a) Nierenvene/V. cava
- b) Lymphknoten $\left.\right\}$ $T_{2-3}N_{0-2}M_0V_0$
- c) Venen und Lymphknoten

IV Befall benachbarter Organe und Fernmetastasen, $T_{2-4}N_{2-4}M_{0-2}V_{0-2}$

- Histologisches Grading. WHO-Empfehlungen (1981):
  - Tumoraufbau (a−d),
  - Zelltyp (a−d),
  - Grading (1−3),
  - Tumorkapsel (a−c).

Früherkennung/Vorsorge

- Nicht möglich.

Therapie

- *Primärtumor:*
  - Chirurgie hat absolute Priorität!
  - Methode der Wahl: Tumornephrektomie → Primärligatur von A. und V. renalis, dann „No-touch"-Nephrektomie = Entfernung der Niere in der Gerota-Faszie mit Fettkapsel, Nebenniere, regionäre Lymphknoten und ⅔ des Harnleiters en bloc. Zugang trans- oder retroperitoneal, evtl. Erweiterung transthorakal (abhängig von Lokalisation und Größe des Tumors).
  - Analoges Vorgehen bei Nierenbeckenkarzinom unter Mitnahme des ganzen Ureters.
  - Bei Tumoren pT_1G_1 elektive Tumorexstirpation unter Organerhalt möglich, auch bei normaler kontralateraler Niere.
  - Bei bilateralen Karzinomen (2−3%): zweizeitiges Vorgehen: Tumorexstirpation in Niere mit besserer Funktion und günstigerer Tumorlokalisation. Bei ausreichender Restfunktion kontralaterale Nephrektomie. Falls Organerhaltung unmöglich → Binephrektomie → Dialyse. Transplantation erst nach 2- bis 3jähriger Rezidivfreiheit.
- Nephrektomie bei nachgewiesenen Fernmetastasen: Individuell entscheiden, oft aus palliativen Gründen (Blutung, Schmerz) gerechtfertigt – nicht aber wegen der unsicheren Hoffnung auf Tumorregression (Chance 0,8%, geringer als Operationsmortalität!).
- Vor- oder Nachbestrahlung: Keine Verbesserung der Überlebenszeit. Primäre alleinige Bestrahlung als Ultima ratio bei Inoperabilität (60 Gy in 4−6 Wochen).

- Bei inoperablen Tumoren mit persistierender Hämaturie: palliative Embolisation der A. renalis.
- *Metastasen:*
  - Falls solitär/> 2 Jahre postoperatives tumorfreies Intervall/stark störend: chirurgische Exstirpation, vor allem in ZNS, Lunge, Skelett.
  - Bestrahlung: Vor allem bei schmerzhaften Knochenmetastasen, hohe Dosen notwendig!
  - Systemische Behandlung:
    1. Zytostatika: Wirksamkeit nachgewiesen für Vinca-Alkaloide, Nitrosoharnstoffe, Ifosfamid, Remissionsraten mit Monochemotherapie < 10%.
       Kombinationschemotherapie nicht überlegen! Individuelle Indikation!
    2. Immunotherapie: 20−30% Remissionen mit Interferon-α, (v. a. in Kombination mit Vinblastin) oder Interleukin-2, mit oder ohne LAK-Zellen.
    3. Hormone: Gestagene (hohe Dosen!) und Androgene mit geringer Remissionschance (< 10%), Remissionen vor allem bei Frauen.

Verlauf/Prognose

- Im Einzelfall schwer voraussehbar, manchmal rasch fatal, oft langsam, günstig über Jahre. 5-Jahres-Überlebenszeit unbehandelter Nierenkarzinome < 2%.
- Prognose abhängig vom Tumorstadium und Grading, insbesondere vom Ausmaß der lokalen Infiltration. ⅓ der Patienten haben bei Diagnose bereits Fernmetastasen!
- Überlebenszeit nach Tumornephrektomie 5 Jahre 45% (Primärtumor lokalisiert 70%, fortgeschrittene Tumoren 33%, mit Fernmetastasen 0%); 10 Jahre 40% (lokalisierte Stadien).

Nachsorge

- Behandlungsmöglichkeiten bei Metastasierung schlecht.
- *Minimalprogramm:*
  - Klinische Untersuchung alle 6 Monate.
  - Labor: Hb, Urinstatus, Kreatinin.
  - Röntgen: Thorax.
  - Ultraschall Abdomen.

Allgemeines

- Häufigkeit: Sehr selten. Nierenbeckentumoren machen 7–10% aller malignen Nierentumoren, Ureterkarzinome nur 1% aller Urogenitalmalignome aus.
- Histologie: Vorwiegend Urothel-, selten Plattenepithelkarzinome.

Pathogenese/Risikofaktoren

- Geschlecht: Männer : Frauen = 3–4 : 1.
- Alter: Prädilektionsalter 50–55 Jahre.
- *Risikofaktoren:*
  - Analgetikaabusus, insbesondere von phenacetinhaltigen Präparaten.
  - Chronische Entzündung, Steinleiden.
  - Endemische (sog. Balkan-)Nephritis.
  - Thorotrast.
  - Rauchen.

Symptomatologie

- Im Vordergrund steht Makrohämaturie (70–80%), oft verbunden mit Koliken infolge Abgang von Koagula.
- Seltener Flankenschmerz.

Diagnostik

- Diese erfolgt grundsätzlich wie bei Nierentumoren mit folgenden Ausnahmen:
- Palpation: Palpiert wird meistens die gestaute Niere, nicht der Tumor.
- Ultraschall: Hier weniger aussagekräftig.
- Röntgen: Ausscheidungs- und vor allem die retrograde Urographie (kombiniert mit Zytologie). Angiographie und Kavographie entfallen zugunsten der Computertomographie des Abdomens.
- Zystoureterorenoskopie.
- Urinzytologie sehr treffsicher!

Differentialdiagnose

- Nierenbecken-Ureterpolyp (Fibroepitheliom).
- Konkrement.
- Narben (Tbc?), Strikturen, Leukoplakie.

Stadieneinteilung

- T – Primärtumor
  T_X Primärtumor kann nicht beurteilt werden.
  T_0 Kein Anhalt für Primärtumor.
  T_{is} Carcinoma in situ.
      T_a Papilläres nichtinvasives Karzinom.
  T_1 Tumor infiltriert subepitheliales Bindegewebe.
  T_2 Tumor infiltriert Muskularis.
  T_3 Tumor infiltriert jenseits der Muskularis in periureterales oder peripelvines Fettgewebe oder Nierenparenchym.
  T_4 Tumor infiltriert Nachbarorgane oder durch die Niere in das perirenale Fettgewebe.
- N – Regionäre Lymphknoten
- Siehe Definitionen S. 128
- M – Fernmetastasen
- Siehe Definitionen S. 128
- Grading in vier Histologiegrade (vgl. Blasentumoren).

Therapie

- Primärtumor: primär chirurgisch: Erweiterte Nephro-Ureterektomie inkl. Blasenwandmanschette, da nach organerhaltenden Operationen hohe lokale Rezidivgefahr. Bei kleinen T_aG_1-Tumoren lokale chirurgische Exstirpation oder TUR + Laserbestrahlung unter Organerhaltung.
- Metastasen/inoperable Tumoren: palliative Bestrahlung. Gleiche zytostatische Behandlung wie bei Blasenkarzinom (Platin-Kombinationen, z. B. „CAP"-Schema), s. Anhang III.

Prognose

- Abhängig von Infiltrationsgrad/Grading/Lymphgefäßinvasion.
  - G_1: 5-Jahres-Überlebenszeit = 83%,
  - G_2: 5-Jahres-Überlebenszeit = 52%,
  - G_3: 5-Jahres-Überlebenszeit = 18%.

Allgemeines

- Häufigkeit: 3% aller Malignome, 17–19 pro 100 000/Jahr, zweithäufigstes Karzinom im Urogenitalsystem. Zunahme in Industrieländern!
- Histologie: 90% Übergangsepithel-(Urothel-)Karzinome, selten Plattenepithel- und Adenokarzinome.

Epidemiologie/Risikofaktoren

- Geschlecht: Männer : Frauen = 2,5 : 1.
- Alter: Maximum im 7. Lebensjahrzehnt, nur 5% unter 45 Jahren.
- *Risikofaktoren:*
  - Industrietoxine, vor allem aromatische Amine (Anilinfarben, Benzidin, Nitrosamine).
  - Rauchen und viel Kaffee.
  - Chronische Entzündung (Blasensteine, Dauerkatheter, Bilharziose).
  - Medikamente: Oxazaphosphorine (Cyclophosphamid!), phenacetinhaltige Analgetika.
  - Künstliche Süßstoffe (Cyclamat, Saccharin, beim Menschen nicht bewiesen).
  - Präkanzerosen: Dysplasien – Carcinoma in situ, Papillomatose = obligate Präkanzerose.

Symptomatologie

- Hämaturie 70–80% überwiegend schmerzlos.
- Zystitisbeschwerden, Reizblase, Miktionsdrang, Pollakis- und Dysurie, Schmerzen nach Abschluß der Miktion in 25%.
- Schmerzen sind meist Zeichen fortgeschrittener Erkrankung, erst recht Beinödeme infolge Lymph- und Venenstauung.

Diagnostik

- Palpation: unzuverlässig, meist negativ. Rektale Untersuchung.
- *Labor:*
  - Blutbild als Routineuntersuchung, Anämie?
  - Nieren- und Leberparameter, Urinuntersuchung: Erythrozyten!
- *Röntgen:*
  - Ausscheidungs-, retrograde Urographie, Stufen-Zystographie.
  - Thorax (Lunge/Mediastinum).

- Urinzytologie, monoklonale Antikörper bei unklarer Zystoskopie oder T_{is}.
- Computertomographie, noch besser NMR: Ersetzt Lymphographie und Angiographie heute weitgehend.
- Fakultativ: Skelettszintigraphie.
- Zystoskopie: Entscheidende Untersuchung mit zytologischer Urinuntersuchung und multiplen Blasenbiopsien (Quadranten-Biopsie, „Bladder-mapping"). Das Bild ist oft vielfältig und wechselhaft, reicht von einzelnen bis zu multiplen, papillär-soliden bis zu ulzerierend-nekrotischen Tumoren. Biopsie an Geschwulstbasis! Flow-Zytometrie.

Differentialdiagnose

- Benigne Tumoren (gutartiges Papillom 3%).
- Blutungen (entzündlich, traumatisch infolge Dauerkatheter, Nephrolithiasis).
- *Merke:* Jeder Blasentumor gilt als *maligne* bis zum Beweis des Gegenteils.

Stadieneinteilung

- TNM,
- USA (Jewett, Marshall) (Tab. 6).
  Cave: Jewett/Marshall unterscheiden sich von TNM in der Bewertung der Muskelinvasion ($B_{1/2}$ ungleich T_2/T_{3a}).
- *Histologisches Grading:* hier sehr wichtig!
  Häufigkeit:
  G_1 = gut differenziert 44%,
  G_2 = mäßig differenziert 30%,
  G_3 = schlecht differenziert 23%,
  G_4 = undifferenziert 7%.

Therapie

- Je nach Tumorstadium bzw. Infiltration/Grading verschieden:
- *Carcinoma in situ* (meist multifokal, bricht nicht in die Lamina propria ein, vor allem an Blasenboden, Trigonum, Blasenhals):
  - endovesikale Zytostatika- oder Immuntherapie mit BCG.
  - Transurethrale Elektroresektion, wiederholt, bei Tumorpersistenz, zunehmenden subjektiven Beschwerden und zunehmendem Infiltrationsstadium radikale Zystektomie.

Tabelle 6   Vergleich der verschiedenen Blasentumorklassifikationen

1946 Jewett-Strong	1952 Jewett	1952 Marshall		1987 TNM Klinisch
		O	kein definitiver Tumornachweis	T_0
			Carcinoma in situ	T_{is}
A	A		papillärer Tumor ohne Invasion	T_a
			Invasion der Lamina propria	T_1
B	B_1	B_1	oberflächliche Muskelinvasion	T_2
	B_2	B_2	tiefe Muskelinvasion	T_{3a}
C	C	C	Invasion ins Fettgewebe	T_{3b}
		D_1	Invasion benachbarter Organe	T_4
			pelvine Lymphknoten	N_{1-3}
		D_2	Fernmetastasen	M_1
			Lymphknoten oberhalb der Aorten-bifurkation	

- *T 1:* Transurethrale Abtragung (Elektroresektion), gefolgt von prophylaktischer intravesikaler Chemotherapie (s. unten). Regelmäßig zystoskopische Nachkontrolle.
- *T 2:* Blasenteilresektion (evtl. nach Vorbestrahlung) bei Tumoren im freien Anteil der Harnblase (Hinter- und Seitenwand, Blasendach).
- *T 3:* Evtl. Vorbestrahlung, dann radikale Zystektomie (= Zysto-Prostato-Vesikulektomie + pelvine Lymphadenektomie inkl. Fett-/Bindegewebe des kleinen Beckens + Beckenperitoneum, bei Frauen gleichzeitig Entfernung von Uterus, Adnexe und Urethra). Ersatzblase aus Sigma, oder Ileum-Conduit, gegebenenfalls direkte kutane Ureterostomie oder Ableitung ins Kolon (Ureterosigmoidostomie). Letalität $5-10\%$.
- *Strahlentherapie:*
  - Präoperativ bei muskelinvasiven Karzinomen (pT_{2-4}) zur Verminderung der Lokalrezidive nach Zystektomie bzw. zum Versuch des Blasenerhalts: vorteilhaft nur für Patienten mit einem down staging nach pT_0.
  - Postoperativ nach TUR von mehrfachen Rezidiven oberflächlicher Karzinome, von pT_1 G_3, assoziierten T_{is} sowie nach TUR/partieller Zystektomie von muskelinvasiven Karzinomen.
  - Alleinige Radiochemotherapie (mit Platinverbindungen) bei muskelinvasiven Karzinomen (pT_{2-4}) nach TUR mit und ohne Resttumor (R_{0-2}). Alternative zur Zystektomie. Strenge Nach-

sorge mit Zystoskopie, Biopsien vom Tumorrand und -grund, „bladder mapping", Urinzytologie. Salvage-Zystektomie bei Non-respondern und beim Rezidiv. 75% behalten eine tumorfreie, funktionstüchtige Blase (Erlanger Konzept).
- Palliativtherapie von Metastasen und symptomatischen, inoperablen Tumorblasen bei inkurabler Situation.
- Interstitielle Spickung mit Ra 226 oder Ir 192 = Boost auf Tumorregion bei alleiniger Bestrahlung (Rotterdam-Konzept).

- *Chemotherapie:*
  - Intravesikal: Bei oberflächlichen Tumoren bzw. zur Adjuvansbehandlung nach zystoskopischer Abtragung mit Adriamycin, Epirubicin, Mitomycin C, Thio-TEPA. Applikation zuerst wöchentlich, dann monatlich und in größeren Abständen (zystoskopische Kontrollen!).
  - Systemisch bei Fernmetastasen sowie lokoregionären, inoperablen Rezidiven:
    Wirksame Substanzen: Platinsalze, Adriamycin, Bleomycin, Methotrexat, Fluorouracil, Cyclophosphamid, meist in Kombination (z. B. „M-VAC" bzw. „M-VEC"-Schema, vgl. Anhang III. Remissionsrate mit Monochemotherapie 25−35%, mit platinhaltigen Kombinationen 50−60%, kurze mittlere Remissionsdauer von 6−8 Monaten. Keine Standardtherapie → Med. Onkologe, Tumorzentrum!
  - *Immunotherapie:*
    Blaseninstillationen mit BCG im Stadium T_a und T_1 nach vorheriger Elektroresektion und bei erstem Rezidiv.

Prognose

- 5-Jahres-Überlebensrate:
  T_1 65−80%
  T_2 50−70%
  T_3 30−50%
  T_4 0−20%

Allgemeines

- Häufigkeit: 0,3–0,5% aller männlichen Malignome.
- Histologie: Plattenepithelkarzinom, meist gut differenziert.

Epidemiologie/Pathogenese

- Alter: Alterskarzinom, fast immer über 60 Jahre.
- Zirkumzision!: Nach Zirkumzision im Säuglingsalter praktisch unbekannt (Juden).
- Virusgenese wird diskutiert.

Symptomatologie

- Schlecht heilende Wunde, Ulkus, Knötchen, meist an Glans oder Übergang zu Penisschaft.
- Später stinkende Sekretion.
- Cave: oft versteckt durch Phimose!
- Schmerzen, Lymphstauung und Hämaturie als Spätsymptome.

Diagnostik

- *Inspektion/Palpation:*
  - Ulkus bzw. exophytischer Tumor, oft infiziert, meist an Glans bzw. Sulcus coronae, zur Hälfte hinter einer Phimose!
  - Corpora cavernosa erst spät infiltriert, Urethra stets frei.
  - Lymphome in der Leiste.
- Direkter Nachweis durch chirurgische Biopsie.
- *Röntgenuntersuchungen:*
  - Lymphogramm unsicher, heute durch abdominopelvine Computertomographie ersetzt.
  - Thoraxröntgen zur Metastasenabklärung.
  - Weitere Untersuchungen nur bei klinischem Verdacht.
- *Labor:* Trägt wenig bei.
  - Routine inkl. Urinstatus.
  - Cave: Hyperkalzämie!

Differentialdiagnose

- *Präkanzerosen:*
  - Erythroplasie Queyrat: an Glans/Präputium, flach, rot, samtartig, in 10% in Malignom übergehend.

137

– Morbus Bowen: kleine ekzematoide Plaques, histologisch Plattenepithelkarzinom in situ, häufig zusammen mit Karzinom in Magen-Darm-Trakt und Lunge!
– Leukoplakie: meist zusammen mit Plattenepithelkarzinom.
– Riesenkondylome Buschke-Löwenstein: blumenkohlartig, mit Plattenepithelkarzinomherden.
– Balanitis sclerotica obliterans.

Stadieneinteilung

- TNM: Die Klassifizierung ist nur auf Karzinome anzuwenden, die histologisch gesichert sind. Die regionalen Lymphknoten sind die inguinalen Lymphknoten.
  Es werden drei anatomische Regionen unterschieden: 1. Präputium, 2. Glans penis, 3. Penisschaft.

T_0 Kein Anhalt für Primärtumor.
T_{is} Carcinoma in situ.
T_a Nichtinvasives verruköses Karzinom.
T_1 Tumor infiltriert subepitheliales Bindegewebe.
T_2 Tumor infiltriert Corpus spongiosum oder cavernosum.
T_3 Tumor infiltriert Urethra oder Prostata.
T_4 Tumor infiltriert andere Nachbarstrukturen.
N_X Regionäre Lymphknoten können nicht beurteilt werden.
N_0 Keine regionären Lymphknotenmetastasen.
N_1 Metastase in solitärem oberflächlichem Leistenlymphknoten.
N_2 Metastasen in multiplen oder bilateralen oberflächlichen Leistenlymphknoten.
N_3 Metastase(n) in tiefen Leisten- oder Beckenlymphknoten (uni- oder bilateral).
M_0 Kein Anhalt für Fernmetastasen.
M_1 Fernmetastasen vorhanden.

Verhütung

- Frühe Zirkumzision, operative Sanierung von Phimosen im Knabenalter, Genitalhygiene!
- Präkanzerosen sind, wenn immer möglich, konservativ (organerhaltend) chirurgisch zu behandeln und engmaschig zu überwachen. Aus Präkanzerosen entstandene Malignome verlaufen meist günstiger.

Früherkennung

- Regelmäßige Inspektion, Biopsie verdächtiger Läsionen.

Therapie

- *Primärtumor:*
  - Operation: partielle Penisamputation, wenn Tumor unter 2 cm, mit histologisch tumorfreiem Rand.
  - Alternativ Radiotherapie, sonst totale Penisamputation.
- Bei jungen Patienten und auf das Präputium beschränktem Tumor evtl. nur Zirkumzision, engmaschige Überwachung.
- Bei Rezidiv radikale Chirurgie oder Bestrahlung. Lymphadenektomie umstritten.
- Bei regionalem Lymphknotenbefall chirurgische Exstirpation oder Radiotherapie (evtl. zusätzlich Chemotherapie mit Bleomycin).
- Fernmetastasen: Chemotherapie mit Platin/Methotrexat/Bleomycin, rund 50% Teilremissionen von kurzer Dauer, noch experimentell (→ Med. Onkologe, Tumorzentrum).

Prognose

- 5-Jahres-Überlebensrate rund 50%.

Nachsorge

- Rein klinisch, anfänglich 3monatlich, später ½jährlich.

Allgemeines

- Häufigkeit: zweit- bis dritthäufigstes männliches Malignom, USA 24/100 000, Japan 2/100 000/Jahr. 9–11% aller Tumorerkrankungen. 20/100 000/Jahr bei unter 50jährigen, 800/100 000 bei über 80jährigen.
- Unterscheidung zwischen klinisch manifesten und latenten Karzinomen wichtig:
  - mit 50 Jahren 0,02% klinisch manifeste, 6–10% latente Karzinome,
  - mit 80 Jahren 0,8% klinisch manifeste, 40% latente Karzinome.
  - Nicht alle latenten Karzinome werden später klinisch manifest.
- Histologie: Adenokarzinome verschiedenen Differenzierungsgrades, meist aus Hinterlappen entstehend. In 84% multifokal, Infiltration in die Samenblasen.

Epidemiologie/Risikofaktoren

- Alter: mehr als 50% über 70 Jahre, allmähliche Zunahme ab 65 Jahre.
- *Risikofaktoren:*
  - Geographisch: Maximum Schweden, Minimum Taiwan/Japan.
  - Rassisch: selten bei Juden.
  - Ehestatus: Häufigkeitszunahme von Ledigen über Verheiratete, Verwitwete bis zu Geschiedenen.
  - Berufsexposition: Gummi, Kadmium?
  - Hormone: pathologischer Androgen-Östrogen-Metabolismus? (z. B. bei Leberzirrhose).
  - Fettreiche Ernährung.
  - Keine Rolle spielen sozioökonomischer Status, Vererbung und benigne Hyperplasien!

Symptomatik

- In Frühstadien meist asymptomatisch, Entwicklung harnröhrenfern. Damit keine Möglichkeit der Selbstkontrolle zur Früherkennung.
- Symptome stets Zeichen fortgeschrittener Erkrankung:
  - Harndrang/Pollakisurie (vor allem nachts),
  - unvollständige Miktion mit Nachträufeln, schwacher Strahl, selten Schmerzen, alles langsam zunehmend,
  - Hämaturie,
  - akute Harnverhaltung,
  - einseitiger, später beidseitiger Harnstau.

- Schmerzen, gegebenenfalls am Ort der Metastasierung (Skelett!),
- Gewichtsverlust.

Diagnostik

- Palpation: Rektaluntersuchung: Größe, Form, Konsistenz, Abgrenzbarkeit der Prostata. Ein umschriebener derber Knoten ist in 50% ein Karzinom. Weiter zu palpieren: Samenblasen, Blase, Lymphome, Leber, Skelett.
- Röntgen: Ausscheidungsurographie (Anhebung des Blasenbodens), Thorax, Lymphographie (erfaßt wichtigste primäre Stationen und Mikrometastasen nicht!), Computertomographie: abdominopelviner Lymphknotenbefall?
- Skelettszintigraphie mit hoher Sensitivität, ergänzt durch gezielte Röntgenuntersuchungen.
- Ultraschall: Rektal (lokale Ausdehnung?), Abdomen (Lebermetastasen?)
- *Labor:*
  - Blutbild (Routine).
  - Nieren-/Leber-/Knochenparameter: Kreatinin, Harnsäure, alkalische Phosphatase, Transaminasen, Calcium, Quick-Werte etc.
  - PSA = prostataspezifisches Antigen, sensitivster und spezifischster Marker, v. a. zur Verlaufskontrolle.
  - Enzyme: saure Phosphatase, insbesondere tartratgehemmte, sog. prostataspezifische Phosphatase (positiv bei 25−30% infiltrierender und bei 75−80% ins Skelett metastasierender Karzinome), wenn möglich in Form des Radioimmunoassays (RIA), vgl. auch S. 42−45.
  - Urinstatus: Erythrozyten! Eiweiß.
- Knochenmarkbiopsie.

Differentialdiagnose

- Entzündliche Erkrankungen (Prostatitis).
- Benigne Hyperplasie (Adenomatose).
- Metastasen anderer Tumoren.

Klassifikation

- Zwei Systeme in Konkurrenz (Tab. 7):
  - TNM,
  - USA (Flocks bzw. Jewett u. Mitarb.)

Tabelle 7

Amerikanisches System (Jewett, Murphy, Whitmore, VACURG)			TNM (UICC, 1987) Klinisch		
A. I.0		Zufällig entdecktes Karzinom im Operationspräparat (G1-G3)	T_1		
	A1	Histologisch: hochdifferenziert und fokal (G1)	T_1^*	N_0	
	A2	Histologisch: mäßig bis schlecht differenziert und diffus (G2-G3)	T_1^*	N_{0-2}	
B. II		Palpatorisch begrenzt auf Prostata			
	B1	Kleiner Knoten $\leqq$ 1,5 cm, in 1 Lappen	T_{2a}	N_{0-2}	
	B2	Tumor > 1,5 cm in einem oder beiden Lappen, kein Kapselbefall	T_{2b}	N_{0-2}	
C. III		Tumor kapselüberschreitend	T_3	N_{0-3}	
	C1	Kein Befall der Samenblasen < 70 g < 6 cm $\varnothing$			
	C2	Befall der Samenblasen > 70 g > 6 cm $\varnothing$			
		Fixierter Tumor oder Ausbreitung auf Nachbarorgane	T_4	N_{1-3}	M_{0-1}
D. IV		Tumor mit nachweisbaren Metastasen			
	D1	Beckenlymphknoten oder Harnleiterobstruktion mit Stauungsniere	T_4	N_{2-3}	M_0
	D2	Knochenmetastasen oder juxtaregionale Metastasen		N_{1-3}	M_1

* $T_{1a} \leq 3$ mikroskopische Karzinomherde
$T_{1b} > 3$ mikroskopische Karzinomherde

N_X Regionäre Lymphknoten können nicht beurteilt werden.
N_0 Keine regionären Lymphknotenmetastasen.
N_1 Metastase in solitärem Lymphknoten, 2 cm oder weniger in größter Ausdehnung.
N_2 Metastase(n) in solitärem Lymphknoten, mehr als 2 cm, aber nicht mehr als 5 cm in größter Ausdehnung, oder in multiplen Lymphknoten, keine mehr als 5 cm in größter Ausdehnung.
N_3 Metastasen in Lymphknoten, mehr als 5 cm in größter Ausdehnung.

M_x Das Vorliegen von Fernmetastasen kann nicht beurteilt werden.

M_0 Keine Fernmetastasen.

M_1 Fernmetastasen.

- Histologisches Grading:

  G_1 = hochdifferenziert,

  G_2 = mäßig differenziert,

  G_{3-4} = schlecht differenziert – undifferenziert, ausgeprägte Anaplasie.

Früherfassung/Vorsorge:

- Durch rektale Untersuchung grundsätzlich möglich, in ihrer Bedeutung aber umstritten. Nicht alle latenten Prostatakarzinome werden klinisch manifest!

Therapie

- Behandlung je nach Tumorstadium
  - $T_1N_0M_0$ = inzidentelles Karzinom,
    - a) hochdifferenziert: keine Therapie, 6monatliche Kontrollen,
    - b) undifferenziert: radikale Prostatovesikulektomie mit pelviner Lymphadenektomie, alternativ perkutane Hochvoltbestrahlung.
  - $T_{2a}N_0M_0$, hochdifferenziert: wie $T_1N_0M_0$, undifferenziert undifferenziert: totale Prostatektomie oder Hochvoltbestrahlung;
  - $T_{2b}N_0M_0$, totale Prostatektomie oder Hochvoltbestrahlung;
  - Für alle Stadien $T_0 - T_2$ gilt: keine systemische Zusatzbehandlung!
  - $T_3/T_4N_0M_0$: Hochvoltbestrahlung, evtl. totale Prostatektomie.
  - $T_{1-4}N_+M_+$: primär endokrine Behandlung, bei Versagen Zytostatika (gegebenenfalls + transurethrale Resektion bzw. Bestrahlung).
- *Bestrahlung:*
  - a) Perkutan: Prostata + abführende Lymphwege, Dosis 70 Gy in 7–8 Wochen.
  - b) Interstitiell: bei kleinen Tumoren, hohem oder mäßigem Differenzierungsgrad.
  - c) Palliativ bei Metastasen, vor allem Skelett (drohendes Querschnittsyndrom!).
  - d) Prophylaktische Mamillenbestrahlung vor endokriner Behandlung 10–12 Gy in 3 Tagen.

● *Endokrine Behandlung:*
Ziel in jedem Fall: Ausschaltung der Androgene (Hoden + Nebennierenrinde).
a) *Ablativ:*
  – Orchiektomie in Form der bilateralen subkapsulären Entfernung beider Hoden: Remissionsrate 80%. Nebenwirkungen praktisch keine, wird von den Patienten aber aus psychologischen Gründen oft verweigert. Diese Maßnahme sollte stets der erste endokrine Behandlungschritt sein.
  – Hypophysektomie: Diese kommt nur als Ultima ratio bei Skelettmetastasen in Frage in Form einer Yttriumspickung.
b) *Additiv:*
Östrogene (Beispiel):
  – Natürliche Östrogene (Polyoestrolphosphat): 40−80(−160) mg alle 2−4 Wochen i.m.
  – Künstliche: Diäthylstilböstrol (DES) 1−3 mg täglich p.o.
  – Fosfostrol (Diäthyldihydrostilbendiphosphat): 900−1800 mg täglich als Infusion bis zu einer Gesamtdosis von 20−30 g, später 120−360 mg täglich p.o.
Antiandrogene: Cyproteronacetat, Flutamid.
Gestagene: z. B. Medroxyprogesteronacetat, kommen erst in zweiter oder dritter Linie in Frage, wirken oft subjektiv günstig.
Antiöstrogene: Tamoxifen.
LH-RH-Analoge: Diese führen zu einer medikamentösen Orchiektomie und eröffnen allein oder in Kombination mit Antiandrogenen neue therapeutische Möglichkeiten. Nachteil: bisher nur parenterale, später intranasale Applikationsweise: Buserelin (Suprefact) intranasal 6 × täglich 200 µg oder als s.c. Depot alle 4 Wo. Gonadorelin (Decapeptyl) initial 7 Tage je 0,1 mg s.c., dann 1 A Gonadorelin retard alle 4 Wo. i.m. Goserelin (Zoladex) s.c. Depot alle 4 Wo.
Aromatasehemmer: Aminoglutethimid (Orimeten) (+ Corticosteroidsubstitution) in klinischer Prüfung; Dosierung 500 mg/d p.o.
● *Nebenwirkungen* der endokrinen Therapie:
  – Feminisierung, z. B. Gynäkomastie (zu verhindern durch prophylaktische Mamillenbestrahlung, s. oben).
  – Wallungserscheinungen.
  – Kardio- und zerebrovaskuläre Komplikationen (Thromboembolierisiko erhöht).
  – Depression.

- *Zytostatika:*
  Die drei wichtigsten wirksamen Zytostatika sind:
  - Cyclophosphamid,
  - 5 Fluorouracil,
  - Adriamycin.
  - Diese werden allein oder in Kombination erst bei gesicherter Hormonresistenz eingesetzt (→ med. Onkologe). *Cave:* Myelotoxizität bei ausgedehntem Skelettbefall!
- *Kombination Zytostatikum/Hormon:*
  - Estramustin: eine Kombination von Östradiolphosphat und Stickstofflost. Initial i.v., Dauerbehandlung oral (280−840 mg täglich). Kosten!
  - Sekundärtherapie nach Orchiektomie/Östrogenen, Erfolg in 30−50%.

Prognose

- Die Prognose wird bestimmt durch Tumorstadium, Behandlung und deren Erfolg. Die Literaturangaben variieren stark; gründlich und einheitlich abgeklärte Kollektive sind selten. Mittlere Überlebensraten sind

Flocks-Stadien	nach 5 J.	nach 10 J.	nach 15 J.
A	75%	65%	50%
B	70%	60%	40%
C	60%	30%	20%

Nachsorge

- Nachkontroll-Frequenz: 1./2. Jahr alle 3 Monate, nach 3. Jahr alle 6 Monate.
- Untersuchungen:
  - Klinische Untersuchung (Palpation).
  - Labor: saure Phosphatase, PSA, Kreatinin, Hämoglobin.
  - Feinnadel-Saugbiopsie der Prostata.
  - In größeren Abständen: Ganzkörperskelettszintigramm, Thoraxröntgenbild, Ultraschall, AUG.

Allgemeines

- Häufigkeit: 1% aller männlichen Malignome, 0,9–1,8/100000/Jahr, keine Zunahme.
- *Epidemiologie/Pathogenese/Risikofaktoren:*
  - Alter: je nach Histologie (s. unten). In Altersgruppe 20–40 Jahre häufigstes Malignom des Mannes.
  - Rasse: bei Weißen 6mal häufiger als bei Schwarzen und Orientalen.
  - Kryptorchismus: 10- bis 40mal häufiger. Risiko bei Leistenhoden 1:80, bei intraabdominaler Retention 1:20.
  - Testikuläre Feminisierung: 40mal häufiger, oft bilateral.
  - Bilateraler, meist metachroner Befall bei 1–2% aller malignen Hodentumoren.
  - Umstritten: Orchitis (Mumps!), Trauma, Bestrahlung.
- Histologische Formen: Bei jüngeren Patienten fast alles Keimzelltumoren verschiedener Art = Abbilder der normalen Embryogenese. Bei älteren Patienten häufiger Nichtkeimzelltumoren und Lymphome.
  - *Seminom:* 40–50%, aus Spermatozyten, Alter 25–40 Jahre (also höher als bei Nichtseminomtumoren). Relativ häufig bei Kryptorchismus.
    Unterformen:
    a) reines Seminom,
    b) spermatozytisches Seminom,
    c) undifferenziert-anaplastisches Seminom.
  - *Nichtseminom-Hodentumoren:* 50%, aus pluripotentiellen Keimzellen, Alter 20–30 Jahre.
    Unterformen (verschiedene Klassifikationen, hier die Einteilung der WHO):
    - embryonales Karzinom,
    - embryonales Karzinom mit Teratom (Teratokarzinom),
    - Teratom (reif bzw. unreif),
    - Chorionkarzinom: rein sehr selten (unter 0,5%), hochdifferenziert, Beta-HCG-produzierend,
    - Yolk-(Dotter-)Sack-Tumoren: v. a. Kinder.
    Die meisten Nichtseminom-Hodentumoren sind histologisch Mischtumoren, nicht selten auch mit Seminom-Anteilen.
    Seltenere Tumoren: Gonadoblastom, Polyembryom, Dermoidzyste, Rhabdomyosarkom.

Symptomatologie

- Schmerzlose Schwellung im Hoden, Knoten, meist zufällig entdeckt.
- Schmerzen in 30–50%, meist durch Blutung bzw. Infarzierung.
- Akute Schmerzen: Torsion?, v. a. bei Kryptorchismus!, oft initial als akute Epididymitis verkannt.
- Gynäkomastie in 10% (HCG!).
- Infertilität 3%.
- Rückenschmerzen und Allgemeinsymptome (Husten, Dyspnoe: Lungenmetastasen!) sind Zeichen fortgeschrittener Tumorerkrankung.

Diagnostik

- *Inspektion/Palpation:*
  - Beide Hoden sorgfältig bimanuell untersuchen! Resistenz, meist hart und höckrig, Diaphanie, von Nebenhoden abgrenzen → Ultraschall.
  - Regionale Lymphknoten: Abdomen! Supraklavikulärgrube!
  - Brust: Gynäkomastie!
- Direkter Nachweis: Bereits bei klinischem Verdacht operative Freilegung des Hodens, Inspektion bzw. Palpation, bei persistierendem Verdacht Semikastration!, sonst Biopsie! Weitere chirurgische Diagnostik durch retroperitoneale Lymphadenektomie (s. unten).
- *Labor:*
  - Routine-Hämatologie + -Chemie.
  - Zusätzlich: Beta-HCG quantitativ im Serum (alternativ Gesamt-HCG im 24-Stunden-Urin).
  - Alphafetoprotein (AFP) im Serum.
  - LDH.
- *Röntgen:*
  - Thoraxröntgen zum Metastasenausschluß in der Lunge.
  - Übrige Untersuchungen erst nach Tumordiagnose!, z. B.
    - bipedale Lymphographie,
    - abdominopelvine Computertomographie,
    - Ausscheidungsurographie,
    - Lungentomographien oder Thoraxcomputertomographie in unklaren Fällen.
  - Selten: Kavographie.
  - Bei Verdacht: Schädelcomputertomographie oder NMR (ZNS-Metastasen).

- Ultraschall
  - des Hodens: Tumor zystisch oder solid?
  - des Abdomens (eher zur Verlaufskontrolle, dem CT für diese Indikation unterlegen).
- Fertilitätsuntersuchung (Spermiogramm).

Differentialdiagnose

- Hydrozele: Benigne, kommt aber auch bei 10% aller Hodenkarzinome vor. DD durch Diaphanie/Ultraschall, evtl. Punktion.
- Epididymitis, Orchitis.
- Varikozele, Spermatozele.
- Skrotalhernie, Hodentorsion, Blutungen.

Klassifikation

- *Stadieneinteilung nach einem modifizierten TNM-System!*
  I   Kein Metastasennachweis.
  I A   Tumor auf Hoden und Nebenorgane beschränkt (T_1 = innerhalb, T_2 = außerhalb Tunica albuginea, T_3 = infiltriert Rete testis oder Nebenhoden).
  IB   Tumor in kryptorchem Hoden oder infiltrierend in den Funiculus spermaticus (T_{4a})
  I C   Tumor infiltriert Skrotalhaut (oder primär transskrotal operiert) (T_{4b}).
  II   Metastasen nur in Lymphknoten (LK) unterhalb des Zwerchfelles.
  II A   Alle LK kleiner als 2 cm.
  II B   Mindestens 1 LK größer als 2 cm.
  II C   Retroperitoneale LK größer als 5 cm oder Invasion der Retroperitonealvenen. Kein makroskopischer Resttumor nach Lymphadenektomie.
  II D   Makroskopischer Resttumor nach Lymphadenektomie, fixierte inguinale LK, palpable abdominale Masse (inoperabel)
  III   Metastasen oberhalb des Zwerchfelles.
  III o   Positive Serum-Markers ohne sichtbare Metastasen.
  III A   Fernmetastasen nur in den Lungen:
            „minim":   weniger als 10 pro Lunge, keine größer als 2 cm. Begleittumor weniger als II C.
            „massiv":   alle anderen klinischen Situationen.
  III C   Hämatogene Metastasen außerhalb der Lunge.
- Die TNM-Klassifikation hat sich bisher nicht durchsetzen können.

Verhütung

- Kryptorchismus frühzeitig korrigieren!

Früherkennung

- Theoretisch möglich, bisher nicht systematisch durchgeführt. Schulärztliche Reihenuntersuchungen!

Behandlung

- Erster Schritt für alle Formen gleich: *transinguinale Orchiektomie* mit hoher Ligatur des Samenstrangs und der Gefäße, weiteres Vorgehen nach Tumortyp:
  - *Seminome:*
I	Entweder ipsilateral iliakal/paraaortale Nachbestrahlung oder engmaschige Beobachtung.
II A/B	Infradiaphragmale Bestrahlung.
II C	Entweder infradiaphragmale und mediastinal-supraklavikuläre Bestrahlung oder kurzdauernde Chemotherapie (z. B. „PVB", s. unten).
III	Primär Kombinationschemotherapie, evtl. zusätzliche Bestrahlung auf Hauptmanifestation.
  - *Nicht-Seminom-Tumoren:*
I	Entweder retroperitoneale Lymphadenektomie (Markierung mit Clips) oder – falls Tumormarker negativ – Beobachtung/engmaschige Überwachung alle 1–2 Monate während 2 Jahren (20% Rezidive → kurative Chemotherapie).
IIA	Retroperitoneale Lymphadenektomie, dann entweder Beobachtung oder adjuvante Chemotherapie (s. unten).
II B	Retroperitoneale Lymphadenektomie, gefolgt von Adjuvanschemotherapie (s. unten).
II C/III	Primäre Kombinationschemotherapie, evtl. Bilanz-Laparotomie/Lymphadenektomie und Bestrahlung eines evtl. Resttumors.

- *Kombinationschemotherapie:*
  Heute stets Kombinationschemotherapie, z. B. „PVB"-Schema, bestehend aus Platin/Vinblastin/Bleomycin oder „BEP" = Bleomycin/Etoposid/Platin (oder /Carboplatin) (vgl. Anhang III). Je nach Stadium zwei oder mehr Zyklen in monatlichen Abständen. 80% Vollremissionen, davon ¾ Heilungen: Behandlung aufwendig und toxisch (→ Med. Onkologe, Tumorzentrum!). Alternativzytostatika: Ifosfamid, Adriamycin, Vincristin, Actinomycin D. Kombinationen: „EIP", „POMB-ACE" (vgl. Anhang III).

● *Therapiekomplikationen:*
  – Lymphadenektomie: Ejakulationsstörungen (retrograde Ejaku-
    lation) durch selektive Operationstechnik heute meist ver-
    meidbar.
  – Radiotherapie: Streustrahlung! kontralateralen Hoden ab-
    schirmen!
  – Zytostatika: massive akute Toxizität (Übelkeit/Erbrechen,
    Haarausfall, Knochenmarkssuppression mit Infektgefahr, Fie-
    ber, Hautveränderungen, vorübergehende Niereninsuffizienz,
    paralytischer Ileus). Deshalb nur stationäre Behandlung in Spe-
    zialklinik! Schwere Spätfolgen bisher nicht bekannt. Fertilität
    bleibt meist erhalten!

Prognose

● 5-Jahres-Überlebensraten in %:

	Seminom	Nicht-Seminom-Hodentumor
Stadium I	95–100	90–100
Stadium II	80– 90	80– 90
Stadium III	50	80

Nachsorge

● Engmaschige Nachkontrolle v. a. nach alleiniger Semikastration in
  Frühstadien und nach Chemotherapieabbruch. Frühzeitige Erfas-
  sung des Rezidivs garantiert Heilungschance!
● Frequenz: initial monatlich, später 2- bis 6monatlich.
● Untersuchungen:
  – Palpation: kontralateraler Hoden, Skrotalsack/Lymphome/
    Abdomen, Mamillen.
  – Labor: Beta-HCG, AFP, LDH.
  – Röntgenthorax, Ultraschall Abdomen/Hoden.

Allgemeines

- Häufigkeit: 15–22/100 000/Jahr, 10% aller weiblichen Malignome.

Epidemiologie

- Alter: Vor allem ältere Frauen, 80% nach der Menopause.
- Hormone: prämenopausal: Gehäuft beim Stein-Leventhal-Syndrom (Östrogen-Dauerstimulation), postmenopausal: Inzidenz höher bei Dauersubstitution mit Östrogenen.
- Gehäuft bei Adipositas, Diabetes, Hypertonie, Infertilität, Nulliparität.
- Familiäre Häufung selten.
- Zweitmalignome: Gehäuft nach/bei Tumoren der Mamma und des Dickdarms sowie bei Granulosazelltumoren des Ovars.

Histologische Unterformen

- Karzinome (98%): 70% Adenokarzinome verschiedener Differenzierung, 20% Adenoakanthome, 10% adenosquamöse Karzinome.
- Sarkome (2%): Leiomyosarkome, Stromasarkome, Karzinosarkome, Müllersche Mischtumoren.

Symptomatologie

- Symptome spät, 30% bereits invasiv wachsend/inoperabel. Frühdiagnose schwierig.
- Hauptsymptom: Genitale Blutungen, insbesondere in der Postmenopause (80%).
- Weitere Symptome: Putrider, oft hämorrhagischer Fluor (evtl. Pyometra), abnormer Pap.-Abstrich ohne erkennbares Zervixkarzinom → im Cavum uteri suchen!
- Fortgeschrittene Tumoren: Tastbarer Tumor, Schmerzen, Aszites, Ikterus, Ileus, Hydronephrose, Urämie.

Diagnostik

- Inspektion/Palpation: Nur durch gynäkologische Untersuchung mit Abstrich/Kürettage.
- Kürettagemethoden:
  a) fraktionierte Kürettage $\left. \begin{array}{l} \end{array} \right\}$ 80−90% Sicherheit,
  b) Saug- bzw. Spülkürettage $\left. \begin{array}{l} \end{array} \right\}$ 5−10% falsch-negative Resultate.
- Labor: Zur Tumordiagnose belanglos. Verlaufsbeurteilung!

- Röntgen: Bildgebende Verfahren insgesamt von geringer Bedeutung, gegebenenfalls Hysterographie.
  Zum staging Thoraxaufnahme, i.v. Pyelogramm. Nicht obligatorisch: CT Abdomen und Becken, Oberbauchsonographie.
- Präoperative Untersuchungen: Zysto- und Rektoskopie.
- Chirurgisches Staging ergibt die wesentlichen Informationen!

Differentialdiagnose

- Benigne Endometriumerkrankungen, glandulär-zystische Hyperplasie.
- Zervixkarzinom (meist Plattenepithelkarzinom).
- Ovarialkarzinom mit Befall der Gebärmutter, vor allem endometrioide Formen.

Klassifikation

TNM-Kategorie	FIGO-Stadien		
T_X			Primärtumor kann nicht beurteilt werden.
T_0			Kein Anhalt für Primärtumor.
T_{is}	0		Carcinoma in situ
T_1	I		Tumor begrenzt auf Corpus uteri.
T_{1a}		Ia	Cavum uteri 8 cm oder weniger in der Länge.
T_{1b}		Ib	Cavum uteri mehr als 8 cm in der Länge.
T_2	II		Tumor infiltriert Zervix, breitet sich jedoch nicht jenseits des Uterus aus.
T_3	III		Tumor breitet sich jenseits des Uterus aus, verbleibt aber innerhalb des kleinen Beckens.
T_4	IVa		Tumor infiltriert die *Mukosa* der Harnblase oder des Rektums und/oder überschreitet die Grenzen des kleinen Beckens.

TNM-Kategorie	FIGO-Stadien	
N_x		Regionäre Lymphknoten können nicht beurteilt werden.
N_0		Keine regionären Lymphknotenmetastasen.
N_1		Regionäre Lymphknotenmetastasen.
M_1	IVb	Fernmetastasen.

- Weitere prognostisch wichtige Faktoren:
  - Infiltrationstiefe ins Endometrium.
  - Histologischer Reifegrad (Grading) v. a. im Stadium I
    G_1 Gut differenziert.
    G_2 Mäßig differenziert.
    G_{3-4} Schlecht differenziert/undifferenziert.

Prävention

- Verhütung: Unmöglich, da ätiologische Faktoren unbekannt.
- Zur Risikosenkung zu empfehlen: Gewichtssenkung, gute Diabeteskontrolle, keine unnötige und langfristige Substitution mit reinen Östrogenpräparaten.
- Früherkennung: Gynäkologische Routineuntersuchungen! Kürettage bei jeder unklaren Postmenopauseblutung! Hysterektomie bei ungeklärten wiederholten Blutungen bzw. dysplastischen Zellen im Kürettagematerial.

Therapie

- Siehe Tab. 8.
- Systemtherapie bei inoperablem/metastasierendem Karzinom:
  Gestagene: Therapie der Wahl, vor allem bei gut differenzierten/hormonrezeptorpositiven Karzinomen. Dosierung: 160 (Megestrol)−300 mg (Medroxyprogesteron) (und mehr)/Tag p.o. (oder initial i.m.). Remissionschance 30−40%. Als Alternative: Antiöstrogene (z. B. Tamoxifen 20−30 mg/Tag p.o.).

Korpuskarzinom (Endometrium-Ca)

Tabelle 8   Therapie des Korpuskarzinoms

Stadium	Präoperative Strahlentherapie	Operation	Postoperative Strahlentherapie/ Hormone
0		Hysterektomie (mit Adnexresektion bds.)	
I		abdominelle Hysterektomie mit Adnexresektion bds.	*Myometriuminfiltration:* < 1/3 2 Wochen $\xrightarrow{\text{nach Ent-}}$ lassung vaginale Einlage = 3 × 10 Gy/Oberfl. (HDR-Afterloading)
			Myometriuminfiltration: > 1/3 sofort $\xrightarrow{\text{nach Ent-}}$ lassung perkutane RT mit 50 Gy simultan: vaginale Auslastung = 3 × 10 Gy/Oberfl. (HDR-Afterloading)
	bei großem weichen Uterus: intrakavitär Afterloading	weiteres Vorgehen wie oben	
I/II	pos. LK pos. Aszites		perkutane RT 45−50 Gy lumbal; Ganzabdomen mit 30 Gy und/oder Radioisotop (198 Au) intraperitoneal
II	intrakavitär Heymann-Packung (oder Afterloading)	*nach 4 Wochen:* Radikaloperation nach Wertheim-Meigs-Okabajashi inkl. paraaortale LK	*Myometriuminfiltration:* < 1/3 2 Wochen $\xrightarrow{\hspace{1cm}}$ vaginale Einlage mit Zylinder 3 × 10 Gy/Oberfl. (HDR-Afterloading)
			Myometriuminfiltration: > 1/3 sofort $\xrightarrow{\text{nach Ent-}}$ lassung perkutane RT mit 40 Gy (ab 20 Gy zentrale Aussparung) 4 Wochen $\xrightarrow{\hspace{1cm}}$ vaginale Einlage mit Zylinder 3 × 10 Gy/Oberfl. (HDR-Afterloading)
III			intrakavitär Heymann-Packung 30 Gy Serosaoberfläche
alle Stadien IV			3 Wochen $\xrightarrow{\hspace{1cm}}$ Packung 30 Gy Serosaoberfläche 3 Wochen $\xrightarrow{\hspace{1cm}}$ perkutane RT 40 Gy (zentrale Aussparung)

Zytostatika: Wirksamstes Medikament Adriamycin. Weitere: Cis-
bzw. Carbo-Platin. Alkylantien, Vinca-Alkaloide. Remissionschance 40%, mittlere Remissionsdauer kurz. Selten Zweitremissio-
nen nach Rezidiv.

Verlauf/Prognose

- Stadien   5-Jahres-Überlebenszeit:
  0   95–100%
  I   75% ($G_1 = 80$, $G_2 = 70$, $G_3 = 50$%)
  II   50%
  III   30%
  IV   10%

Allgemeines

- Häufigkeit: 30−35/100 000 Jahr, häufigstes weibliches Genitalkarzinom (20%).
- Inzidenz und Mortalität in den letzten 30 Jahren abnehmend (Früherkennung? Vorsorgemaßnahmen? Sexualhygiene?).
- Mortalität: 10−12/100 000 Frauen/Jahr.

Epidemiologie

- Sexuelle Aktivität: Je früher/intensiver und je mehr Partner, desto häufiger.
- Genitalhygiene der Sexualpartner!
- Viren: Humanes Papilloma-Virus (HPV) und Herpes simplex Typ 2 (HSV-2): gehäuft in Feigwarzen bzw. dysplastischen und malignen Zervixzellen. Kausaler Zusammenhang noch nicht definitiv bewiesen!
- Soziales: Gehäuft in niedrigem sozialem Milieu, maximal bei Prostituierten.
- Rauchen.

Histologische Unterformen

- 95% Plattenepithelkarzinome verschiedener Differenzierung (inkl. der seltenen kleinzelligen).
- 4% Adenokarzinome.
- <1% Sarkome.

Symptomatologie

- Symptome meist spät und gering! Deshalb echte Frühdiagnose nur durch periodische Untersuchung asymptomatischer Frauen möglich.
- Hauptsymptom: vaginaler Ausfluß/Blutung (Meno- und Metrorrhagie, postkoital).
- Fortgeschrittene Tumoren: Schmerz (Ischias!), Unfähigkeit, im Liegen Beine zu strecken, Lymphödem, Urämie, Defäkationsstörungen, Gewichtsabnahme, Anämie.

Diagnostik

- Merke: Das Zervixkarzinom ist ein Musterbeispiel für einen Tumor, der über Jahrzehnte aus leicht zu diagnostizierenden Präkanzerosen entstehen kann.

- Inspektion/Palpation: Gynäkologische Untersuchung: Erosion, grau-blasse Verfärbung, Tumor, Nekrose/Ulkus, Kontaktblutung.
- Direkter Nachweis:
  Zytologie/Abstrich mit Papanicolaou-Färbung (verdächtig Pap. IV, beweisend Pap. V). Schillersche Jodprobe (fehlende Anfärbung), Biopsie, Konisation, Kolposkopie (Vergrößerung 10–20fach).
- Labor: Für Tumordiagnose belanglos. Präoperative Abklärung! Einziger Tumormarker zur Verlaufskontrolle: SCC (s. S. 45).
- Röntgen: Nur zur Stadienabklärung (Thoraxröntgen, Ausscheidungsurographie, Computertomographie von Becken und Abdomen, evtl. ergänzt durch Lymphographie, Ultraschall).
- Präoperative Abklärungen: Zysto- und Rektoskopie. Vor Bestrahlung: Kolon-Kontrasteinlauf.

Differentialdiagnose

- Entzündliche Veränderungen, Verletzungen der Cervix uteri.
- Korpuskarzinom, Vaginalkarzinom.

Klassifikation

TNM-Kategorien	FIGO-Stadien	
T_x		Primärtumor kann nicht beurteilt werden.
T_0		Kein Anhalt für Primärtumor.
T_{is}	0	Carcinoma in situ.
T_1	I	Zervixkarzinom begrenzt auf den Uterus (die Ausdehnung zum Corpus uteri sollte dabei unbeachtet bleiben).
T_{1a}	Ia	Präklinisches invasives Karzinom, ausschließlich durch Mikroskopie diagnostiziert.
T_{1a1}	Ia1	Minimale mikroskopische Stromainvasion.
T_{1a2}	Ia2	Tumor mit einer invasiven Komponente von 5 mm oder weniger in der Tiefe, gemessen von der Basis des Epithels, *und* 7 mm oder weniger in horizontaler Ausbreitung.
T_{1b}	Ib	Tumor größer als in T_{1a2}.

TNM-Kategorien	FIGO-Stadien	
T_2	II	Zervixkarzinom infiltriert jenseits des Uterus, aber nicht bis zur Beckenwand und nicht bis zum unteren Drittel der Vagina.
T_{2a}	IIa	Ohne Infiltration des Parametriums.
T_{2b}	IIb	Mit Infiltration des Parametriums.
T_3	III	Zervixkarzinom breitet sich bis zur Beckenwand aus und/oder befällt das untere Drittel der Vagina und/oder verursacht Hydronephrose oder stumme Niere.
T_{3a}	IIIa	Tumor befällt unteres Drittel der Vagina, keine Ausbreitung zur Beckenwand.
T_{3b}	IIIb	Tumor breitet sich bis zur Beckenwand aus und/oder verursacht Hydronephrose oder stumme Niere.
T_4	IVa	Tumor infiltriert *Schleimhaut* von Blase oder Rektum und/oder überschreitet die Grenzen des kleinen Beckens.
N_x		Regionäre Lymphknoten können nicht beurteilt werden.
N_0		Keine regionären Lymphknotenmetastasen.
N_1		Regionäre Lymphknotenmetastasen.
M_1	IVb	Fernmetastasen.

Häufigkeit: FIGO I 28% FIGO III 30%
II 37% IV 5%

- Stets zu beachten: Differenzierungsgrad des Plattenepithels (keine spezielle Einteilung).

Prävention

- Verhütung: Schwer durchzusetzende Verhaltensmaßregeln kaum durchführbar! Frau: frühen Geschlechtsverkehr mit häufigem Partnerwechsel vermeiden. Mann: Genitalhygiene → Zirkumzision. Vorsorgeuntersuchungen.

Tabelle 9   Therapie des Zervixkarzinoms

Stadium	Besonderheiten	Operative Therapie	Strahlentherapie
Carcinoma in situ und „early stromal invasion"	Invasion zytologisch und kolposkopisch nicht auszuschließen/ Kinderwunsch vorhanden	Konisation	
	zusätzliche gynäkologische Pathologie/kein Kinderwunsch/ Alter über 35 Jahre/ Konisation nicht im Gesunden	vaginale oder abdominale Hysterektomie	
Ia	Diagnose nur durch Konisation. Grenzwerte: $\leqq 10$ mm Oberflächenausdehung $\leqslant 5$ mm Tiefe	Konisation im Gesunden ——— extrafasziale Hysterektomie (bei nicht im Gesunden exzidiertem CIS im Konus)	
	im Konus Gefäßeinbrüche des Karzinoms	extrafasziale, abdominale Hysterektomie und selektive Lymphonodektomie	
Ib	bei großem exophytischem Tumor bzw. massiv tonnenförmiger Auftreibung der Zervix bzw. Adenokarzinom	Radikaloperation nach Wertheim	

Tabelle 9   (Fortsetzung)

Stadium	Besonder-heiten	Operative Therapie	Strahlentherapie
Ib	Lymphknoten histologisch negativ	Radikaloperation nach Wertheim	
	Lymphknoten histologisch positiv		postoperative perkutane Strahlentherapie im kleinen Becken mit 50 Gy, gezielte lokale Aufsättigung bis 60 Gy (Clips!) paraaortal 45 Gy
	Bei Inopera-bilität		6 × 6 Gy HDR-AL*/Punkt A, simultan 40 Gy perkutane RT auf kl. Becken (50% Transmission auf Becken-mitte)
IIa	Lymphknoten histologisch negativ	Radikaloperation nach Wertheim	keine postoperative Strahlentherapie
	Lymphknoten histologisch positiv	Radikaloperation nach Wertheim	postoperative perkutane Strahlentherapie im kleinen Becken mit 50 Gy, gezielte lokale Aufsättigung bis 60 Gy (Clips!) paraaortal 45 Gy
IIb	Operation in ausgewähl-ten Fällen	Radikaloperation nach Wertheim	
	parametrane Infiltration < 3 cm operabel	Radikaloperation nach Wertheim	
	parametrane Infiltration < 3 cm nicht operabel		4 × 6 Gy HDR-AL*/Punkt A, simultan 50 Gy perkutane RT auf kl. Becken (zentrale Aussparung nach 30 Gy)

* Afterloading im High-dose-rate-Verfahren

Tabelle 9   (Fortsetzung)

Stadium	Besonder-heiten	Operative Therapie	Strahlentherapie
IIb	parametrane Infiltration > 3 cm		4 × 6 Gy HDR-AL*/Punkt A, 55 Gy perkutane RT simul-tan auf kl. Becken (zentrale Aussparung nach 30 Gy)
III + IV	alleinige Radio-therapie		60 Gy perkutane RT, simul-tan ab 5. Woche 3 × 6 Gy HDR-AL* am Punkt A (zentrale Aussparung nach 40 Gy)
	intrakavitär keine Thera-pie möglich		55–60 Gy perkutan, evtl. kleinvolumig bis 70 Gy

* Afterloading im High-dose-rate-Verfahren

● Früherkennung: Wert gesichert, daher regelmäßige, anfanglich jährliche gynäkologische Untersuchung mit Pap.-Abstrich während 2–3 Jahren ab 25.–30. Altersjahr. Später bei negativen Befunden größere Intervalle von 2–3 Jahren verantwortbar.

Therapie

● Siehe Tab. 9.
● Systemtherapie inoperabler/metastasierender Karzinome:
Hormone unwirksam.
Wirksame Zytostatika: Cis-Platin, Bleomycin, Methotrexat, Mito-mycin C, Vinca-Alkaloide in verschiedenen Kombinationen. 30–40% kurze Remissionen.

Prognose

● Stadium: 5-Jahres-Überlebenszeit:
  0   100%
  Ia   95%
  Ib   77%
  IIa   55%
  IIb/IIIa/IIIb   32%
  IV   9%

Allgemeines

- Häufigkeit: 0,8/100 000/Jahr, 2% aller weiblichen Genitalkarzinome.

Epidemiologie

- Alter: 75% der Patientinnen zwischen 50 und 70 Jahren.
- Hormone: Häufung hellzelliger Adenokarzinome bei Töchtern von in der Schwangerschaft mit Stilböstrol behandelten Müttern, Manifestation in Adoleszenz.
- Histologie: 90% Plattenepithelkarzinome, selten Adenokarzinome bzw. Tumoren der Gartnerschen Gänge, Sarcoma botryoides.

Symptomatologie

- Hauptsymptom: Blutung (70%), oft als Kontaktblutung nach Koitus, Fluor, übelriechend/blutig, Juckreiz, Dysurie, Dyspareunie, Defäkationsbeschwerden.
- Erst spät Schmerzen, Harnobstruktion, Durchbruch ins Rektum (rektovaginale Fistel).

Diagnostik

- Gynäkologische Untersuchung: oberflächliche, leicht erhabene, derbe, z. T. exulzerierende Veränderungen, die bei Berührung leicht bluten, später exophytischer, selten endophytischer Tumor.
- Palpatorisch Infiltration der Parametrien. Zervix oft nicht abzugrenzen!
- Untersuchungen zur Stadienabklärung: CT Abdomen, i.v. Pyelogramm, Zystoskopie, Proktosigmoidoskopie.

Differentialdiagnose

- Präkanzerosen (Morbus Bowen und andere) und Zervixkarzinom.
- Zervix-, Urethra-, Vulva- und Analkarzinom.
- Melanom.

Klassifikation

- TNM: Klinische Klassifikation

T – Primärtumor

TNM-Kategorien	FIGO-Stadien	
T_X		Primärtumor kann nicht beurteilt werden.
T_0		Kein Anhalt für Primärtumor.
T_{is}	0	Carcinoma in situ.
T_1	I	Tumor begrenzt auf Vagina.
T_2	II	Tumor infiltriert paravaginales Gewebe, aber nicht bis zur Beckenwand.
T_3	III	Tumor erreicht die Beckenwand.
T_4	IVa	Tumor infiltriert die *Mukosa* der Blase und/oder des Rektum und/oder überschreitet die Grenzen des kleinen Beckens.
M_1	IVb	Fernmetastasen

- N-Regionäre Lymphknoten
  N_x Regionäre Lymphknoten können nicht beurteilt werden.
  N_0 Keine regionären Lymphknotenmetastasen.
  Obere zwei Drittel:
  N_1 Beckenlymphknotenmetastasen.
  Unteres Drittel:
  N_1 Unilaterale inguinale Lymphknotenmetastasen.
  N_2 Bilaterale inguinale Lymphknotenmetastasen.

Prävention

- Verhütung unmöglich, Früherkennung durch Vorsorgeuntersuchung.

Therapie

- Carcinoma in situ: Exzision, lokal 5-Fu, Kryochirurgie, CO_2-Laser, intrakavitäre Radiotherapie, Kolpektomie.
- Kolpektomie und Hysterektomie mit Lymphonodektomie. Postop. Radiotherapie von Tumorbett und reg. Lymphknoten.

- Kombiniert externe (50 Gy) und intrakavitäre Radiotherapie mit HDR-Afterloading (60–70 Gy am Primärtumor, evtl. auch interstitiell).
- Keine Standardchemotherapie bei Fernmetastasen und/oder lokaler Progression.

Prognose

- Stadium: 5-Jahres-Überlebenszeit:

Stadium	5-Jahres-Überlebenszeit
0	100%
I	70%
II	40%
III	0–10%
IV	0%

Allgemeines

- Häufigkeit: 1−2/100000/Jahr, 3−4% aller Genitalmalignome.

Epidemiologie

- Ältere Frauen, 80−85% postmenopausal, v. a. im 7. Jahrzehnt.
- Als Zweitmalignom: v. a. nach anderen Plattenepithelkarzinomen in Vagina/Zervix/Vulva.
- Häufung bei Adipositas, Diabetes, Hypertonie.
  Geschlechtskrankheiten (Condylomatas acuminata, Lues, Lymphogranuloma venereum).

Histologische Unterformen

- Fast ausschließlich Plattenepithelkarzinome. Selten Melanome, Basaliome, Adenokarzinome der Bartholinischen Drüsen.

Symptomatologie

- Meist exophytischer, zerfallender Tumor.
- Blutung, Fötor, Superinfektion, Juckreiz, erst spät Schmerzen.

Diagnostik

- Präkanzerosen obligat! z. B. Morbus Paget, rot, erhaben, samtartig, unregelmäßig begrenzt, oft juckend, sekundär erodiert, blutend, histologisch verdicktes Epithel mit schleimhaltigen Paget-Zellen.
- Oft einhergehend mit Zweitkarzinomen im Magen-Darm-Trakt, unterem Genitale, Haut.
- Inspektion/Palpation: Erhabener Tumor, oft nekrotisch zerfallen, blutend, meist im Bereich der großen Labien, gelegentlich bilateral oder plurifokal (20%).
- Inguinale Lymphome!
- Direkter Tumornachweis: Biopsie (Punch, Inzision, Exzision), gegebenenfalls zytologischer Abstrich bei Exulzeration.
- Untersuchungen zur Stadieneinteilung: CT Abdomen, Rektosigmoidoskopie, Zystoskopie.

Differentialdiagnose

- Entzündliche Veränderungen.
- Dysplasie.
- Lichen sclerosus et atrophicus.
- Morbus Paget.
- Morbus Bowen.
- Erythroplasie Queyrat.
- Merke: Vorsicht mit Begriffen wie „Kraurosis, Leukoplakie", dahinter verbirgt sich oft ein Karzinom!
- Karzinome der Vagina und des Anus, der Bartholinischen Drüsen.
- Melanom.

Klassifikation

TNM	Vulva	FIGO
T_{is}	Carcinoma in situ	0
T_1	≤ 2 cm	I
T_2	> 2 cm	II
T_3	Urethra/Vagina/Perineum/Anus	III
T_4	Blasenschleimhaut/Schleimhaut obere Urethra/Rektumschleimhaut/Beckenknochen	IV
N_1	Palpabel, kein klinischer Tumorverdacht	I oder II
N_2	Palpabel, klinisch Tumorverdacht	III
N_3	Fixiert oder ulzeriert	IV
M_{1a}	Palpable tiefe Beckenlymphknoten	IV
M_{1b}	Andere Fernmetastasen	IV

Therapie

- Operativ: stadienorientiert lokale Exzision, partielle und radikale Vulvektomie, für gewöhnlich inguinale Lymphonodektomie beidseits u. U. Elektroresektion und Koagulation.
- Alternativ: Elektroresektion des Primärtumors und Bestrahlung der Lymphabflußwege.
- Bestrahlung des Primärtumors (perkutan Photonen, Elektronen oder interstitiell) schwierig wegen Gefahr der Überdosierung.

Prognose

- Stadium:
  - ohne LK-Metastasen
  - einseitige LK-Metastasen
  - bilaterale LK-Metastasen

5-Jahres-Überlebenszeit:
80%
40–50%
25%

Allgemeines

- Häufigkeit: 10−15/100000/Jahr, rund ⅕ aller gynäkologischen Maligmome, vierthäufigstes weibliches Malignom (6−10%).
- Inzidenz leicht ansteigend, Ätiologie unbekannt.

Epidemiologie

- Alter: Keine Prädilektion, Vorkommen in jedem Alter, aber Anstieg ab 40 (Durchschnittsalter 55).
- Ernährung: Analog Brustkrebs, Gesamtkalorienzahl, Fett.
- Familiarität: Selten.
- Als Zweitmalignom: Oft mit Karzinom der Mamma und des Endometriums.
- Häufiger in hochindustrialisierten Ländern.
- Seltener nach hormonaler Antikonzeption („Antibabypille").

Histologische Unterformen

- Die Mannigfaltigkeit widerspiegelt die komplexe histogenetische Struktur der weiblichen Gonaden. Von 3 Ovarialtumoren ist nur einer maligne.
- Epitheliale Tumoren (⅔): seröse Zystadenokarzinome, endometrioide Karzinome, muzinöse Zystadenokarzinome, hellzellige (Mesonephrom), undifferenzierte, maligner Brenner-Tumor, gemischte, unklassifizierbare.
- Keimzelltumoren: Dysgerminom, endodermaler Sinustumor, embryonales Karzinom, Polyembryom, Chorionkarzinom, Teratom, gemischte.
- Gonadale Stromatumoren: Sertoli-Leydig-Zell-Tumor, Granulosazelltumor, Gynandroblastom, Androblastom.
- Die Malignität eines Ovarialtumors kann histologisch nicht immer mit Sicherheit festgestellt werden.
  → Kategorie „Grenzfälle".
- Selten sind Sarkome.
- Häufiger sind Metastasen (von Karzinomen der Mamma, des Magen-Darm-Trakts und anderer Genitalorgane) und maligne Lymphome. Sie sind meist bilateral.

Symptomatologie

- Ovarialkarzinome wachsen lange asymptomatisch und werden daher meist spät entdeckt (> 70% FIGO-Stadien III und IV).
- Druck im Abdomen, Zunahme des Leibesumfanges, Völlegefühl, Flatulenz, Aufstoßen etc.

- Vaginale Blutungen.
- Unterbauchschmerzen, meist einseitig.
- Erst spät sichtbarer bzw. tastbarer Tumor, Vorwölbung, Aszites, Ileus, Miktionsstörungen.

Diagnostik

- Inspektion/Palpation: „Großer Bauch", Umfangzunahme, palpable bzw. sichtbare Tumoren, Aszites, Leber oft nicht abgrenzbar, Lymphome selten.
- Bei gynäkologischer Untersuchung vergrößerte Adnexe, Resistenzen am Peritoneum, speziell im Douglas-Raum.
- Direkter Nachweis: Punktion (z. B. Aszitespunktion, gezielte Feinnadelbiopsie bei Ultraschall/Computertomographie).
- Röntgen: Ultraschalluntersuchung des Abdomens als orientierende Untersuchung, ergänzt durch Computertomographie. Zur Stadienabklärung Thoraxröntgen, Ausscheidungsurographie.
- Präoperativ: Zystoskopie und Rektoskopie.
- Labor: Zur Diagnose epithelialer Tumoren unwesentlich, jedoch wichtig zur Abschätzung des Behandlungsrisikos. Wichtig für Keimzelltumoren (s. dort).
- Tumormarker: CA-125 ist relativ spezifisch und sensitiv; eingeschränkt brauchbar zur Initialdiagnostik/Differentialdiagnose, deutlich besser zur Verlaufskontrolle.
- Merke: Die definitive Diagnose erfolgt oft erst durch Laparotomie!

Differentialdiagnose

- Endometriose (CEA und CA-125 oft auch mäßig erhöht).
- Extrauteringravidität.
- Gutartige Ovarialtumoren, insbesondere Zystadenome (Faustregel: Tumoren unter 6 cm bei prämenopausalen Frauen sind gutartig).
- Entzündliche Veränderungen: Adnexitis, Pyosalpinx, tuboovarieller Abszeß, Divertikulitis.
- Beckennieren.
- Endometriumtumoren (z. B. Leiomyom).
- Metastasen aus anderen Organen, insbesondere Mamma, Magen, Endometrium, Kolon/Rektum, Blase.
- Artefakte: volle Blase, Kotballen.

Stadieneinteilung (FIGO)

● TNM: Klinische Klassifikation

T – Primärtumor

TNM-Kategorien	FIGO-Stadien	
T_X		Primärtumor kann nicht beurteilt werden.
T_0		Kein Anhalt für Primärtumor.
T_1	I	Tumor begrenzt auf Ovarien.
T_{1a}	Ia	Tumor auf ein Ovar begrenzt; Kapsel intakt, kein Tumor auf der Oberfläche des Ovars.
T_{1b}	Ib	Tumor auf beide Ovarien begrenzt; Kapsel intakt, kein Tumor auf der Oberfläche der beiden Ovarien.
T_{1c}	Ic	Tumor begrenzt auf ein oder beide Ovarien mit Kapselruptur, Tumor an Ovaroberfläche oder maligne Zellen im Aszites oder bei Peritonealspülung.
T_2	II	Tumor befällt ein oder beide Ovarien und breitet sich im Becken aus.
T_{2a}	IIa	Ausbreitung auf und/oder Implantate an Uterus und/oder Tube(n).
T_{2b}	IIb	Ausbreitung auf andere Beckengewebe.
T_{2c}	IIc	Ausbreitung im Becken (2a oder 2b) und maligne Zellen im Aszites oder bei Peritonealspülung.
T_3 und/oder N1	III	Tumor befällt ein oder beide Ovarien, mit mikroskopisch nachgewiesenen Peritonealmetastasen außerhalb des Beckens und/oder regionären Lymphknotenmetastasen.
T_{3a}	IIIa	Mikroskopische Peritonealmetastasen jenseits des Beckens,
T_{3b}	IIIb	Makroskopische Peritonealmetastasen jenseits des Beckens, größte Ausdehnung 2 cm oder weniger.

TNM-Kategorien	FIGO-Stadien	
T_{3c} und/oder N1	IIIc	Peritonealmetastasen jenseits des Beckens, größte Ausdehnung mehr als 2 cm, und/oder regionäre Lymphknotenmetastasen.
		N – Regionäre Lymphknoten
		N_X Regionäre Lymphknoten können nicht beurteilt werden.
		N_0 Keine regionären Lymphknotenmetastasen.
		N_1 Regionäre Lymphknotenmetastasen.
M1	IV	Fernmetastasen (ausschließlich Peritonealmetastasen).

Anmerkung: Metastasen an der Leberkapsel entsprechen T_3/Stadium III, Leberparenchymmetastasen M1/Stadium IV. Um einen Pleuraerguß als M1/Stadium IV zu klassifizieren, muß ein positiver zytologischer Befund vorliegen.

- Ausbreitungswege: per continuitatem; Implantation auf Peritoneum (meist mit Aszites); lymphogen (relativ spät, Diaphragma! Pleuraergüsse!); hämatogen (Leber, Lunge/Pleura, Skelett).

Prävention

- Verhütung: unmöglich.
- Früherkennung: unmöglich, da meist erst spät symptomatisch, keine verläßlichen Tumormarker.

Therapie epithelialer Tumoren

- Merke: Entscheidender Schritt ist die möglichst vollständige chirurgische Tumorentfernung mit minutiösem „Staging", auch wenn operative Radikalität mikroskopisch kaum erreicht werden kann. Maximale Tumorentfernung = entscheidende Voraussetzung für Erfolg nachfolgender Therapien (Radio- und/oder Chemotherapie)!
- *Therapieplanung je nach Stadium:*
- Ia – c   Abdominelle Hysterektomie und bilaterale Adnexektomie, Omentektomie, Peritoneal-Lavage, Lymphknotenstaging. Fakultativ: retroperitoneale Lymphadenektomie.

Ia   Keine Zusatztherapie.

Ib/c   Adjuvante Chemotherapie, z. B. 2 Stöße Cis- oder Carbo-Platin + Melphalan bzw. Cyclophosphamid, alternativ Ganzabdomenbestrahlung und Dosisaufsättigung kleines Becken und Risikogebiete oder intraperitoneale Radioisotopen (P_{32})-Instillation.

- IIa/b   Gleiche Operation wie Stadium I, adjuvant entweder
  - Instillation eines Radioisotops (z. B. P 32) oder
  - Radiotherapie auf kleines Becken + Ganzabdomenbestrahlung oder
  - Adjuvans-Chemotherapie wie unter I.

- III + IV   Chirurgische Tumorentfernung so weit wie möglich, d. h. Resektion aller Tumoren auf Restherde von weniger als je 2 cm Durchmesser. Zusätzliche Chemotherapie mit einer platinhaltigen Kombination, z. B. Cis- oder Carbo-Platin + Cyclophosphamid oder Melphalan während 6 Monaten. Bei gutem Ansprechen auf Chemotherapie (nur noch mikroskopisch Resttumor bei „second look") anschließend externe Ganzabdomenbestrahlung mit selektiven Boosts auf bekannte Tumormanifestationen.

- Alternative für ältere Patientinnen: Kombination von 5-Fluorouracil + Chlorambucil in 2wöchentlichen Therapiezyklen mit jeweils 2 Wochen Pause. Dauer: 4–6 Monate, dann Re-Staging (nicht invasiv).

- „Second-look"-Laparotomie (operatives Re-Staging), v. a. bei jüngeren Patientinnen zur genauen Erfassung und ggf. Entfernung des Resttumors. Nur indiziert, wenn sich daraus therapeutische Konsequenzen ergeben (z. B. Ganzabdomenbestrahlung bei mikroskopischem Resttumor).

- Je nach Resttumor(en), unter 2 cm: Bestrahlung des ganzen Abdomens + kleinen Beckens; über 2 cm: Alternativchemotherapie mit anderen Zytostatika (z. B. Adriamycin, Etoposid, Vinca-Alkaloide, Mitomycin C, evtl. in Kombination, evtl. intraperitoneal) (→ Fach-Onkologe bzw. Tumorzentrum!).

- Intraperitoneale Chemotherapie (Platinsalze, Mitoxantron): Stellenwert noch nicht definiert, nur bei kleinen peritonealen Herden durch Erfahrene → Tumorzentrum!

Therapie Keimzelltumoren

- *Therapieplan je nach Stadium:*
- I   Primärtumor unter 10 cm/Kinderwunsch: einseitige Adnexektomie, kontralaterale Keilbiopsie. Keine routinemäßige Bestrahlung!

- Primärtumor über 10 cm/kein Kinderwunsch/ältere Patientinnen: bilaterale Adnexektomie + Hysterektomie, evtl. iliakale und lumbale Bestrahlung.

- II–IV Primäre Kombinationschemotherapie z. B. mit dem sog. „BEP"- oder „PVB"-Schema: Cis-Platin + Vinblastin bzw. Etoposid + Bleomycin (aufwendig, toxisch, stationäre Infusionsbehandlung!). Dauer: 4–6 monatliche Therapiezyklen. Bei Rezidiv/großem Tumor z. B. „POMB-ACE".

- Anschließend (in klinischer Remission): Laparotomie zur etwaigen radikalen Tumorentfernung bzw. Tumorbilanz. Bei (inoperablem) Resttumor oder als konsolidierende Maßnahme (Nach-)Bestrahlung.

Prognose

- *Epitheliale Tumoren:*

Stadium:	5-Jahres-Überlebenszeit:
I	60% (Ia 65%, Ib 50%, Ic 50%)
II	40% (IIa 60%, IIb 35%, IIc 35%)
III	5%
IV	3%

- *Keimzelltumoren:*
Die Prognose hängt von der histologischen Unterform ab, in Frühstadien in den meisten Fällen Heilung. Mit moderner Kombinationschemotherapie Heilungen auch in fortgeschrittenen Stadien möglich.

Allgemeines

- Maligne Trophoblasterkrankung = Invasive Mole
  Chorionkarzinom (Chorionepitheliom)
- Damit ist gesagt, daß alle diese Neoplasien im Zusammenhang mit einer Schwangerschaft auftreten!
- Häufigkeit: Westliche Länder 1/1500 Schwangerschaften, in Asien 10mal häufiger.
- Ätiologie: unbekannt. Diskutiert werden: Primitiver Defekt der Eizelle/des Spermiums? Störung der dezidualen Abwehr? Als Kofaktoren: Infekte (Toxoplasmose?) bzw. Unterernährung.

Symptomatologie

- Blutung, evtl. mit Bläschenabgang oder
- Amenorrhoe.
- Erbrechen, Schwangerschaftssymptome (Gestose!).
- Zunehmender Bauchumfang.
- Schwitzen, Tachykardie, Gewichtsverlust (paraneoplastischer Hyperthyreoidismus).
- Bauchschmerzen.
- Bei Metastasen je nach Lokalisation (Lunge, ZNS).

Diagnostik

- Palpation/Ultraschall: Diskrepanz zwischen Uterusgröße und Amenorrhoe. Fehlende Herztöne.
- Labor: rasch und 100% sicher (sofern eine Schwangerschaft ausgeschlossen ist): Choriongonadotropine, als Suchtest Gesamt-HCG im 24-Stunden-Urin, bei stark positivem Ausfall quantitative Bestimmung des Beta-HCG im Serum, bei Verdacht auf ZNS-Befall auch im Liquor.
- Weitere „Staging"-Untersuchungen:
- Klinisch: gynäkologische Untersuchung mit Vaginalinspektion, Biopsie aller verdächtigen Läsionen.
- Röntgen: Thorax, Computertomographie des Abdomens, Thorax und evtl. Schädel.
- Routine-Labor.
- Ultraschall des Oberbauchs (Leber).
- Merke: Bei Unklarheit, d. h. persistierender Beta-HCG-Erhöhung, kurzfristige (wöchentliche) Kontrollen!

Klassifikation

Es werden unterschieden:
- Blasenmole: nicht maligne, fakultative Präkanzerose.
- Nicht metastasierende Trophoblasttumoren:
  Persistierende oder wieder ansteigende Beta-HCG-Titer im Serum nach behandelter Blasenmole bzw. Trophoblasterkrankungen nach einer normalen Geburt/Abort/EUG, falls in Nachkontrolle keine Metastasen.
- Metastasierende Trophoblasttumoren:
  - Low risk: Alle nicht unter „high risk" fallenden Patientinnen.
  - High risk: Gesamt-HCG > 100 000/24-Stunden-Urin. Beta-HCG im Serum über 40 000 U/l.
    Metastasen in Hirn, Leber, Darm.
    Rezidiv/Resistenz nach 1. Chemotherapie.
    Ohne Zusammenhang mit Schwangerschaft.
    Verzögerte Diagnose/Behandlungsbeginn > 4 Monate.

Verhütung/Früherkennung

- Verhütung unmöglich.
- Früherkennung: s. oben, Beta-HCG-Bestimmung beim kleinsten Verdacht, engmaschige Nachkontrollen nach Geburt.

Therapie

- *Blasenmole* bei Kinderwunsch:
  - Therapeutischer Abort nach Prostaglandineinleitung,
  - Nachkürettage.
- Ältere Patientin/kein Kinderwunsch:
  - Hysterektomie.
- *Nicht metastasierende Trophoblasttumoren:*
- Kinderwunsch:
  - Monochemotherapie mit Methotrexat bis zur Erreichung von zwei normalen Beta-HCG-Werten im Abstand von 2 Wochen. Anschließend engmaschige Nachkontrollen.
- Ohne Kinderwunsch:
  - Hysterektomie, Beta-HCG-Nachkontrollen. Chemotherapie erst bei persistierender Erhöhung.
- *Metastasierende Trophoblasttumoren:*
  Therapie der Wahl = Kombinationschemotherapie, z. B. mit MAC-Kombination (Methotrexat, Actinomycin-D, Cyclophosphamid oder Chlorambucil) in 5tägigen Stößen, wiederholt alle 2

Wochen, bis zur Erreichung von zwei normalen Beta-HCG-Werten im Abstand von 2 Wochen → Tumorzentrum!

- Bei Versagen der Erstkombination bzw. in High-risk-Fällen: z. B. „CHAMOCA"-Kombination (Hydroxyharnstoff, Actinomycin-D, Methotrexat + Folinsäure, Cyclophosphamid, Oncovin, Adriamycin) oder „POMB-ACE", noch experimentell → Tumorzentrum!
- Bestrahlung zusätzlich, z. B. bei Hirnmetastasen.

Nachsorge

- Siehe oben, entscheidender Faktor in der Erkennung einer malignen Transformation einer Blasenmole bzw. zur Erkennung eines Rezidivs anfänglich engmaschige (alle 2 Wochen), dann lockerere Kontrollen mit klinischer Untersuchung, Thorax-Röntgenbild und Beta-HCG-Bestimmung im Serum.

Prognose

Low-risk-Fälle: Heilung in 100%.
High-risk-Fälle: Vollremission in 75%, die meisten davon langfristig geheilt.
Rezidivgefahr nach 2−3 Jahren gering.

Allgemeines

- Inzidenz mit 3 Erkrankungen auf 100 000 Einwohner während Adoleszenz und im 60. Lebensjahr am höchsten, trotzdem nur 3% der Tumoren im Kindesalter (vor dem 15. Lebensjahr); zwischen 30. und 40. Lebensjahr 0,2/100 000, dann langsamer Wiederanstieg der Häufigkeit.
- *Ätiologie* (nur zum Teil bekannt):
  - Entstehung in Knochenabschnitten mit besonders starkem Wachstum.
  - Bildung in Knochenabschnitten mit metabolischer Überstimulation möglich: Morbus Paget, chronische Osteomyelitis, Knocheninfarkt, Frakturkallus, Hyperparathyreoidismus.
  - Multiple Exostosen und Enchondrosen können sich in Sarkome transformieren.
  - Höhere Dosen ionisierender Strahlung infolge therapeutischer oder langdauernder diagnostischer Anwendung können im kindlichen oder jugendlichen Organismus Osteo-, Chondro- und Fibrosarkome hervorrufen.

Histologische Klassifikation

- Primäre Knochensarkome sind bösartige, zu vorwiegend hämatogener Metastasierung neigende Neubildungen der Knochengewebe unter Ausschluß des multiplen Myeloms.
- Allgemein akzeptiert ist die histologische Klassifikation des Armed Forces Institute of Pathology, Washington/USA (Tab. 10).

Tabelle 10 Häufigkeit (Verteilung) der Knochensarkome

Tumortyp	Häufigkeit %
Osteosarkom	40
Chondrosarkom	20
„Retikulumzellsarkom"/Myelom (Nicht-Hodgkin-Lymphome)	15
Ewing-Sarkom	10
Fibrosarkom	5
malignes Chordom	5
sonstige (Lipo-, Leiomyo-, Rhabdomyo-, Myxosarkome usw.)	10

Symptomatologie

- Frühsymptome sind unerklärliche Schmerzen, welche sich nachts verstärken. Lokale Symptomatik des Ewing-Sarkoms ähnelt demjenigen der Osteomyelitis.
- Wenn eine bekannte Exchondrose oder Exostose in mittlerem Alter schmerzhaft wird, ist dies hochverdächtig auf maligne Entartung. In diesem Fall ist Resektion erforderlich, auch wenn im Biopsiematerial kein malignes Gewebe auffindbar.
- Röntgenuntersuchungen versagen oft im Frühstadium.

Diagnostik

- Anamnese: Krankheitsgeschichte extrem wichtig (Schmerzbild, Tumorentwicklung).
- Physikalische Untersuchung: Augenmerk auf regionale LK-Stationen, Skelettdolenz lokal und systemisch, spontan und provozierbar. Bewegungseinschränkung? Maligne Ergüsse?
- Laboruntersuchungen ohne spezifische Zeichen, allenfalls Erhöhung der alkalischen Phosphatase: Blutsenkungsreaktion, Blutbild, inklusive Differentialblutbild, Transaminasen, Bilirubin, Kreatinin, Harnstoff- und Urinbefund.
- *Radiologische Diagnostik:*
  - Nativaufnahmen der Tumorregion in zwei Ebenen, gegebenenfalls Maßstabaufnahmen.
  - Konventionelle Tomographie der Tumorregion in zwei Richtungen (heute jedoch meist CT oder MR).
  - Computertomographie des gesamten Knochens und des umgebenden Weichteilgewebes. Evtl. Definition der PE-Stelle.
  - Angiographie (arterielle, kapilläre und venöse Phase).
  - Skelettszintigraphie zur Bestimmung der lokalen Primärtumorausbreitung und zur Suche allfälliger Skelettmetastasen. Bei auf Metastasen suspektem Befund gezielte Röntgenaufnahmen.
  - Thoraxübersichtsaufnahmen in zwei Ebenen.
  - Ganzlungenschichtung oder thorakales Computertomogramm zum Metastasenausschluß.
- *Probeexzision:* Offene Biopsie in einem Stück von zumindest 1 x 1 cm Größe aus einem vaskularisierten Tumoranteil nach vollständiger Voruntersuchung mit CT, Angiographie und Skelettszintigramm.
- Knochenmarkbiopsie beim Ewing-Sarkom und bei Nicht-Hodgkin-Lymphomen (Dissemination?).

Differentialdiagnose

● Gutartige Knochentumoren, Kallusbildung, Myositis ossificans, Morbus Paget, Knochentuberkulose, Osteomyelitis.

● Tumorähnliche Knochenerkrankungen (juvenile Knochenzysten, eosinophiles Granulom (Histiozytosis X), nicht ossifizierendes Knochenfibrom, fibröse Dysplasie Jaffé-Lichtenstein-Uehlinger u. a.).

● Osteolytische (bzw. osteoplastische) Metastasen anderer Primärtumoren, v. a. Mamma-, Nieren- und Schilddrüsenkarzinom (= 8- bis 10mal häufiger als primäre Knochentumoren).

Stadieneinteilung

Klinische Klassifikation nach TNM (UICC):

Primärtumor

T_X Primärtumor kann nicht beurteilt werden.
T_0 Kein Anhalt für Primärtumor.
T_1 Tumor überschreitet Kortikalis nicht.
T_2 Tumor infiltriert jenseits der Kortikalis.

pTNM: Pathologische Klassifikation
Die pT-, pN- und pM-Kategorien entsprechen den T-, N- und M-Kategorien.

Histopathologisches Grading

G_X Differenzierungsgrad kann nicht beurteilt werden.
G_1 Gut differenziert.
G_2 Mäßig differenziert.
G_3 Schlecht differenziert.
G_4 Undifferenziert.

Anmerkung: Ewing-Sarkom und primäres Lymphom des Knochens werden als G_4 klassifiziert.

Regionäre Lymphknoten

N_X Regionäre Lymphknoten können nicht beurteilt werden.
N_0 Keine regionären Lymphknotenmetastasen.
N_1 Regionäre Lymphknotenmetastasen.

Fernmetastasen

M_X Das Vorliegen von Fernmetastasen kann nicht beurteilt werden.
M_0 Keine Fernmetastasen.
M_1 Fernmetastasen.

Die Kategorien M_1 und pM_1 können wie folgt spezifiziert werden:

Lunge	PUL	Knochenmark	MAR
Knochen	OSS	Pleura	PLE
Leber	HEP	Peritoneum	PER
Hirn	BRA	Haut	SKI
Lymphknoten	LYM	andere Organe	OTH

Therapiegrundsätze

- Primäre Resektionsbehandlung anzustreben bei Osteo-, Chondro-, Fibro- und Liposarkomen im Erwachsenenalter.
  Radiotherapie palliativ.
  Chemotherapie (mit Ausnahme des Osteo- und Fibrosarkoms) wenig wirksam.
- Standardtherapie beim Osteosarkom und Ewing-Sarkom: Chemotherapie plus Lokaltherapie (d. h. beim Osteo-Sa. Operation, beim Ewing-Sa. Radiotherapie oder Operation). Grundsätzlich Behandlung in spezialisierten Zentren nach aktuellen Therapieprotokollen!

Operative Therapie

- Therapeutisches Ziel ist die radikale Eliminierung des Tumors im Gesunden, z. B. erreichbar durch Amputation im proximal davon gelegenen Knochenabschnitt.
- Tumorresektion „im Gesunden" bei Verzicht auf eine Amputation setzt große Erfahrung mit der Chirurgie primärer Knochengeschwülste und optimale Bestrahlungsmöglichkeiten voraus.
- Lokale Tumorkontrolle durch Amputation in 90% möglich, wenn Amputationslinie mindestens 5−7 cm oberhalb der proximalen Tumorausdehnung (Skelettszintigraphie, CT, MR, Angiographie).
- Die *extremitätenerhaltende Resektionsbehandlung* erfordert am Knochen einen Sicherheitsabstand von 5 cm sowie an den Weichteilen einen Sicherheitssaum gegenüber Muskeln und intermuskulären Septen (Resektionsbehandlung bewährt bei Tumorlage im proximalen Humerus, in der proximalen Fibula und Tibia, im proximalen und distalen Femur sowie bei Beckenlokalisationen, wenn zumindest Teile des ventral gelegenen Nervenplexus und des N. ischiadicus erhalten werden können).
- Nach Resektionsbehandlung *Knochenersatz* durch Osteoplastik, Endoprothese und Leichentransplantat möglich.
- Durch *präoperative systemische Chemotherapie* in hohem Maße Tumorsterilisation beim Osteo- und Ewing-Sarkom, dadurch Verbesserung der Langzeitprognose.

● Chirurgische Entfernung von *solitären Lungenmetastasen* indiziert, sofern wirksame systemische Chemotherapie verfügbar: bei Osteosarkom, Ewing-Sarkom, Nicht-Hodgkin-Lymphomen.

Radiotherapie

● Primäre (definitive) Strahlentherapie bei NHL (45−50 Gy) und bei Ewing-Sarkom, sofern Tumor klein oder nicht resezierbar (50−60 Gy).

● Der *gesamte befallene Knochen* ist zu bestrahlen („shrinking field").

● Abnahme der lokalen Tumorkontrolle von distalen über proximale zu zentralen Tumorlokalisationen. Vermutliche Gründe: kritische Tumorgröße bei proximaler und zentraler Lokalisation überschritten, Strahlendosis im zentralen Bereich limitiert.

● Präoperative Strahlentherapie experimentell bei Osteo- und Ewing-Sarkomen.

● *Postoperative Strahlenbehandlung* von Restknochen und Tumorbett beim Ewing-Sarkom (40−45 Gy).

● *Ganzlungenbestrahlung* bei Ewing-Sarkom und Lungenmetastasen, sofern diese auf eine initiale Chemotherapie ansprachen. Dosis 15−20 Gy.

● *Elektive Ganzlungenbestrahlung* (20 Gy) kann bei Kindern mit Osteosarkom, die nicht älter als 12 Jahre sind, Lungenmetastasen verhindern (cave Spättoxizität, Lungenfibrose; vgl. adjuvante Chemotherapie).

Chemotherapie

● Primärtherapie beim metastasierenden Osteosarkom und Ewing-Sarkom. Adjuvanstherapie beim nicht metastasierten Osteosarkom und Ewing-Sarkom, am wirkungsvollsten präoperativ (Osteosarkom, Ewing-Sarkom) bzw. präradiotherapeutisch (Ewing-Sarkom) eingesetzt.

● *Osteosarkom,* adjuvante Chemotherapie oder im metastasierenden Stadium:
  – Adriamycin (ADM) 50−70 mg/m^2 i.v. bzw. Epirubicin (EPI) 80−100 mg/m^2 i.v. in 3- bis 4wöchentlichen Zyklen × 4−6. Verlängerung des tumorfreien postoperativen Intervalls unbestritten, Gewinn an Gesamtüberlebenszeit nach 5 Jahren nach neuesten Studien wahrscheinlich.
  – CYVADIC-Kombinations-Chemotherapie (vgl. Anhang III); keine gesicherten Vorteile, kompliziert und teurer.
  – Hochdosierte Methotrexattherapie (Dosen von 3−8 g/m^2, mit Leucovorin [Citrovorumfaktor]-„Rescue"): absolut an

Tumorzentrum gebundene, risikoreiche und sehr kostspielige Alternative für junge Patienten; keine gesicherten Vorteile gegenüber der (viel einfacheren und billigeren) Monotherapie mit ADM bzw. Kombinationen von ADM bzw. EPI mit Ifosfamid in der primären Adjuvanssituation.

- *Ewing-Sarkom,* adjuvant bzw. im metastasierenden Stadium:
  - Dreier-(Vierer-)Kombinationen mit Cyclophosphamid + Vincristin + Actinomycin-D + evtl. ADM/oder EPI) sowie Alternativschemata in 6−8 Zyklen prä- bzw. postradiotherapeutisch (-operativ). Therapie stationär in Tumorzentren!
  - Adriamycin + Cyclophosphamid + Vincristin („ACO"-Schema), in ähnlicher Weise verabreicht, vgl. Anhang III.
  - Bei Rezidiven bzw. Therapieversagen: evtl. „Salvage"-Programm mit Ifosfamid + Platinsalzen (meist jüngere Patienten!).
  - Durch frühzeitige Kombination von Chemo- und Radiotherapie (Tumorzentrum, Toxizität!) haben sich die Therapieergebnisse v. a. bei Kindern und Jugendlichen entscheidend verbessert.
  - Entscheidend für Therapieführung und Prognose ist die initiale, interdisziplinäre Absprache der optimalen zeitlichen Behandlungsstaffelung.

Prognose

- Abhängig von Typ, Differenzierungsgrad, Lage und Ausbreitung des Tumors.
- 5-Jahres-Überlebenswahrscheinlichkeit:

	„früher"		„heute"*
− Osteosarkom	5−20%		70−80%
− Ewing-Sarkom	0−15%	Erw.	30%
		Kinder	60%
− NHL, Stad. I_E	20	−	80−90%
− Fibrosarkom	20	−	25%
− Chondrosarkom	25	−	50%

---

* Mit adjuvanter (heute meist präoperative) Chemotherapie und/oder möglicherweise auch elektiver Resektion einzelner Lungenmetastasen!

Allgemeines

- Weichteilsarkome sind maligne Geschwülste des Stützgewebes und der peripheren Nerven, soweit sie nicht vom Knochen (einschließlich Periost, Knochenmark und Gelenkinnenraum), vom lymphoretikulären Gewebe und von speziellen Organen wie Schilddrüse, Mamma, Intestinaltrakt usw. ausgehen.
- Bei Weichteilsarkomen bestehen histologisch und biologisch fünf Besonderheiten:
  - Weichteilsarkome sind biologisch sehr unterschiedlich, bedeuten therapeutisch und prognostisch nicht das gleiche.
  - Das Ausmaß des histologischen Differenzierungsgrades ist nicht immer Index für das biologische Verhalten (Prognose!).
  - Innerhalb desselben Tumors oftmals stark wechselnde histologische Bilder: ausgiebige Biopsie erforderlich.
  - Infiltrierendes Wachstum trotz makroskopischer Abkapselung; solche Pseudokapsel enthält histologisch Tumorgewebe.
  - Gefahr der Verwechslung mit sog. pseudomalignen oder pseudosarkomatösen Veränderungen, d. h. mit Tumoren oder tumorähnlichen Läsionen, die histologisch Malignomen ähneln, sich biologisch aber benigne verhalten (z. B. Fasciitis nodularis, atypisches Fibroxanthom, Spindelzellipom, Myositis ossificans u. a.).
- Im Kindesalter hohe Inzidenz von okkulten Mikrometastasen (Rhabdomyosarkome).
- Inzidenz: Seltener Tumor. 0,7% aller Malignome. Zwei Erkrankungsfälle auf 100 000 Einwohner. 4500 Neuerkrankungen und 1600 Todesfälle jährlich in USA. Häufiger bei Kindern (6,5% aller Malignome) als bei Erwachsenen.

Histologische Klassifikation (Tab. 11)

Tabelle 11   Häufigkeit (Verteilung) der wichtigsten Weichteilsarkome (modifiziert nach WHO 1981)

Tumortyp	Häufigkeit
Fibrosarkom	~ 20
Liposarkom (gut differenziert, myxoid, rundzellig, pleomorph)	~ 20
Rhabdomyosarkom (embryonal, alveolär, pleomorph)	~ 20
malignes Fibrohistiozytom (malignes fibröses Histiozytom, malignes Fibroxanthom)	~ 10
Synovialsarkom	5–10
malignes Schwannom (Neurosarkom)	~ 5
unklassifizierte Sarkome	~ 10
sonstige seltene Sarkome*	< 5–10

* Dermatofibrosarcoma protuberans, Leiomyosarkom, Hämangiosarkom, Lymphangiosarkom, malignes Hämangioperizytom, malignes Neuroepitheliom, malignes Mesenchymom, alveoläres Weichteilsarkom, maligner Granulosazelltumor, extraskelettäres Chondrosarkom und Osteosarkom, extraskelettäres Ewing-Sarkom, Kaposi-Sarkom, melanotischer Typ des Klarzellsarkoms.

Symptomatologie

- Frühdiagnose ungewöhnlich. Leitsymptom ist der tastbare Tumor, der wächst, symptomatisch wird und oft eine harte Konsistenz annimmt.
- Periphere Neuralgie, Paralyse und Ischämie können sich durch Druck auf Nerven und Gefäße entwickeln, auch Symptome des Mediastinaltumors oder der Darmobstruktion.
- Allgemeinsymptome sind Gewichtsverlust, Fieber, Krankheitsgefühl und paraneoplastische Syndrome, sämtlich Spätsymptome.
- Unerklärbare Weichteiltumoren sollten frühzeitig biopsiert, nach Möglichkeit weit im Gesunden exzidiert und histologisch untersucht werden.

Diagnostik

- Anamnese.
- Physikalische Untersuchung: Vorsichtige, aber exakte Palpation der Tumorregion, Größenbestimmung, Beziehung zu Nachbarstrukturen, regionäre Lymphabflußgebiete, neurologische Ausfälle, Bewegungseinschränkung, Durchblutungsstörungen.
- Laboruntersuchungen: Blutsenkungsreaktion. Blutbild inkl. Differentialblutbild, Transaminasen, Bilirubin, alkalische Phosphatase, Kreatinin.
- *Radiologische Diagnostik:*
  - Röntgen-Nativaufnahmen der Primärtumorregion in Weichstrahltechnik zur Beurteilung der Weichteile (Xerographie).
  - CT und MR (evtl. auch Sonographie) der Primärtumorregion und ggf. des regionären Lymphabflußgebietes, ggf. mit Kontrastmittelbolus.
  - Angiographie: Arterielle, kapilläre und venöse Phase.
  - Organszintigramm je nach Manifestationsort, Skelettszintigramm zum Nachweis/Ausschluß einer Knocheninfiltration bzw. von Skelettmetastasen.
  - Thoraxaufnahmen in zwei Richtungen zum Metastasenausschluß, Ganzlungentomographie oder CT.
- *Probeexzision:* Bei großen Tumoren Stanz- oder Inzisionsbiopsie (bei nachfolgender Resektion muß Biopsiestelle entfernt werden). Kleine Tumoren werden von vornherein weit im Gesunden exzidiert (Exzisionsbiopsie), dasselbe gilt für suspekte Lymphknoten. Für histologische Differenzierung oft Immunhistochemie und Elektronenmikroskopie wertvoll: Vorsorge bei Gewebeentnahme treffen!
- Knochenmarkbiopsie bei Rhabdomyosarkom, Leiomyosarkom, extraskelettärem Ewing-Sarkom, Kaposi-Sarkom.
- Liquorzytologie bei Rhabdomyosarkomen im Kopf-Hals-Bereich.

Stadieneinteilung

- Klassifikation nach TNM-System (UICC):
  Primärtumor
T_X	Primärtumor kann nicht beurteilt werden.
T_0	Kein Anhalt für Primärtumor.
T_1	Tumor 5 cm oder weniger in größter Ausdehnung.
T_2	Tumor mehr als 5 cm in größter Ausdehnung.

  Regionäre Lymphknoten
N_X	Regionäre Lymphknoten können nicht beurteilt werden.
N_0	Keine regionären Lymphknotenmetastasen.
N_1	Regionäre Lymphknotenmetastasen.

- Fernmetastasen
  vgl. Knochensarkome, S. 179/180.

- Malignitätsgrad
  vgl. Knochensarkome.

  G_1 hochdifferenziert.
  G_2 mäßig differenziert.
  G_3 undifferenziert.
  G_x nicht beurteilbar.

- **Klassifikation nach AJC (1988)**

Stadium I
  A $G_1 T_1 N_0 M_0$
  B $G_1 T_2 N_0 M_0$

Stadium II
  A $G_2 T_1 N_0 M_0$
  B $G_2 T_2 N_0 M_0$

Stadium III
  A $G_{3-4} T_1 N_0 M_0$
  B $G_{3-4} T_2 N_0 M_0$

Stadium IV
  A $G_{1-4} T_{1-2} N_1 M_0$
  B $G_{1-4} T_{1-2} N_{0-1} M_1$

Chirurgische Therapie

- Allein die radikale Resektion erlaubt eine kurative Therapie der lokalisierten Weichteilsarkome. Hohe lokale und systemische Rezidivraten sind die Regel. Das Lokalrezidiv verdoppelt die Wahrscheinlichkeit, daß der Patient an seinem Tumor stirbt. Deshalb sollten alle Weichteilsarkome einer multimodalen Therapie nach folgenden Grundsätzen zugeführt werden (vgl. auch Abb. 13):
- Tumorentfernung en bloc weit im Gesunden. Erforderlicher Sicherheitsabstand seitlich 4 cm, nach der Tiefe 2 cm.
- Gebiet der vorangegangenen Biopsie einschließlich Hautwunde wird zur Gänze mitentfernt.
- Bei Sitz des Tumors an einer Faszie oder in der Muskulatur wird die befallene Muskelgruppe vom Ursprung bis zum Ansatz einschließlich des neurovaskulären Gewebes reseziert.
- Amputation in folgenden Fällen angezeigt: Tumor kann durch weite Exzision nicht entfernt werden; eine Weichteilresektion würde eine nutzlose Extremität mit inadäquater Blut- und Nervenversorgung zurücklassen; Lokalrezidiv; konservative Palliation wegen Schmerzen, Blutung oder Ulkus nicht möglich.
- Generell ist eine LK-Dissektion nicht gerechtfertigt, es sei denn, der Tumor sitzt nahe der ersten LK-Station, die LK sind klinisch tumorbefallen, oder es handelt sich um ein myxoides Liposarkom, welches besonders zur lymphogenen Ausbreitung neigt.

Radiotherapie

- Einer postoperativen Radiotherapie wird jeder Patient mit lokalisiertem Weichteilsarkom ab Stadium II unbeschadet seiner Histologie und histologischen Differenzierungsgrades unterzogen, sofern eine extremitätenschonende Resektionsbehandlung vorgenommen wurde.
- Die mit einer postoperativen Radiotherapie kombinierte Exzision mit beschränktem Sicherheitsabstand leistet bezüglich Lokalrezidiv- und Fernmetastasierungsrate das gleiche wie die radikale Weichteilresektion. Die präoperative Bestrahlung ist umstritten.
- Großvolumige Hochvolttherapie mit sukzessiver Volumenverkleinerung: 50−60 Gy/5−6 Wochen auf großes Volumen; 60−70 Gy/7−8 Wochen auf verkleinertes Volumen mit 5 cm Sicherheitssaum zum klinisch bzw. operativ bestimmten Tumorbett; 70−80 Gy/8−10 Wochen auf Tumorbett, evtl. mit interstitieller Radionuklidimplantation.
- Gelenke und schmale Weichteilstreifen an Extremitäten aussparen (cave konstriktive Fibrose!).
- Alleinige Bestrahlung (ohne Operation) als kurative Maßnahme ist *ineffektiv.*

Chemotherapie

- Jede Chemotherapie bei Weichteilsarkomen hat nur zusätzlichen (adjuvanten) Charakter nebst der radikalen bzw. palliativen (tumorverkleinernden) operativen und/oder radiotherapeutischen Behandlung.
- Eine generelle adjuvante Chemotherapie ist bei Weichteilsarkomen derzeit noch nicht gesichert (keine reproduzierbare Verbesserung der rezidivfreien sowie Gesamtüberlebensrate nach 3−5 Jahren.
- Als mögliche Schemata mit begrenzter Wirksamkeit stehen zur Verfügung (v. a. im metastasierten Stadium):
  - Adriamycin 50−70 mg/m^2 oder Epirubicin 80−100 mg/m^2 i.v. alle 3−4 Wochen × 6−8 Zyklen (vgl. oben).
  - „CYVADIC"-Schema bzw. Hochdosis-Chemoptherapie mit autologer Knochenmarkrekonstitution und/oder hämatopoetischer Wachstumsfaktoren (G(M)-CSF) → Tumorzentrum!
  - Regionale „hypertherme" Perfusionschemotherapie mit Melphalan (L-PAM) oder Actinomycin-D nach lokaler Exzision mit eingeschränktem Sicherheitsabstand, mit oder ohne Nachbestrahlung (→ Tumorzentrum!).

Palliativmaßnahmen

Bei radikal nicht resezierbaren Primärtumoren und Rezidiven bzw. im Stadium IV:

- Palliative Extremitätenamputation.
- Resektion von solitären Fernmetastasen. Operative Resektion einer solitären Lungenmetastase hat bessere Prognose als ein primäres Lungenkarzinom!
- Lokale Strahlentherapie der Primärtumorregion, evtl. kombiniert mit lokaler Hyperthermie, Neutronenstrahlen oder interstitieller Radionuklidtherapie.
- Strahlentherapie von einzelnen hämatogenen Fernmetastasen, vor allem im Skelett.
- Systemische, evtl. auch intraarterielle Chemotherapie.
- Sekundär-adjuvante Chemotherapie nach operativer Therapie von Lokalrezidiven je nach Histologie zu erwägen ($\rightarrow$ Tumorzentrum!).

Therapiegrundsätze

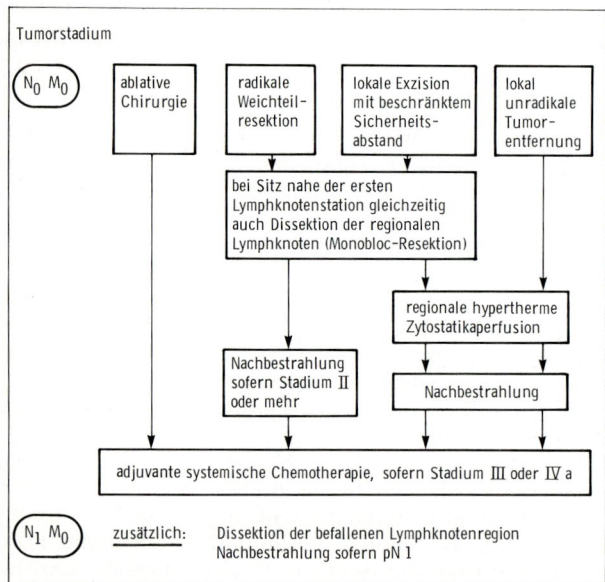

Abb. 13   Flußdiagramm der empfohlenen Therapieschritte bei Weichteilsarkomen im Erwachsenenalter (Tumorzentrum Erlangen-Nürnberg)

Prognose

- Postoperative Lokalrezidivrate:
  - 100% nach alleiniger Inzisionsbiopsie,
  - 80–100% nach ungenügender Exzisionsbiopsie,
  - 50% nach weiter Exzision im Gesunden,
  - 10– 20% nach radikaler Weichteilresektion,
  - 5% nach Amputation.
- Lokalrezidive nach Exzision und postoperativer Radiotherapie um 10–15%; geringer bei peripherer Lage (5–10%) als am Stamm, am proximalen Oberarm und Oberschenkel (60–70%). 75–80% lokale Tumorkontrolle bei Rhabdomyo- sowie Synovialsarkomen nach kombinierter Radio- und Chemotherapie.
- Überblick der 5-Jahres-Überlebensraten aller Altersstufen (ohne Berücksichtigung der Lokalrezidive), abhängig von Histologie/ Grading:

  - Liposarkom   60%
  - Fibrosarkom   50%
  - malignes fibröses Histiozytom   45%
  - malignes Schwannom (Neurosarkom)   45%
  - Synovialsarkom   45% (Kinder hoher!),
  - Rhabdomyosarkom   30% (Kinder höher!),
  - unklassifizierbare Sarkome   30%.

Allgemeines

- Verhältnis Frauen zu Männer 3 : 1, vorwiegend im Alter von 25 bis 50 Jahren. Bei über 80% vorbestehende Struma: Problematik liegt in der Differenzierung regressiver Knoten von den seltenen malignen Knotenbildungen.
- Risiko: Vorangegangene Bestrahlung im Halsbereich (je jünger der Patient zum Zeitpunkt der Bestrahlung, um so größer das Risiko, Dosis-Risiko-Beziehung). Multiple endokrine Neoplasie (MEN) IIa u. b (C-Zell-Karzinom, Phäochromozytom, Hyperparathyreoidismus) erblich.
- Inzidenz steigend: 2,4/100 000 bei Männern und 5,5/100 000 bei Frauen.

Symptomatologie

- Harte und höckerige Knotenbildung im Halsbereich mit Wachstumstendenz (relatives Frühsymptom).
- Spätsymptome: Heiserkeit (Rekurrensparese), vergrößerte Halslymphknoten, Dyspnoe, Dysphagie.

Diagnostik

- *Untersuchungen bei Verdacht:* Klinische Untersuchung (derber Solitärknoten, Schluckverschieblichkeit), Szintigraphie: kalter Bezirk? Schilddrüsensonographie: echoarmer Knoten, Aspirationszytologie (5−10% falsch-negativ), Serumcalcitoninspiegel, CEA, Pentagastrintest bei Verdacht auf C-Zell-Karzinom!
- Präoperative Diagnostik: Operativ bioptische Befundsicherung. Basislabor (T_4, TSH, Röntgen-Trachea, evtl. Ösophagus-Breischluck. Halssonographie.
- Beachte: Unklarer Knotenbefund der Schilddrüse erfordert operative Abklärung, eine negative Zytologie ist nicht beweisend.
- Diagnostik prätherapeutisch: Kehlkopfspiegelung, Tracheaspezialaufnahme, ggf. Ösophagus-Breischluck.
- Beachte: Röntgenuntersuchungen mit jodhaltigen Kontrastmitteln vermeiden (Jodblockade, verhindern weitere Metastasendiagnostik bzw. wirksame Radiojodtherapie bei jodspeichernden Karzinomen).
- Diagnostik bei Nachweis eines Schilddrüsenkarzinoms: Röntgen-Thorax, Jod-131-Ganzkörperszintigramm nach Thyreoidektomie zum Ausschluß bzw. Nachweis von speichernden Fernmetastasen

oder Restschilddrüsengewebe. Evtl. Skelettszintigraphie (^{99}Tc) und gezielte Skelett-Röntgenbilder.

Differentialdiagnose

● Zyste (rasche Größenzunahme durch Einblutung möglich), regressive Veränderungen einer Struma nodosa. Thyreoiditis, Adenom. Metastasen in der Schilddrüse (Hypernephrom, Mammakarzinom).

Tumorklassifikation

● Gemäß TNM-System (TNM-Klassifikation maligner Tumoren, 4. Auflage 1987, s. S. 36 ff).

Primärtumor

T_X Primärtumor kann nicht beurteilt werden.

T_0 Kein Anhalt für Primärtumor.

T_1 Tumor 1 cm oder weniger in größter Ausdehnung, begrenzt auf Schilddrüse.

T_2 Tumor mehr als 1 cm, aber nicht mehr als 4 cm in größter Ausdehnung, begrenzt auf Schilddrüse.

T_3 Tumor mehr als 4 cm in größter Ausdehnung, begrenzt auf Schilddrüse.

T_4 Tumor jeder Größe mit Ausbreitung jenseits der Schilddrüse.

Anmerkung: Jede T-Kategorie kann weiter unterteilt werden in: a) solitärer Tumor, b) multifokaler Tumor (der größte Tumor ist für die Klassifikation bestimmend).

Regionäre Lymphknoten

N_X Regionäre Lymphknoten können nicht beurteilt werden.

N_0 Kein Anhalt für regionäre Lymphknotenmetastasen.

N_1 Regionäre Lymphknotenmetastasen.

N_{1a} Metastasen in ipsilateralen Halslymphknoten.

N_{1b} Metastasen in bilateralen, in der Mittellinie gelegenen oder kontralateralen Halslymphknoten oder in mediastinalen Lymphknoten.

Fernmetastasen

M_0 Keine Fernmetastasen.

M_1 Fernmetastasen.

Stadiengruppierung

Papillär oder follikulär

	unter 45 Jahre			*45 Jahre und mehr*		
Stadium I	jedes T	jedes N	M_0	T_1	N_0	M_0
Stadium II	jedes T	jedes N	M_1	T_2	N_0	M_0
				T_3	N_0	M_0
Stadium III				T_4	N_0	M_0
				jedes T	N_1	M_0
Stadium IV				jedes T	jedes N	M_1

Medullär

Stadium I	T_1	N_0	M_0
Stadium II	T_2	N_0	M_0
	T_3	N_0	M_0
	T_4	N_0	M_0
Stadium III	jedes T	N_1	M_0
Stadium IV	jedes T	jedes N	M_1

Undifferenziert

Stadium IV	jedes T	jedes N	jedes M

(alle Fälle sind Stadium IV)

Histologie

- Papilläre Karzinome ⎫ „differenziert",
- Folliculäre Karzinome ⎭ auch gemischt 80%,
- Anaplastische Karzinome (undifferenziert) 10%,
- Medulläres Karzinom (C-Zell-Karzinom, Calcitonin!) 5%,
- Nicht epitheliale Tumoren .... 5%.

Operative Therapie

- Wesentlich abhängig von Alter der Patienten, Tumorgröße, Tumorstadium und histologischem Typ.
- *Anaplastisches Karzinom und Sarkome:* Generell totale Thyreoidektomie mit modifizierter Neck-dissection anzustreben, meist jedoch ohnehin lokal inoperabel.

- *Follikuläres bzw. papilläres Karzinom:* Radikale Thyreoidektomie und Entfernung aller verdächtigen Lymphknoten. Bei LK-Befall: Modifizierte Neck-dissection.
Ausnahme: Papilläres Karzinom < 1,5 cm Durchmesser ohne multizentrische Knotenbildung und vergrößerten regionären Lymphknoten: Hemithyreoidektomie (keine Radiojodtherapie).

- *Medulläres Karzinom:* Generelle Thyreoidektomie (multizentrisch, bilateral) und modifizierte Neck-dissection (bei familiärer Form beiderseits) und in Abhängigkeit postoperativer Calcitonin- und CEA-Werte erweiterte Halslymphknotenausräumung.

- *Palliative Maßnahmen:* Vor allem bei anaplastischen Karzinomen, Tumorreduktion (Beseitigung von Kompression auf Trachea und Ösophagus), oft nur Tracheostomie möglich.

- Ultraradikale Eingriffe beim Schilddrüsenkarzinom (Trachea-, Ösophagusresektion, mediastinale Tumorausräumung) sind sinnlos.

Radiojodtherapie

- Jod-131-Therapie (70−100 mCi) zur Elimination verbliebener Schilddrüsenreste nach Thyreoidektomie sowie zur Diagnostik und Behandlung von speichernden Metastasen. Wiederholung alle 4 Monate bis kein speicherndes Restgewebe vorhanden.

- Beachte: Keine Schilddrüsen-Hormonsubstitution zwischen Operation und erster Radiojodtherapie. Jeweils Absetzen der Hormonbehandlung (Trijodthyronin $3 \times 20 \mu g/d$) 14 Tage vor Radiojodtherapie.

- Perkutane Bestrahlung bei anaplastischen Karzinomen als postoperative Nachbestrahlung oder als Palliativtherapie (Cobalt-60, Elektronen), bei nicht jodspeichernden Tumorresten bzw. -rezidiven differenzierter Schilddrüsenkarzinome.

Chemotherapie

- Ansprechrate nicht höher als 30%, wirksamste Substanzen Adriamycin, Vinca-Alkaloide, Cis-Platin, ggf. in Kombination.

- Indikation: anaplastische Karzinome, progrediente metastasierte differenzierte Karzinome, wenn Resistenz gegenüber Radiojodtherapie besteht.

Prognose

- 5-Jahres-Heilung nach chirurgischer Behandlung: papilläres Karzinom 70−90%, medulläres Karzinom 70−80%, follikuläres Karzinom 70−80%, anaplastisches Karzinom unter 10%.

Nachsorge

- Ziel: Rezidivdiagnostik und Kontrolle therapiebedingter Folge-zustände (Hypothyreose, Hypoparathyreoidismus, Rekurrens-parese.)

- Schilddrüsenhormonbehandlung: Nach Abschluß der Radiojodthe-rapie lebenslange L-Thyroxin-Behandlung (300 µg/d) → Substitu-tion und Suppression der hypophysären TSH-Sekretion (Tu-morwachstumsfaktor!).

- Rezidivdiagnostik (differenzierte Schilddrüsenkarzinome): Palpa-tion, evtl. Halssonographie, Thyreoglobulinbestimmung (sensitiver Marker nach Thyreoidektomie bei differenziertem Schilddrüsen-karzinom), ggf. Calcitonin bzw. CEA-Kontrolle (bei medullärem Karzinom) in halbjährlichen Abständen.

- In jährlichen Abständen bei jodspeichernden Tumoren: (Jod-131-)Ganzkörperszintigramm. Bei allen Formen: Thorax-Röntgen (6- bis 12monatlich, je nach Verlaufsform).

Allgemeines

- Vorkommen äußerst selten, 1 Fall auf 100 000 Lebende/Jahr. Differenzierung zwischen Adenom und Karzinom histologisch allein nicht ohne weiteres möglich. Differenzierung durch klinisches Verhalten (Metastasierung).
- Einteilung nach Hormonproduktion: z. B. Gastrinome (Gastrin) und Inselzellkarzinome (Insulin). ⅓ der endokrinen Pankreastumoren sind maligne.

Klinische Symptomatologie

- *Gastrinom:* Zollinger-Ellison-Syndrom (Hypergastrinämie – rezidivierende multiple atypische Ulzera).
- *Inselzelladenom/-karzinom:* Hypoglykämien, psychische Alterationen, Schwächeanfälle, Schwitzen v. a. morgens (nach nächtlichem Fasten).

Diagnostik

- Bei Verdacht: Hormonanalysen (inkl. Provokationstests wie Hunger-Fasten-Test, Tolbutamid-Test [Insulinom]).
- Prätherapeutische Diagnostik: Sonographie, Computertomographie, Angiographie und ggf. selektiver Venenkatheterismus mit Hormonanalyse.

Differentialdiagnose

- „Benigne" Insulinome, Gastrinome.
- Andere Inselzelltumoren: Vipom (Durchfälle, Hypokaliämie), Glukagonom (Diabetes, Dermatose).
- Exogener Hyperinsulinismus (Injektionsstellen?), Begleit-Hypoglykämien (Medikamente?).

Tumorklassifikation

- Derzeit keine TNM-Klassifikation, da zu selten.

Therapie

- *Operative Tumorexstirpation* (Enukleation, Resektion).
- Duodenopankreatektomie sollte nach Möglichkeit vermieden werden.

- Palliative Therapie: Gastrektomie beim Zollinger-Ellison-Syndrom, v. a. bei Versagen der H2-Rezeptor-Blockade bzw. Omeprazol.
- Auch bei fortgeschrittenen Tumoren oder Metastasen: operative Reduktion von Tumormasse beeinflußt Krankheitsverlauf günstig.
- *Strahlentherapie:* Keine Indikation.
- *Chemotherapie:*
  - Indikation bei symptomatischen, metastasierten (und) inoperablen Tumoren. Nur marginal effektiv.
  - Wirksamste Substanzen Streptozotozin und Adriamycin, Remissionen ca. 30% (→ Tumorzentrum, da selten, keine Standardtherapie!).
  - Symptomatisch (Hypoglykämie): Häufige kleine Mahlzeiten, Diazoxid 150–300 mg/Tag.

Hinweis

- Eine ausführlichere Information über die (sehr seltenen) malignen Tumoren des endokrinen Pankreas findet sich in der „Checkliste Endokrinologie und Stoffwechsel", D. Reinwein und G. Benker; 2. Aufl., Thieme, Stuttgart 1988.
  - Insulinom: S. 193ff.,
  - Zollinger-Ellison-Syndrom: S. 195ff.,
  - Verner-Morrison-Syndrom: S. 197ff.

Allgemeines

- Äußerst selten, < 1 Fall pro 100 000 Lebende/Jahr.
- Unterteilung nach Lokalisation (Rinde bzw. Mark) bzw. Hormonproduktion (Glucocorticoide, Katecholamine).

Klinische Symptomatologie

- Adrenales Cushing-Syndrom bei *Nebennierenadenom/-karzinom* (Hypertonie. Vollmondgesicht, Stammfettsucht, Striae, Ödeme).
- *Phäochromozytom:* Schweißausbrüche, Hitzewallungen, Herzpalpitationen (meist episodenhaft); Dauer-Hypertonie bei ca. 60−70%, Hochdruckattacken bei ca. 20−30% der Kranken (Dauer 30−60 Minuten).

Diagnostik

- Untersuchungen bei Verdacht:
  - Hormonanalysen inkl. Belastungs- und Suppressionstests.
  - Sonographie, CT, Kavographie inkl. Hormonanalyse (stufenweise Corticosteroid- bzw. Katecholaminbestimmung).
  - Angiographie (erhöhtes Risiko bei Phäochromozytomverdacht!).
  - Bei Phäochromozytom: [131]-Jod-MIBG-Szintigramm.

Differentialdiagnose

- Nichtadrenaler Cushing; Karzinoidsyndrom.
- Alle übrigen Hypertonieformen (v. a. renaler Genese) beim Phäochromozytom.
- Hyperthyreose!

Tumorklassifikation

Es gibt keine allgemein verbindliche Klassifikation. Z. B.:
- Stadium I: Tumor kleiner als 5 cm, negative Lymphknoten, keine Fernmetastasen, keine Infiltration in andere Organe.
- Stadium II: Tumor größer als 5 cm, negative Lymphknoten, keine Fernmetastasen, keine Organinfiltration.
- Stadium III: positive Lymphknoten oder Tumorinfiltration in andere Strukturen.
- Stadium IV: positive Lymphknoten und lokale Tumorinvasion oder Fernmetastasen.

Therapie

- *Nebennierentumoren außer Phäochromozytom:*
  - Die operative Entfernung des Tumors (Adenom, Karzinom) ist wenn immer möglich anzustreben → einseitige Adrenalektomie.
  - Ggf. Tumorreduktion und Metastasenexstirpation abdominoretroperitoneal soweit als möglich.
  - Radiotherapie: keine Bedeutung.
  - Zytostatische Chemotherapie: Bei Nebennierenkarzinom o,p'-DDD (Lysodren) 2−6 g/Tag einschleichend dosiert (Nebenwirkungen: Schwindel, Lethargie, Nausea, Diarrhoe, mäßige Knochenmarkdepression). Experimentell: Suramin.
  - Hormonale Alternative: Aminoglutethimid 500−1000 mg pro Tag p.o., viel weniger Nebenwirkungen (Cave: Vorübergehende Hautausschläge bei 10−15% der Kranken!).
- *Phäochromozytom:*
  - Therapie der akuten Hochdruckkrise: 2−5 mg Phentolamin i.v. mit sofortigem Übergang auf Phentolamininfusion, Dosierung nach Effekt, beginnend mit 1 mg/min. Evtl. Nitroprussid-Na, bei Arrhythmien: Betablocker (→ Intensivstation!).
  - Die präoperative Vorbehandlung ist eingehend mit den Herz-Kreislauf-Spezialisten abzusprechen!
  - Operative Entfernung = Therapie der Wahl beim (nichtmalignen) Phäochromozytom.
  - Beim malignen, inoperablen bzw. metastasierenden Phäochromozytom bzw. -blastom: Hormonale Blockade mit Alpha-Methyl-Parathyrosin (AMPT); als zytostatische Therapie kommen Streptozotozin oder Adriamycin + evtl. hochdosiert Alkylantien in Frage (→ Spezialindikationen, Tumorzentrum!).

Hinweis

- Eine ausführlichere Information über die (sehr seltenen) Tumoren der Nebenniere findet sich in der „Checkliste Endokrinologie und Stoffwechsel", D. Reinwein und G. Benker; 2. Aufl., Thieme, Stuttgart 1988 (S. 152ff. und 161ff.).

Allgemeines

- Seltene Tumoren enterochromaffiner Zellen (Apud-System) mit Serotonin- und anderweitiger Hormonüberproduktion.
- Häufigste Lokalisation: Appendix, gefolgt von Ileum und Rektum; Bronchialsystem.
- Karzinoide der Appendix metastasieren fast nie.
- Vorkommen relativ selten. Inzidenz 1 Fall auf 30–50 000 Personen/ Jahr.

Klinische Symptomatologie

- Karzinoidsyndrom: Flush, Hypermotilität des Darmes, Asthmaanfälle.
- In fortgeschrittenen Stadien kardiale Symptomatik (Endokardfibrose des rechten Herzens). Das klassische Karzinoidsyndrom tritt jedoch nur in der Minderzahl der Fälle auf (inwieweit Lebermetastasierung Voraussetzung, ist umstritten).
- Neben hormonell bedingter Symptomatik klinisches Beschwerdebild wie bei anderen Dünndarmtumoren (s. S. 109/110).

Diagnostik

- Untersuchungen bei Verdacht: 5-Hydroxy-Indol-Essigsäure im Urin (Abbauprodukt von Serotonin) erhöht.
- Anmerkung: Neben Serotonin scheinen Kinine, Histamine, evtl. auch Prostaglandine bei der Symptomatologie des Karzinoidsyndroms eine Rolle zu spielen.
- Weitere Diagnostik wie bei Dünndarmtumoren (s. S. 109/110).

Differentialdiagnose

- Paraneoplastisches Syndrom (z. B. Bronchialkarzinom).
- Phäochromozytom.
- Psychose.
- Andere Dünndarmtumoren.

Tumorklassifikation

- Derzeit keine TNM-Klassifikation, da selten.
- Relativ typisches histologisches Bild (Apud-System).

Therapie

- Operative Therapie:
  - Kurative Zielsetzung: Radikale Tumorentfernung mit adäquatem Sicherheitsabstand und Monoblockentfernung der regionalen Lymphknoten (Ausnahme Appendixkarzinoid).
  - Palliativtherapie bei diffuser Metastasierung oder lokaler Inoperabilität: weitestgehend mögliche Tumorreduktion (inkl. Metastasenexstirpation) ist anzustreben.
- Strahlentherapie: Keine Bedeutung.
- Chemo-/Immuntherapie:
  - Kombinationsbehandlung mit 5-Fluorouracil und Streptozotozin, evtl. Adriamycin (ca. 30−40% teils erfreulich lange Partialremissionen).
  u. U. günstiges Ansprechen auf α-Interferon (→ Tumorzentrum).
- Symptomatische Therapie:
  Behandlung mit Somatostatinanaloga (Octreotid) erfolgversprechend (→ Tumorzentrum).
  - Serotoninantagonisten: Vor allem Beeinflussung der Flush-Symptomatik durch Corticosteroide, Serotoninantagonisten (Deseril), Chlorpromazin.
  - Therapie von Bronchokonstriktion durch Prednison und Theophyllin.
  - Hypotensive Krisen (vor allem intraoperativ) müssen durch hochdosierte Prednisongaben und Angiotensin kupiert werden.

Prognose

- Soweit Radikaloperation möglich, gut.
- Aber auch bei Tumordissemination verläuft das Leiden oft protrahiert über viele Jahre.

Allgemeines

- Drei Lokalisationen: Ohrmuschel (90%), äußerer Gehörgang (3%), Mittelohr (7%).
- Ohrmuschelkarzinom wie Hautkarzinom typisches Alterskarzinom des Mannes, deshalb auch überwiegend Spinaliome, ⅓ Basaliome.
- Metastasierung der Spinaliome in die regionären prä-, retro-, infraaurikulären und hochzervikalen Lymphknoten.
- Unter den Tumoren des äußeren Gehörganges und Mittelohrs selten auch Zylindrome und Adenokarzinome.
- Im Mittelohr Glomustumoren mit langsamer Wachstumstendenz und Infiltration der Schädelbasis.

Klinische Symptomatologie

- Exophytisches oder exulzerierendes Wachstum der Tumoren der Ohrmuschel.
- Tumoren des Gehörganges und Mittelohrs haben Symptome der chronischen Otitis media oder Otitis externa (Differentialdiagnose!).
- Bei Mittelohrtumoren Hör- und Gleichgewichtsstörungen.

Diagnostik

- Externe Inspektion, Hör- und Gleichgewichtsprüfungen.
- Dünnschicht-CT der Schädelbasis.
- Glomustumoren zusätzlich Subtraktionsangiogramm der A. carotis bzw. der V. jugularis.
- Neurologische Untersuchung.

Tumorklassifikation

- Für Tumoren der Ohrmuschel und des äußeren Gehörganges existiert eine TNM-Klassifikation:

T_1 < 2 cm.
T_2 2−5 cm.
T_3 > 5 cm.
T_4 Ausdehnung auf Knorpel, Knochen oder Muskel.

Regionale Lymphknoten: Vgl. S. 205/206.

Therapie

- Bei Tumoren der Ohrmuschel umschriebene Exzision mit Defektdeckung, evtl. Teilresektion oder vollständige Amputation der Ohrmuschel. Ausräumung der regionären Lymphknoten nur bei Verdacht auf Metastasen. Postoperative Bestrahlung des Lymphabflusses bei cN_{0-1} und pN_{1-3}.
- Radiotherapie weniger geeignet wegen Perichondritis oder Nekrose des Ohrknorpels.
- Tumoren des Gehörganges und Mittelohrs erfordern große chirurgische Eingriffe und Nachbestrahlung mit Hochvolttherapie.
- Glomustumoren sind häufig inoperabel, meist Entschluß zur Radiotherapie (45–50 Gy) mit ausgezeichneten Langzeitergebnissen.
- Chemotherapie in Einzelfällen wie bei Spinaliomen der Haut (s. S. 225). Resultate bescheiden.
- Bei fortgeschrittenen oder rezidivierenden Tumoren des Gehörganges und Mittelohrs Versuch einer Polychemotherapie mit Cis-Platin, Methotrexat, Bleomycin und Vincristin (→ Tumorzentrum), unter experimentellen Bedingungen intraarterielle Chemotherapie, evtl. in Kombination mit Radiotherapie.

Prognose

- 5-Jahres-Überlebensraten:
  - Ohrmuschelkarzinom   70–90%,
  - Karzinome des äußeren Gehörgangs   25%,
  - Mittelohrkarzinom   15%.

Allgemeines

- Beide Geschlechter gleich häufig betroffen. Altersgipfel bei 60−70 Jahren.
- Adenokarzinome wahrscheinlich durch Holzstaubexposition ausgelöst, da fast ausschließlich bei Tischlern und Holzarbeitern.
- Überwiegend Plattenepithelkarzinome, seltener Adenokarzinome, adenoid-zystische Karzinome, undifferenzierte Karzinome, invertierte Papillome, Basaliome und maligne Melanome.
- Gelegentlich Sarkome, maligne Lymphome und Wegener-Granulomatose.
- Metastasierung in die regionären Lymphknoten retropharyngeal im Tubenwinkel und die tiefen Halslymphknoten.
- Tumoren der äußeren Nase sind Hauttumoren (s. dort S. 222−224).

Klinische Symptomatologie

- Symptome erst spät bei Überschreiten der primären anatomischen Region.
- Einseitige Behinderung der Nasenatmung, blutig-eitriger Schnupfen, Fötor, Auftreibung der Wange, Vorwölbung des Gaumens, Lockerwerden der Zähne.
- Protrusio bulbi, Doppelbilder, Tränenträufeln und evtl. Sensibilitätsstörungen im Bereich des N. infraorbitalis.

Diagnostik

- Spezielle HNO-ärztliche Untersuchungen.
- Röntgenübersichts- und Schichtaufnahme der Nasennebenhöhlen.
- Computertomographie von Nasennebenhöhlen und Schädelbasis.
- Endoskopie der Kieferhöhlen.
- Probeexzision, evtl. Probeeröffnung der Kieferhöhle und des Siebbeines.

Tumorklassifikation (nur Kieferhöhle!)

- Primärtumor
  T_x Primärtumor kann nicht beurteilt werden.
  T_0 Kein Anhalt für Primärtumor.
  T_s Carcinoma in situ.
  T_1 Tumor auf die antrale Schleimhaut begrenzt *ohne* Arrosion oder Destruktion des Knochens.
  T_2 Tumor mit Arrosion oder Destruktion der Infrastruktur (s. Anatomische Unterteilung) einschließlich des harten Gaumens und/oder des mittleren Nasengangs.

T_3 Tumor infiltriert eine der folgenden Strukturen: Wangenhaut, dorsale Wand der Kieferhöhe, Boden oder mediale Wand der Orbita, vordere Siebbeinzellen.

T_4 Tumor infiltriert intraorbitale und/oder eine der folgenden Strukturen: Lamina cribriformis, hintere Siebbeinzellen, Sinus sphenoidalis, Nasopharynx, weicher Gaumen, Fossa pterygopalatina oder temporalis, Schädelbasis.

- N – Regionäre Lymphknoten: s. Seiten 205/206.

Differentialdiagnose

- Zu Beginn chronische Rhinitis oder Sinusitis.
- Schleimhautpolypen der Nase oder Nasennebenhöhlen.

Therapie

- Primär chirurgische Therapie mit z. T. umfangreichen Teilresektionen des Oberkiefers, evtl. Exenteratio orbitae.
- Günstigste Ergebnisse nach präoperativer Hochvoltbestrahlung (dann intraoperativ $\frac{1}{3}$ der Patienten ohne Tumor, $\frac{1}{3}$ mit fraglichem Resttumor, 1/3 mit Resttumor). Verbesserung der Resultate durch simultane Radio-Chemotherapie (Cisplatin + 5-FU) möglich.
- Wenn keine Vorbestrahlung, dann postoperative Bestrahlung erforderlich, bei Befall der hinteren Siebbeinzellen und der Schädelbasis auch des zervikalen Lymphabflusses.
- Inoperabilität bei Einbruch in die vordere Schädelgrube und die Flügelgaumengrube.
- Neck dissection bei tastbaren zervikalen Lymphknotenmetastasen.
- Primäre Radiotherapie bei unreifen Sarkomen und malignen Lymphomen.
- Chemotherapie nur bei sehr fortgeschrittenen oder rezidivierenden Tumoren. Glucocorticoide und Cyclophosphamid bei Wegener-Granulomatose. Maligne Lymphome s. dort. Bei Karzinomen Polychemotherapie mit Cis-Platin – bzw. methotrexathaltiger Kombinationen, evtl. intraarterielle Chemotherapie.

Prognose

- Abhängig vom histologischen Typ und der primären Lokalisation. 5-Jahres-Überlebensraten von $25-45\%$.

Allgemeines

- Alle Altersgruppen.
- Bei Kindern überwiegend Sarkome.
- Bei Erwachsenen Karzinome (Plattenepithelkarzinome, Transitionalzellkarzinome, Quick-Cutler, lymphoepitheliales Karzinom Typ Schmincke-Regaud, maligne Lymphome).

Klinische Symptomatologie

- Erst spät Symptome wie behinderte Nasenatmung.
- Bei Verlegung der Tuben: Schalleitungsstörungen, nasale Sprache, blutiger Ausfluß aus der Nase, Ohrenschmerzen.
- Hirnnervenausfälle, Stirn- oder Scheitelkopfschmerz bei Einbruch in die Schädelbasis.
- Regionäre Lymphknotenschwellungen können primäres Symptom sein.

Diagnostik

- Postrhinoskopie, Endoskopie des Nasopharynx, u. U. in Narkose.
- Evtl. wiederholt Biopsien aus dem Nasopharynx.
- Röntgen-Schichtaufnahmen des Nasopharynx (CT, MR).
- Thorax-Röntgenaufnahme in 2 Ebenen.
- Probeexstirpation von Halslymphknoten.
- Epstein-Barr-Virus-Titer.

Tumorklassifikation

- Nach dem TNM-System:

Primärtumor

T_1	Tumor auf einen Unterbezirk des Nasopharynx begrenzt.
T_2	Tumor infiltriert mehr als einen Unterbezirk des Nasopharynx.
T_3	Tumor infiltriert Nasenhöhle und/oder Oropharynx.
T_4	Tumor infiltriert Schädelbasis und/oder Hirnnerv(en).
N_X	Regionäre Lymphknoten können nicht beurteilt werden.
N_0	Keine regionären Lymphknotenmetastasen.
N_1	Metastase in solitärem ipsilateralem Lymphknoten, 3 cm oder weniger in größter Ausdehnung.

N_2 Metastase(n) in solitärem ipsilateralem Lymphknoten, mehr als 3 cm, aber nicht mehr als 6 cm in größter Ausdehnung, oder in multiplen ipsilateralen Lymphknoten, keine mehr als 6 cm in größter Ausdehnung, oder in bilateralen oder kontralateralen Lymphknoten, keine mehr als 6 cm in größter Ausdehnung.

N_{2a} Metastase in solitärem ipsilateralem Lymphknoten, mehr als 3 cm, aber nicht mehr als 6 cm in größter Ausdehnung.

N_{2b} Metastasen in multiplen ipsilateralen Lymphknoten, keine mehr als 6 cm in größter Ausdehnung.

N_{2c} Metastasen in bilateralen oder kontralateralen Lymphknoten, keine mehr als 6 cm in größter Ausdehnung.

N_3 Metastase(n) in Lymphknoten, mehr als 6 cm in größter Ausdehnung.

Therapie

- Primär Radiotherapie von Primärtumor und beidseitigem zervikalem Lymphabfluß (75 Gy bzw. 50–60 Gy).
- Operative Möglichkeiten beschränkt. Bei tastbaren Lymphknotenmetastasen (cN_{1b-3b}) zervikale Lymphknotenausräumung nach oder zwischen der Radiotherapie.
- Intrakavitäre/interstitielle Radiotherapie bei Rezidiven.
- Chemotherapie bei sehr fortgeschrittenen Tumoren zu erwägen: maligne Lymphome s. dort; bei Karzinomen Polychemotherapie mit Cis-Platin oder MTx-haltigen Kombinationen, evtl. intraarterielle Chemotherapie.

Prognose

- Ungünstig wegen frühzeitiger lokoregionaler Metastasierung. 5-Jahres-Rezidivfreiheit 30–35%.

Allgemeines

- Das männliche Geschlecht überwiegt, Altersgipfel bei 50–70 Jahren.
- Tumoren der Unterlippe 5mal häufiger als Tumoren der Oberlippe.
- Ätiologie: Rauchergewohnheiten, evtl. auch starke Sonneneinstrahlung bei trockener, pigmentarmer Haut.
- Histologie: Plattenepithelkarzinome und Basaliome.
- Späte regionäre Metastasierung in die submentalen und submandibulären Lymphknoten.

Klinische Symptomatologie

- Knoten, Induration oder Ulkus an der Lippe sind bei längerer Dauer immer malignomverdächtig.

Diagnose

- Palpation (Lymphknotenmetastasen am Mundboden bzw. submental!).
- Biopsie.

Tumorklassifikation

- Nach dem TNM-Schema:
  T_1 < 2 cm (auf Lippe beschränkt).
  T_2 2–4 cm (auf Lippe beschränkt).
  T_3 > 4 cm (auf Lippe beschränkt).
  T_4 Befall benachbarter Strukturen (Knochen, Zunge, Haut).

Regionäre Lymphknoten: siehe S. 205/206.

Therapie

- Überwiegend chirurgische Therapie (Keilexzision, evtl. Verschiebeplastik).
- Bei umschriebenen Prozessen primäre Radiotherapie (Elektronen- oder interstitielle Therapie) mit gleich guten Ergebnissen, jedoch besserer Kosmetik.
- Bei Verdacht auf Lymphknotenmetastasen sowie bei Primärtumoren über 3 cm Breite suprahyoidale Lymphknotenausräumung.

- Nachbestrahlung von Tumoren, welche nicht im Gesunden exzidiert wurden, und bei intraoperativ nachgewiesenen Lymphknotenmetastasen.
- Chemotherapie nicht angezeigt.

Prognose

- Je nach Ausdehnung des Primärtumors und etwaiger regionärer Metastasen. 5-Jahres-Überlebensraten von $40-95\%$.

Allgemeines

- Hierzu zählen Tumoren der Mundschleimhaut, des oberen und unteren Alveolarfortsatzes mit Gingiva, des harten Gaumens, der vorderen ⅔ der Zunge und des Mundbodens.
- Männer wesentlich häufiger als Frauen betroffen (3 : 1). Altersdurchschnitt 60 Jahre.

Ätiologie

- Zigaretten- und Pfeifenrauchen, Tabakkauen, hochprozentiger Alkohol. Möglicherweise additiver Effekt von Nikotin und Alkohol.
- Schlechte Mundhygiene, mechanische Alterationen: Prothesendruck, Verletzung an abgebrochenen Zähnen. Wichtig bei Frauen das Plummer-Vinson-Syndrom.

Klinische Symptomatologie

- Chronisches, nicht heilendes Ulkus. Leukoplakie oder Erythroplasie.
- Spätsymptome sind lokale Schmerzen: Sie zeigen eine tiefe Tumorinvasion, Knochen- oder Nervenbeteiligung an.

Diagnose

- Inspektion und Palpation der Mundhöhle.
- Sorgfältiges Abtasten der zervikalen Lymphknoten (submandibulär oder jugulär).
- Probeexzision. Bei negativem Befund muß die Probeexzision wiederholt werden.

Tumorklassifikation

- Nach dem TNM-System:
  - T_0 Keine Evidenz für einen Primärtumor.
  - T_{is} Präinvasives Karzinom, Carcinoma in situ.
  - T_1 Tumor mißt in seiner größten Ausdehnung 2 cm oder weniger.
  - T_2 Tumor mißt in seiner größten Ausdehnung mehr als 2, aber nicht mehr als 4 cm.
  - T_3 Tumor mißt in seiner größten Ausdehnung mehr als 4 cm.

T_4 Tumor hat Knochen, Muskeln, Haut, Antrum, Hals etc. befallen.

T_X Die Minimalerfordernisse zur Bestimmung des Primärtumors liegen nicht vor.

N_0 Keine Evidenz für einen Befall der regionären Lymphknoten.

Regionäre Lymphknoten: siehe S. 205/206.

M_0 Keine Fernmetastasen.

M_1 Fernmetastasen vorhanden.

M_X Die Minimalerfordernisse zur Feststellung von Fernmetastasen liegen nicht vor.

Stadiengruppierung

Stadium 0	T_{is}	N_0	M_0
Stadium I	T_1	N_0	M_0
Stadium II	T_2	N_0	M_0
Stadium III	T_3	N_0	M_0
	T_1	N_1	M_0
	T_2	N_1	M_0
	T_3	N_1	M_0
Stadium IV	T_4	N_0, N_1	M_0
	jedes T	N_2, N_3	M_0
	jedes T	jedes N	M_1

Therapie

- Prämaligne Läsionen werden exzidiert.
- Kleine Primärläsionen werden entweder chirurgisch oder strahlentherapeutisch allein behandelt.
- Große Läsionen (Stadium III und IV) erfordern eine chirurgisch-strahlentherapeutische Kombinationsbehandlung. Dabei sollte durch die Kombination chirurgische und radiotherapeutische Radikalität eingespart werden.
- Elektive Neck-dissection nach primärer Radio-Chemotherapie. Bei positivem Befund Nachbestrahlung.
- Chemotherapie bei fortgeschrittenen Tumoren präoperativ oder beim Rezidiv: Verschiedene Chemotherapie-Kombinationen mit Cis-Platin. Evtl. intraarterielle Chemotherapie.

Prognose

- 5-Jahres-Überlebensrate zwischen 40 und 65%, bei frühzeitiger Erkennung noch höher. In der Regel jedoch Diagnose erst im Spätstadium. Dann häufig nur noch palliative Therapie möglich.

Allgemeines

- Zum Oropharynx gehören vorderer Gaumenbogen, weicher Gaumen, Uvula, Tonsillenloge, Tonsille, Zungengrund und laterale sowie hintere Rachenwand.
- Männer häufiger als Frauen betroffen (4 : 1). Ätiologische Faktoren sind Nikotinabusus und hochprozentiger Alkohol.
- Bei älteren Männern überwiegend Plattenepithelkarzinome. Außerdem maligne Lymphome, lymphoepitheliales Karzinom und Transitionalzellkarzinom.

Klinische Symptomatologie

- Rauher Hals, Schluckschmerzen und sonstige einseitige Schluckbeschwerden, Kloßgefühl im Hals. Foetor ex ore, Dyspnoe, Heiserkeit, Hypersalivation.
- Ins Ohr ziehende Schmerzen sowie Kieferklemme zeigen einen weit fortgeschrittenen Tumor an.

Diagnostik

- Inspektion und digitale Palpation.
- Probeexzision.
- Bei nachgewiesenen Halslymphknoten und unbekanntem Primärtumor sollen Probeexzisionen auch aus einer klinisch unverdächtigen Tonsille bzw. eine Tonsillektomie mit histologischer Aufarbeitung in Serienschnitten vorgenommen werden.

Tumorklassifikation

- Nach dem TNM-System:
  T_1 Tumor 2 cm oder weniger in größter Ausdehnung.
  T_2 Tumor mehr als 2 cm, aber nicht mehr als 4 cm in größter Ausdehnung.
  T_3 Tumor mehr als 4 cm in größter Ausdehnung.
  T_4 Tumor infiltriert Nachbarstrukturen wie durch kortikalen Knochen, in Weichteile des Halses oder Außen-(Skelett)-muskel der Zunge.

Regionäre Lymphknoten: siehe S. 205/206.

Stadiengruppierung

Stadium 0	T_{is}	N_0	M_0
Stadium I	T_1	N_0	M_0
Stadium II	T_2	N_0	M_0
Stadium III	T_3	N_0	M_0
	T_1	N_1	M_0
	T_2	N_1	M_0
	T_3	N_1	M_0
Stadium IV	T_4	N_0, N_1	M_0
	jedes T	N_2, N_3	M_0
	jedes T	jedes N	M_1

Therapie

- Primärtherapie gewöhnlich chirurgisch, bei kleinen Läsionen mit eingeschränkter Radikalität (z. B. Laserresektion).
- Mögliche Alternative bei kleinen Tumoren (insbesondere am Zungengrund): alleinige Radiotherapie.
- Bei allen fortgeschrittenen Tumoren chirurgisch-radiotherapeutische Kombinationsbehandlung: Elektive bzw. therapeutische Neck-dissection + Nachbestrahlung.
- Chemotherapie primär mit cis-platinhaltigen Schemata im Stadium III und IV präoperativ. Bei palliativer Indikation Chemotherapie vor Radiotherapie (bessere Medikamentenperfusion!), oder simultane Radio-Chemotherapie.

Prognose

- 5-Jahres-Überlebensrate gesamthaft etwa 33%. Tumoren der Tonsille und des weichen Gaumens haben die beste Prognose, Tumoren der Rachenwand und des Zungengrundes die schlechteste.
- Mögliche Prognoseverbesserung durch präoperative bzw. präradiotherapeutische (neo-)adjuvante Chemotherapie (→ Tumorzentrum). Durch simultane Radio-Chemotherapie haben die inoperablen Patienten dieselben Überlebenschancen wie die operablen mit Nachbestrahlung.

Allgemeines

- Beide Geschlechter gleich häufig betroffen, Altersgipfel bei 40–50 Jahren.
- Adenokarzinome, mukoepidermoidale Karzinome, adenoid-zystische Karzinome (Zylindrome). Mischtumoren oder Adenome können nen Vorstadium darstellen.
- Frühzeitige regionäre Lymphknotenmetastasierung.

Klinische Symptomatologie

- Palpabler Tumor der Speicheldrüse.
- Hinweise auf Malignität sind Verbindung mit Haut und Umgebung, Schmerzen, Fazialislähmung, Lymphknotenschwellung.
- Cave! Probeexzision aus der Parotis wegen der Gefährdung des N. facialis und möglicher lokoregionärer Tumorausbreitung kontraindiziert!

Tumorklassifikation

- Nach dem TNM-System:
  T_X Primärtumor kann nicht beurteilt werden.
  T_0 Kein Anhalt für Primärtumor.
  T_{is} Carcinoma in situ.
  T_1 Tumor 2 cm oder weniger in größter Ausdehnung.
  T_2 Tumor mehr als 2 cm, aber nicht mehr als 4 cm in größter Ausdehnung.
  T_3 Tumor mehr als 4 cm, aber nicht mehr als 6 cm in größter Ausdehnung.
  T_4 Tumor mehr als 6 cm in größter Ausdehnung.

Anmerkung: Sämtliche Kategorien werden unterteilt in
a) keine lokale Ausbreitung,
b) lokale Ausbreitung.
„Lokale Ausbreitung" ist die klinische oder makroskopische Infiltration von Haut, Weichteilen, Knochen oder Nerven. Der lediglich mikroskopische Nachweis entspricht nicht der „lokalen Ausbreitung" als Klassifikationskriterium.
Regionäre Lymphknoten: siehe S. 205/206.

M_X Das Vorliegen von Fernmetastasen kann nicht beurteilt werden.
M_0 Keine Fernmetastasen.
M_1 Fernmetastasen.

Stadiengruppierung

Stadium I	T_{1a}	N_0	M_0
	T_{2a}	N_0	M_0
Stadium II	T_{1b}	N_0	M_0
	T_{2b}	N_0	M_0
	T_{3a}	N_0	M_0
Stadium III	T_{3b}	N_0	M_0
	T_{4a}	N_0	M_0
	jedes T	N_1	M_0
	(ausgenommen $_{4b}$)		
Stadium IV	T_{4b}	jedes N	M_0
	jedes T	N_2, N_3	M_0
	jedes T	jedes N	M_1

Therapie

- Primär chirurgische Behandlung. Bei Verdacht auf Malignität Sicherung der Diagnose durch Schnellschnitt während der Operation, totale Exstirpation der Drüse (N. facialis muß bei Parotistumoren geopfert werden); Neck-dissection.
- Radiotherapie nach unvollständiger Tumorresektion, Inoperabilität und Rezidiv. Alle undifferenzierten Malignome inkl. adenoidzystischem Karzinom erfordern eine postoperative Bestrahlung (inkl. ipsilateraler Lymphabfluß-Bestrahlung).
- Chemotherapie in der Regel nicht zu empfehlen.

Prognose

- Je nach Tumorstadium und histologischem Typ 5-Jahres-Überlebensrate von 25−80%. Längster Verlauf: Zylindrom (adenoidzystisches Karzinom).

Allgemeines

- Häufigste maligne Tumoren im HNO-Bereich. Beim Larynxkarzinom überwiegen die glottischen Karzinome mit 60 bis 65% gefolgt von den supraglottischen Karzinomen mit 30–35% und den subglottischen Karzinomen mit etwa 5%.
- Männer häufiger als Frauen betroffen (2 : 1 bei Hypopharynxkarzinom).
- Altersgipfel bei 50–70 Jahren.

Ätiologie

- Larynxkarzinom bei Nikotinabusus (bei Nichtrauchern praktisch nicht vorkommend).
- Hypopharynxkarzinom: Nikotin und hochprozentiger Alkohol!
- Plattenepithelkarzinome überwiegen. Sarkome, lymphoepitheliale Tumoren, Adenokarzinome oder Transitionalzellkarzinome sind selten.

Klinische Symptomatologie

- Leitsymptom der Kehlkopftumoren ist die chronische Heiserkeit (Frühsymptom bei Tumoren der Glottis, Spätsymptom bei den anderen Tumoren, die zu einer Kehlkopfeinmauerung geführt haben).
- Bei Hypopharynxtumoren zunächst uncharakteristische Symptomatik: unklare Schluckbeschwerden, Fremdkörpergefühl, Kratzen im Hals.
- Leitsymptome oftmals erst die zervikale Lymphknotenmetastase. Schmerzen und Luftnot sind Spätsymptome und weisen auf eine Perichondritis hin.

Diagnose

- Laryngoskopie bzw. Mikrolaryngoskopie (nach Möglichkeit mit Endoskop) unbedingt erforderlich bei länger andauernder Heiserkeit.
- Bei unklarem Befund direkte Laryngoskopie in Narkose.
- Weitere diagnostische Möglichkeiten: indirekte Laryngoskopie, Stroboskopie, Laryngographie, Computertomographie und Röntgen-Breischluck (zum Ausschluß eines Zweittumors im Ösophagus).

Tumorklassifikation

- Nach dem TNM-System

Supraglottis

T_1 Tumor auf einen Unterbezirk der Supraglottis begrenzt, mit normaler Stimmbandbeweglichkeit.

T_2 Tumor infiltriert mehr als einen Unterbezirk der Supraglottis oder Glottis, mit normaler Stimmbandbeweglichkeit.

T_3 Tumor auf den Larynx begrenzt, mit Stimmbandfixation, und/oder Tumor mit Infiltration des Postkrikoidbezirks, der medialen Wand des Sinus piriformis oder des präepiglottischen Gewebes.

T_4 Tumor infiltriert durch den Schildknorpel und/oder breitet sich auf andere Gewebe außerhalb des Larynx aus, z. B. Oropharynx oder Weichteile des Halses.

Glottis

T_1 Tumor auf Stimmband (Stimmbänder) begrenzt (kann auch vordere oder hintere Kommissur befallen), mit normaler Beweglichkeit.

T_{1a} Tumor auf ein Stimmband begrenzt.

T_{1b} Tumorbefall beider Stimmbänder.

T_2 Tumor breitet sich auf Supraglottis und/oder Subglottis aus und/oder Tumor mit eingeschränkter Stimmbandbeweglichkeit.

T_3 Tumor auf den Larynx begrenzt, mit Stimmbandfixation.

T_4 Tumor infiltriert durch den Schildknorpel und/oder breitet sich auf andere Gewebe außerhalb des Larynx, wie Oropharynx oder Weichteile des Halses, aus.

Subglottis

T_1 Tumor auf die Subglottis begrenzt.

T_2 Tumor breitet sich auf Stimmband (Stimmbänder) aus, mit normaler oder eingeschränkter Beweglichkeit.

T_3 Tumor auf den Larynx begrenzt, mit Stimmbandfixation.

T_4 Tumor infiltriert durch Ring- oder Schildknorpel und/oder breitet sich auf andere Gewebe außerhalb des Larynx, wie Oropharynx oder Weichteile des Halses, aus.

Hypopharynx

T_1 Tumor auf einen Unterbezirk des Hypopharynx begrenzt.

T_2 Tumor infiltriert mehr als einen Unterbezirk des Hypopharynx oder einen benachbarten Bezirk, *ohne* Fixation des Hemilarynx.

T_3 Tumor infiltriert mehr als einen Unterbezirk des Hypopharynx oder einen benachbarten Bezirk, *mit* Fixation des Hemilarynx.

T_4 Tumor infiltriert Nachbarstrukturen wie Knorpel oder Weichteile des Halses.

Regionäre Lymphknoten: siehe S. 205/206.
Fernmetastasen: s. S. 213.

Stadiengruppierung

Stadium 0	T_{is}	N_0	M_0
Stadium I	T_1	N_0	M_0
Stadium II	T_2	N_0	M_0
Stadium III	T_3	N_0	M_0
	T_1	N_1	M_0
	T_2	N_1	M_0
	T_3	N_1	M_0
Stadium IV	T_4	N_0, N_1	M_0
	jedes T	N_2, N_3	M_0
	jedes T	jedes N	M_1

Therapie

- Beim *Larynxkarzinom* Primärtherapie chirurgisch: mikrochirurgische Abtragung, verschiedene Formen der Teilresektion oder totale Laryngektomie abhängig vom Tumorstadium. ± Nachbestrahlung.
- Endolaryngeale Entfernung des Tumors als alleinige therapeutische Maßnahme beim Carcinoma in situ des Stimmbandes, bei infiltrierend wachsenden Karzinomen T_1 und T_2 umstritten.
- Radiotherapie als Alternative beim Glottiskarzinom Stadium I und II gleichwertig.
- Neck-dissection und/oder Radiotherapie der zervikalen Lymphknoten ab Stadium III. Palliative Radiotherapie beim T_4-Larynxkarzinom zur Vermeidung bzw. zum Hinausschieben der Laryngektomie.
- Bei *Hypopharynxkarzinomen* grundsätzlich kombinierte chirurgisch-radiotherapeutische Behandlung. Lokale Exzision eines kleinen Tumors über Endoskop oder indirekter Laryngoskopie mit postoperativer Bestrahlung möglich.
- Palliative Radiotherapie, unter Umständen nach vorangegangener Chemotherapie des inoperablen Tumors, erfordert häufig Tracheostomie und Nährsonde.

- Chemotherapie nur bei fortgeschrittenen Tumoren und Rezidiven in Form der Polychemotherapie mit cis-platinhaltiger Medikamentenkombination. Experimentell als intraarterielle Chemotherapie.

Prognose

- Larynxkarzinome haben eine recht günstige, Hypopharynxkarzinome eine schlechte Prognose.
- Günstigste Prognose bei Glottiskarzinomen, da sie wegen früher Heiserkeit rasch erkannt werden und selten lokoregionäre Metastasen setzen. Im Stadium I Dauerheilungen bei über 90% der Patienten. Fortgeschrittene Tumoren immer noch 50–60% 5-Jahres-Symptomfreiheit. Supraglottische Karzinome ohne Lymphknotenmetastasen mit 5-Jahres-Symptomfreiheit von 70–80%, beim Vorhandensein von Lymphknotenmetastasen 30–50%.
- Hypopharynxkarzinome nur als kleine Läsion und ohne Lymphknotenmetastasen 5-Jahres-Heilungsrate von etwa 70%. Mehrzahl der Hypopharynxkarzinome weit fortgeschritten mit lokoregionären Lymphknotenmetastasen und Fernmetastasen. Die 5-Jahres-Überlebenszeit übersteigt insgesamt kaum 20–25%.

Allgemeines

- Häufigkeit: Variabel, Skandinavien 4,5/100000/Jahr, Australien 33/100000/Jahr (weiße Einwanderer!).
- Inzidenz zunehmend, Verdopplung alle 15 Jahre!

Epidemiologie

- Blasse, weiße Haut! Rothaarige. Starke Sonnenbestrahlung (Ultraviolett) bei nichteinheimischer Bevölkerung.
- Geschlecht: Frauen häufiger als Männer (vor allem Superficial-Spreading-Typ an Extremitäten).
- Hormone: z. T. geschlechtshormonabhängig (Schwangerschaft! Antikonzeption!), extrem selten vor Pubertät.
- Vererbung: selten (3%), familiäre Häufung (10%).
- Trauma: selten von Bedeutung, meist überbewertet.
- Präkanzerosen: entsteht zu 70% aus vorbestehenden Nävi (maximales Risiko bei kongenitalen behaarten Tierfellnävi).
- *Prävention:* Extreme Sonnenbestrahlung vermeiden! (Sonnenbrand!) Wissenschaftlich nicht völlig gesichert.
- *Früherkennung:* Verdächtige Läsionen exzidieren und histologisch untersuchen.

Klinische Symptomatologie

- Jeder schwarze bzw. braune Fleck ist verdächtig!
- Verstärkter Verdacht bei Wachstum in Höhe und Breite, unregelmäßiger Oberfläche und Berandung, Farbveränderung, Verletzlichkeit/Blutung, Jucken.
- Auftreten meist aus vorbestehenden Nävi, seltener aus normaler Haut. 3–5% amelanotisch!
- Prädilektionsstellen: untere Extremität – Gesicht – Stamm, Auftreten aber auch an Schleimhäuten und im Auge (braunschwarzer Fleck in Aderhaut, Gesichtsfeldausfall!)
- Vier typische Erscheinungsformen:
  - *Superfiziell spreitendes Melanom* (SSM). Alle Altersstufen. Entstehung als scheckiger, unscharf begrenzter Fleck auf unveränderter Haut. Keine Prädilektionsstellen. Biphasisches Wachstum, zuerst flächig, dann nodulär. Farbige Mannigfaltigkeit, evtl. ulzerierend und blutend.
  - *Lentigo-maligna-Melanom* (LMM) im höheren Alter (zweite Lebenshälfte). Verlauf über Jahre. Entstehung auf einer präexistenten scheckigen Pigmentation (Lentigo maligna). Praktisch nur an lichtexponierten Hautarealen, vor allem an Schläfe und Stirn.

- *Noduläres Melanom:* Bereits im jugendlichen Alter, initial vertikales Wachstum (große Tiefenausdehnung). Scharfe Begrenzung. Blauschwarze Farbe.
- *Akrolentiginöses Melanom:* Lokalisation an Fingerkuppen, Handflächen, Fußsohlen, Zehen, subungual. Teilweise nur schwach gefärbt. An Traumafolge erinnernd.

Diagnostik

- Inspektion: ganze Haut! Inkl. Finger- und Zehennägel, einsehbarer Augenfundus, Schleimhäute, Pigmentgehalt? Begrenzung? rötlicher Randsaum?
- Palpation: verdächtige Läsion (Konsistenz, Oberfläche), Lymphknoten, Leber.
- Merke: Auch ein Geübter kann Malignität nicht von bloßem Auge feststellen bzw. ausschließen! Sicherheit einzig durch:
- Biopsie: Einzige korrekte Methode = Exzisionsbiopsie 2–3 mm im Gesunden, tief ins subkutane Fettgewebe.
- Cave: Inzision, Feinnadelbiopsie! Kein Schnellschnitt! → Histologie, evtl. mit Histochemie.
- Vergrößerte Lymphknoten: chirurgische Lymphadenektomie; evtl. Feinnadelbiopsie.
- Weitere Abklärungen:
  - Thoraxröntgenbild in 2 Ebenen, evtl. Computertomographie (Leber, retroperitoneale Lymphknoten usw.), Ultraschall.
  - Lymphographie bei Herden am Bein, Lymphadenektomie inguinal bzw. axillär bei tieferen Infiltrationsstadien.

  Weitere Abklärungen nur bei entsprechendem Verdacht (z. B. Schädel-Computertomographie, Skelettszintigraphie).
- Labor: Zur Diagnose entbehrlich; Routineuntersuchungen für Einschätzung des Therapierisikos und einer evtl. viszeralen Metastasierung.

  Urinmetaboliten: Nur von wissenschaftlichem Interesse.
- Differentialdiagnose: Nävi, pigmentiertes Basaliom, Angiom, Botryomykom, Histiozytom, senile seborrhoische Keratose, Naevus bleu, juveniles Melanom.

Tumorklassifikation

- Histologie: Präkanzerosen:
  - Melanosis circumscripta Dubreuilh,
  - Lentigo circumscripta,
  - Junction- bzw. Compound-Nävus.

Melanome:
- Superficial spreading 44% (v. a. Frauen),
- noduläres Melanom 35%,
- Lentigo-maligna-Melanom 13%,
- Spezialfälle: z. B. akrolentiginöses Melanom (Handflächen, Fußsohlen, subungual) 6%

- TNM: vgl. Abb. 14

	Tumordicke (Breslow)	Eindringtiefe (Clark)
pT_{is}	auf Epithel beschränkt	Level I
pT_1	$\leq 0,75$ mm	Level II
pT_2	$> 0,75$ bis 1,5 mm	Level III
pT_3	$> 1,5$ bis 4 mm	Level IV
pT_4	$> 4,0$ mm/Satellit(en)	Level V
N_1	Regionäre Lymphknoten ≤ 3 cm	
N_2	Regionäre Lymphknoten > 3 cm und/oder In-transit-Metastase(n)	

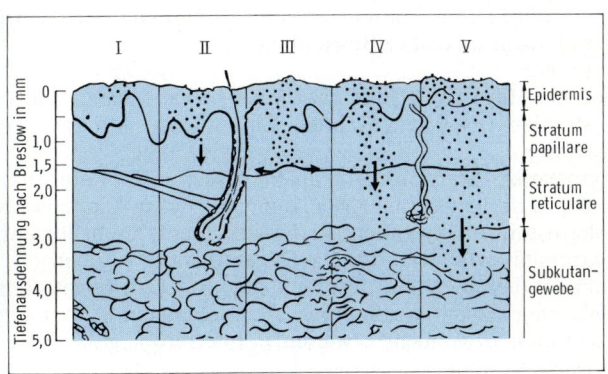

Abb. 14 Tiefenausdehnung nach Clark und nach Breslow (nach *Joss* u. Mitarb.)

- Risikogruppen:
low risk: pT_1 und pT_2
high risk: pT_3 und pT_4

alle akrolentiginösen, ulzerierten Primärtumoren, primär Satellitenmetastasen.

Therapie

- *Primärtumor:* Behandlung rein chirurgisch: Exzision „weit im Gesunden". Notwendige Sicherheitsdistanz umstritten. Faustregel: Infiltrationstiefe unter 1,5 mm 2 cm, darüber 5 cm, falls kosmetisch-funktionell möglich, ggf. mit plastischer Deckung. Bei ungenügender Distanz/Infiltration über 0,75 mm Nachresektion innerhalb von 3 Wochen. Amputation nur, wenn sonst Radikalität unerreichbar (Endphalangen, Zehen).

- *Lymphknoten:* elektive Dissektion bei High-risk-Extremitätenmelanomen. Therapeutisch als En-bloc-Resektion mit Primärtumor und Satelliten.

- Bei Melanom der Aderhaut: Enukleation oder Teilresektion, evtl. nach Vorbestrahlung (4×6 Gy – 3×8 Gy). Alternativ Kontaktbestrahlung.

- *Zusatzbehandlung:*
  - Vor- und Nachbestrahlung ebenso wie Chemo- und Immunotherapie umstritten.
  - Hypertherme Zytostatikaperfusion (Melphalan) bei Extremitätenmelanomen ab pT_3 und bei akrolentiginösen Melanomen unabhängig von Infiltrationstiefe.
  - Endolymphatische Radionuklidtherapie experimentell.

- *Lokalrezidive*/Lymphknotenmetastasen: Resektion, ggf. wiederholt, falls nicht radikal → Bestrahlung.

- *Metastasen:*
  - Solitäre Herde möglichst exzidieren (ZNS, Lunge, Haut) oder bestrahlen (Elektronen, hohe Einzeldosen, evtl. mit Hyperthermie).
  - Zytostatika: Standardmedikament Dacarbazin (Remissionsrate 20%), weitere wirksame Medikamente: Vinca-Alkaloide, Nitrosoharnstoffe, Alkylantien, Platinsalze. Bei Begrenzung auf eine Extremität evtl. intraarterielle Chemotherapie (s. oben).
  - Immunotherapie: Unspezifisch mit BCG o. ä. intratumoral (Wirkung lokal-intratumoral = dokumentiert, systemisch umstritten bzw. nicht erwiesen!). Interferon: gesicherte, aber geringe Wirkung.
  - Hormone: keine Wirkung.
  - Bestrahlung: palliativ – symptomatisch am „Ort der Not" (Schmerz, Funktion, z. B. Skelett, ZNS).

Prognose

Tabelle 12 Prognose maligner Melanome nach Histologie und Stadium (nach *Joss*)

	5-Jahres-Überlebensrate %
nur Primärtumor	70
a) *Typ*	
Lentigo-maligna-Melanom	80
„superficial spreading" Melanom	70
noduläres Melanom	47
b) *Histologische Tiefenausdehnung (Clark)*	
I	100
II	83
III	62
IV	51
V	37
c) *Durchmesser des Primärtumors*	
0–10 mm	70
11–20 mm	62
> 20 mm	48
mit Lymphknotenmetastasen	30
– klinisch nicht palpable, histologisch befallene Lymphknoten	53
– klinisch palpable, histologisch befallene Lymphknoten	19
mit Fernmetastasen	0–5
– mediane Überlebenszeit: 4 Monate	
– mediane Überlebenszeit bei vorwiegend kutanem Metastasierungstyp: 11 Monate	

Nachsorge

● Nur klinische und radiologische (Thoraxröntgenbild) Kontrollen alle 3–6 Monate.

Allgemeines

- Häufigkeit: Häufigstes Karzinom! ⅓ aller Malignome, aber selten letal.

Epidemiologie

- Sonnenbestrahlung (UV): 90% der Basaliome in exponierten Hautpartien bei Weißen.
- Karzinogene: Arsen (Winzer), Teerprodukte, synthetische Antimalariamittel, Psoralen/Methoxsalen-Photochemotherapie.
- Bestrahlung mit niedrigen bis mittelhohen Dosen, Latenz viele Jahre.
- Chronische Entzündung/Trauma: chronische Osteomyelitis, Fistel, chronisch venöse Stauung, Verbrennungen, Verätzungen, Atrophie nach Lupus, Epidermolyse, Keratoma senile, Kraurosis.
- Vererbung: gehäuft bei Xeroderma pigmentosum, Basalzell-Nävus-Syndrom.
- Alter: vor allem über 50 Jahre, ausgenommen bei hereditären Fällen.

Symptomatologie

- *Basaliom:*
- Papel, elfenbeinartig, transparent, derbes Knötchen, perlschnurähnlicher Randwall, z. T. pigmentiert.
- Prädilektion: Gesicht, Hals, Handrücken. In fortgeschrittenem Stadium exulzerierend, den Knochen infiltrierend und destruierend.
- *Spinaliom:*
- Schuppend, hyperkeratotisch, warzenartig, verkrustet, oft exulzerierend, gelegentlich pilzförmig, düster rot.
- Prädilektion lichtexponierte Stellen.
- Subjektive Symptome meist gering, Jucken, Blutung, Schmerz erst bei fortgeschrittenen Tumoren.

Diagnostik

- Inspektion und Palpation vgl. oben, ohne Biopsie nie absolute Sicherheit!
- Diagnose: Exzision, histologische Untersuchung.
- Weitere Untersuchungen: Je nach Situation, Labor belanglos.
- Differentialdiagnose: Gutartige Hauttumoren/Präkanzerosen: Morbus Bowen, Erythroplasie Queyrat, senile Warzen, Kerato-

akanthom, aktinische Keratose. Bösartige Tumoren: Zylindrom, Melanom.

Tumorklassifikation

- TNM:
  T_1 ≤ 2 cm
  T_2 > 2 bis 5 cm
  T_3 > 5 cm
  T_4 Invasion tiefer extradermaler Strukturen (Knorpel, Skelettmuskel, Knochen)
  N_1 Regionäre Lymphknotenmetastasen

Therapie

- Verhütung: Extreme Sonnenbestrahlung/Karzinogene soweit möglich vermeiden.
- Früherkennung: Verdächtige Läsionen exzidieren.
- *Basaliom:*
  - Chirurgische Entfernung (Exzision, Kauterisierung, Auslöffelung, Kryochirurgie) und/oder Bestrahlung (v. a. an Gesicht, Hals, Händen).
  - In Sonderfällen (alte Patienten, Nase/Ohr) lokale perkutane Chemotherapie mit Zytostatikasalbe (5-Fluorouracil).
- *Spinaliom:*
  - Exzision im Gesunden und Nachbestrahlung der PT-Region, evtl. Lymphabflußgebiet, alternativ alleinige Radiotherapie.
  - Rezidive: Meist Folge ungenügender Primärtherapie, je nachdem Operation oder Bestrahlung, oft plastische Deckung nötig.
- *Metastasen:*
  - Selten (meist von Spinaliomen), möglichst exzidieren und/oder bestrahlen.
  - Zytostatika unwirksam bzw. wenig geprüft.

Prognose

- *Spinaliom:* Abhängig von Primärtherapie, falls lege artis durchgeführt, über 90%, mit Lymphknotenbefall 70% Heilungen. Rezidiv 50% 5-Jahres-Überleben, Fernmetastasen 30%.
- *Basaliom:* v. a. Lokalrezidiv, sozusagen nie Fernmetastasen.

Weitere Hauttumoren

- Mycosis fungoides: vgl. maligne Lymphome, in "Checkliste Hämatologie" (→ Tumorzentrum).
- Hautsarkome, Kaposi-Sarkom: Sehr selten; heute vermehrt als Folgeerscheinung im Rahmen eines AIDS (acquired immunodeficiency syndrome). Solche Patienten mit seltenen und schwierig (sowie auch aufwendig) zu behandelnden Hauttumoren gehören in die Hand des medizinischen Onkologen und des Radio-Onkologen (→ Tumorzentrum!).
- Hautmetastasen: vgl. entsprechende Primärtumoren.

Allgemeines

- Häufigkeit: 5–10%, abhängig vom Ausmaß der Untersuchungen.

Definition

- Histologisch/zytologische Sicherung einer malignen Erkrankung aus einer Metastase, Primärtumor am Ort der Biopsie ausgeschlossen.
- Anamnese und Abklärung ergeben keinen Primärtumor.

Diagnostik

- Ziel: Zielgerichtete individuelle Diagnostik nach Wahrscheinlichkeit – anstatt ungezielter kostspieliger und zeitraubender apparativer Untersuchungen!

Leitlinien

- Anamnese
  - Familienanamnese: Hereditäre Disposition oder Tumoren selten von Bedeutung (Mammakarzinom, Kolonpolypose).
  - Systemanamnese: Rauchen? Alkohol? Andere Karzinogene? Husten? Eß- und Stuhlgewohnheiten?
  - Persönliche Anamnese: Frühere Operationen und Biopsien angeblich „harmloser Befunde"? (Cave! ursprüngliche Tumordiagnose ist dem Patienten oft unbekannt, Beispiel Melanom). Kryptorchismus? Husten, Auswurf? Blutungen? Hinweise auf paraneoplastische Syndrome?
- *Merke:* Anamnese mit gezielter Befragung nach Leitsymptomen aufgrund von Alter, Geschlecht und Lebensgewohnheiten wahrscheinlicher Tumoren.
- *Histologischer/zytologischer Typ*
  - Histologie/Zytologie gibt meist entscheidende Hinweise auf Sitz des Primärtumors. Bei Unklarheiten ergänzende Färbungen, immunhistologische oder elektronenmikroskopische Untersuchungen, gegebenenfalls zweite Biopsie (FNP → chirurgische Exzision! andere Lokalisation).
  - Wechselgespräch zwischen Kliniker und Pathologen!
  - Gegebenenfalls Nachweis von Hormonrezeptoren im Tumorgewebe (axilläre Lymphknotenmetastase bei vermutetem Mammakarzinom).

Metastasierungstyp und -lokalisation

- *Lymphknotenmetastasen:*
  - Zuerst malignes Lymphom ausschließen! Weitere Abklärung je nach Lokalisation:
  - Hochzervikal: HNO ($\frac{2}{3}$ der Fälle), Schilddrüse.
  - Tiefzervikal/supraklavikulär: HNO, Schilddrüse, Lunge, Mamma, falls linksseitig Magen-Darm-Trakt (Virchow-Drüse!), Hoden.
  - Axilla: Mamma, Lunge, Magen-Darm-Trakt, Melanom.
  - Leiste: Anus, Rektum, Prostata, Vulva, Hoden, Melanom.
  - Mediastinal/retroperitoneal: Extragonadaler Kleinzelltumor.
- *Hirnmetastasen:* v. a. Lunge, Mamma, Melanom, Hypernephrom, seltener Schilddrüse und HNO.
- *Lungenmetastasen:* Mamma, Ovar, Hypernephrom, Magen-Darm-Trakt, Weichteil- und Knochensarkome, Lunge.
- *Lebermetastasen:* Tumoren aus Pfortaderkreislauf: Magen, Kolon, Rektum, Pankreas, aber auch Mamma, Lunge. DD: primäres Leberkarzinom, Karzinoid.
- *Hautmetastasen* (FNP!):
  Melanom, Mamma, Lunge (v. a. kleinzellige Tumoren), Magen-Darm-Trakt.
- *Skelettmetastasen* (KM-Biopsie!) je nach überwiegendem Metastasierungstyp:
  - Osteolytisch: Myelom, Mamma, Hypernephrom, Schilddrüse, Lunge.
  - Osteoplastisch: Prostata, Mamma, Lunge.
  - Seltener bei Magen, Pankreas und Blase.
- *Maligne Ergüsse* (möglichst viel zytologisch untersuchen!):
  - Pleura: Mamma, Lunge, Ovar, malignes Lymphom, seltener Magen-Darm-Trakt. DD: Mesotheliom!
  - Aszites: Ovar, Pankreas, Magen, Kolon, malignes Lymphom.

Weitere Abklärung

- Grundsätze:
  - Stets zuerst Anamnese ergänzen, nochmalige gründliche Untersuchung!
  - Gezielt je nach Anamnese, Symptomatologie, Lokalisation/histologischem Typ, beschränkt, stets im Hinblick auf therapeutische Konsequenzen!
  - Kurative bzw. langfristig palliative Behandlung möglich (Prostata, Schilddrüse, Mamma, Keimzelltumoren)?
  - Oder nur kurzfristige Palliation (v. a. Adenokarzinome)?

Behandlung

- Primärtumor nach entsprechender Abklärung in rund 75% zu finden → organ- und stadiengerechte Therapie.
- Grundsätze bei weiterhin unbekanntem Primärtumor:
  - *Operation/Bestrahlung:* Bei lokoregionär begrenztem Tumor und tumorbedingter Symptomatik: Beispiel Resektion solitärer Hirn- oder Lungenmetastasen, Hauttumoren (Melanom), Bestrahlung solitärer Lymphknotenmetastasen. Operation = Diagnose und Therapie!
  - Sonderfall Hals-LK: Bestrahlung des gesamten Pharynx und Larynx sowie der zervikalen LK-S beidseits nach Dissektion der ursprünglich befallenen Hals-LK: kurativer Therapieansatz, 60−70% 5-Jahres-Überleben!)!
  - *Systemtherapie:* Wahl der Therapie richtet sich nach dem vermuteten Tumor.
    - Adenokarzinome: Fluorouracil, evtl. FAM-Kombination (vgl. Anhang III).
    - Plattenepithelkarzinome: CAP.
    - Kleinzellig-anaplastische Karzinome: VAC. PVP-16.
    - Maligne mesenchymale Tumoren (Sarkome!): Adriamycin (Epirubicin)/Ifosfamid, Platin/Ifosfamid.
    - Extragonadale Kleinzelltumoren. BEP oder PVB.
    - Falls Mamma oder Prostata nicht sicher ausgeschlossen werden können, gegebenenfalls probatorische endokrine Behandlung.
    - Wenn Diagnostik wegen schlechtem AZ/rascher Progredienz nur begrenzt möglich, Schema mit großer therapeutischer Breite wählen (z. B. FAM, VAC).
    - Zusätzlich palliative Bestrahlung bzw. chirurgische Maßnahmen (Stabilisierung osteolytischer Skelettmetastasen!).
- Tumortherapie *ohne* histologische Diagnose:
  - Sehr problematisch! Nur zulässig, wenn Klinik keine Zweifel an Malignität läßt, z. B. Bestrahlung bei schmerzhaftem Pancoast-Tumor, Bestrahlung oder Chemotherapie bei massiver oberer Einflußstauung.
  - Bei langfristigem rezidivfreiem Intervall nach früherem Metastasennachweis ganzes Procedere wiederholen (Cave Zweittumor anderer Histologie und Prognose!).

Grundsätze chirurgischer Tumortherapie

- Die überwiegende Mehrzahl der Geschwulstheilungen wird durch die operative Tumortherapie erreicht. Voraussetzung ist der lokalisierte Tumor ohne Fernmetastasierung.
  Zur Kennzeichnung der chirurgischen Maßnahme ist zwischen kurativer und palliativer Operation zu unterscheiden.

Kurative operative Therapie

- Komplette Entfernung des Tumors mit dem Ziel der Heilung. Eine kurative Tumorentfernung liegt vor, wenn der Primärtumor lokal radikal exstirpiert werden kann (kein Tumorrestgewebe bei der Operation, tumorfreie Resektionsränder bzw. Resektionsflächen histologisch) und Fehlen von Fernmetastasen.
- *Radikaloperation:*
  Monoblockresektion des Tumors unter Einhaltung eines ausreichenden Sicherheitsabstandes bei Mitentfernung des zugehörigen regionalen Lymphabflußgebietes. Dies beinhaltet oft die partielle oder totale Entfernung von Organen (z. B. Gastrektomie, Hemikolektomie).
- *Eingeschränkte Radikaloperation:*
  Organerhaltung durch Einschränkung der Sicherheitszonen. Indikation nur für kleine Tumoren mit niedrigem Malignitätsgrad zu empfehlen (z. B. Rektumadenom mit invasivem Karzinom). Sicherheit im Hinblick auf ein Lokalrezidiv meist nur durch kombiniertes Vorgehen (Operation und Strahlentherapie oder Chemotherapie) zu erreichen (z. B. „kleines" Mammakarzinom).
- *Erweiterte Radikaloperation:*
  Neben En-bloc-Entfernung von Primärtumor und regionären Lymphabflußwegen werden hierbei juxtaregionale Lymphknoten oder angrenzende Organe mitentfernt. Bei Tumorinfiltration in die Nachbarorgane sind operative Maßnahmen mit dem Ziel auf Heilung nur durch erweiterte Eingriffe möglich.
- *Supraradikale operative Eingriffe:*
  Exzessive, meist mutilierende Operationen unter Entfernung von Teilbereichen des Körpers (Hemipelvektomie, Beckenexenteration). Durch die Möglichkeiten moderner Kombinationstherapien haben derartige Eingriffe heutzutage selten noch Stellenwert und Indikation.

Grundsätze chirurgischer Tumortherapie

Palliative operative Therapie

- Unmöglichkeit einer radikalen Tumorentfernung aufgrund lokaler Inoperabilität oder Fernmetastasierung. Operative Therapie kann hierbei folgende Zielsetzung verfolgen:
- *Symptomatische operative Therapie:*
Besserung subjektiver Beschwerden bzw. bestehender Tumorkomplikationen (z. B. Umgehungsanastomosen bei fortgeschrittenem stenosierendem Darmtumor).
- *Tumor „debulking":*
Resektion oder Verkleinerung der Tumormasse metastasierter Tumoren bzw. monströser, lokal inoperabler Tumoren. Hierdurch können entweder Beschwerden gemindert und/oder die Möglichkeiten von chemo- bzw. radiotherapeutischen Zusatzmaßnahmen verbessert werden.
- *Metastasenchirurgie:*
Operative Entfernung von symptomatischen Metastasen (z. B. Obstruktion) oder solitären Metastasen (z. B. Lebermetastasen beim Kolonkarzinom, Lungenmetastasen bei Weichteilsarkomen: hier ggf. auch unter kurativer Zielsetzung).
- *Beachte: Inkurabilität* ist nicht gleichzusetzen mit *Inoperabilität.* Kleines Karzinom bei bestehenden Fernmetastasen ist operabel, aber nicht heilbar (inkurabel). Inoperabilität eines Patienten ergibt sich durch
  - *funktionelle Inoperabilität:* schlechter Allgemeinzustand (Begleiterkrankungen) oder
  - *topographische Inoperabilität:* Tumor in Beziehung zu lebenswichtigen, nicht entfernbaren Strukturen, die eine Radikaloperation nicht zulassen.

Prinzipien der kurativen operativen Therapie

- *Exaktes intraoperatives Staging:*
Tumorgröße, Lymphknotenstatus, Fernmetastasen.
- *Festlegung adäquater Sicherheitszonen:*
Zentrale Ligatur von Arterien und Venen entsprechend den vorgesehenen Resektionsgrenzen. Gewebeschonendes Operieren (No-touch-Isolation).
- *Vorbeugung einer Tumorzellkontamination im Operationsgebiet:*
Spülen mit zytoziden Substanzen.
- *Einbeziehung von peri- und postoperativen Zusatztherapiemaßnahmen:*
Strahlentherapie, Chemotherapie.

Enterostoma-Therapie

- Stellt eine besondere Aufgabe an den Operateur und die postoperative Nachsorge dar.
- Eine adäquate Stomaversorgung beginnt bereits vor bzw. mit dem operativen Eingriff.

Stomaplazierung

- Die Lage soll präoperativ im Stehen bestimmt und im Sitzen und Liegen kontrolliert werden.
  Folgende Regeln sind zu befolgen:
- Stoma soll im Rektusmuskel liegen,
- Lage möglichst fern von Knochen (Rippenbogen, Beckenkamm), Narben oder Nabel,
- Berücksichtigung der Kleidungsgewohnheiten des Patienten (Hosenbund, Rockbund),
- Patient soll wegen späterer Selbstversorgung das Stoma sehen können.

Stomaanlage

- Vom Operateur sind folgende Gesichtspunkte zu berücksichtigen:
- Runde Anlage des Stomas,
- gesonderte Inzision (außerhalb der Laparotomie),
- ausreichende Mobilisierung des Darms (Spannung → Retraktion),
- Vermeidung einer Siphonbildung,
- Kolostomie soll 2–3 mm, Ileostomie 1–2 cm über dem Hautniveau liegen.

Stomapflege

- Reinigung der Haut mit Wasser und Seife (*nicht* mit Äther, Benzin oder Desinfektionsmittel).
- Trocknen der Haut vor Anbringen der neuen Versorgung.
- Starker Haarwuchs soll verringert werden (Rasieren), → da Klebekontakt der Versorgungsbeutel vermindert wird und zu Follikulitis prädisponiert.
- Beutelausschnitt muß mit Stoma abschließen (Schablone).
- Zum Schutz der Haut gibt es folgende Möglichkeiten:
  - Pflasterklebeflächen (u. U. Einschränkung der Atmungsaktivität der Haut),

– Karaya-Produkte (sorgen für trockene Stoma-Umgebung, Hautschutz),
– adhäsive Produkte (hautfreundlich bei Problemstoma).

Versorgung der Ileostomie

- Dünndarmstuhl hat eine flüssige bis breiige Konsistenz und ist
durch Reste an aktiven Fermenten hautaggressiv.
- „Prominentes Stoma": verhindert das Überlaufen von Stuhl am
Stomarand und verhindert Unterwanderung des Versorgungssy-
stems.
- Ausreichender Hautschutz: Klebebeutel meist nicht ausreichend –
Karaya oder adhäsive Produkte.
- Ausstreifbeutel umgeht die Notwendigkeit eines häufigen Beutel-
wechsels (unnötige Hautstrapazierung).

Versorgung der Kolostomie

- Meist geformter Stuhl mit 1- bis 2mal täglicher Entleerung (Sigma-
stoma).
- Geschlossenes Beutelsystem mit Entlüftungsmöglichkeit (Kohle-
filter).
- Hilfsmittel: Gürtel, Schutzbezüge, Deodorantien (kommen in den
Beutel und binden den Eigengeruch des Stuhls).
- Durch Spülungsbehandlung (Irrigation) kann auf eine Beutelver-
sorgung verzichtet werden (→ Stomakappe).

Versorgung der Urostomie

- Urostomieversorgung muß schnell und präzise gewechselt werden
können (→ Versorgung vor Frühstück: weniger Ausscheidung nach
Flüssigkeitskarenz über Nacht).
- Urostomiebeutel muß eine Rückflußsperre besitzen (cave: aufstei-
gende Harnwegsinfektion) sowie einen Bodenauslaß (hier auch
Ansatz für Nachtdrainagebeutel).
- Operationstechnisch ist der Ileum- bzw. Kolon-Conduit („Bricker-
Blase") von der Harnleiterhautfistel (Ureterokutaneostomie) zu
unterscheiden.
- Conduit →   Urostomiebeutel mit integrierter Kle-
befläche.
- Ureterokutaneostomie →   Adhäsive Platte mit passendem Urosto-
miebeutel.

Psychosoziale Nachsorge

- Die Betreuung des Stomaträgers besteht nicht nur aus der Versorgung seines Stomas, sondern auch in der psychosozialen Nachbetreuung sowie Verarbeitung des Organverlustes.

Postoperative Nachsorge

- *Rezidivdiagnostik:*
  - Ziel: Verbesserung der Effektivität einer Sekundärtherapie durch frühzeitige Diagnose des Tumorrückfalls bzw. einer Fernmetastasierung,
  - Lokalrezidiv (Narben oder Anastomosenrezidiv, regionales Lymphknotenrezidiv, regionales Rezidiv im ehemaligen Tumorbett).
  - Beachte: Sekundäre Kuration durch ausschließliche Operation im allgemeinen gering (meist Indikation zu Kombinationstherapien).
- *Überwachung und Therapie von operationsbedingten Folgezuständen:*
  - Substitutionstherapie (z. B. Vitamin B_{12} nach Gastrektomie).
  - Stomatherapie: Versorgung von Patienten mit künstlichen Stuhl- und Harnableitungen (Kolostomien, Ileostomien, Ureterostomien).
  - Lymphdrainage bei Lymphödem nach Lymphknotendissektion im Extremitätenbereich (DD: Lymphstau durch Fortschreiten der lymphogenen Metastasierung!).
  - Logopädische Schulung nach Laryngektomie zur Erlernung einer „Ersatzsprache".

Grundsätzliches

- Lokale therapeutische Wirkung. Keine selektive Wirkung am Tumor, sondern gesundes Nachbargewebe mitbeeinträchtigend. Dosislimitation deshalb durch die Strahlentoleranz des Normalgewebes. Bestmögliche Fokussierung der Strahlenwirkung auf Primärtumorregion und lokoregionäres Ausbreitungsgebiet erforderlich.
- Strahlenarten:
  - Elektromagnetische Photonenstrahlung (Röntgen- und Gammastrahlen).
  - Korpuskularstrahlung (Elektronen- und Neutronenstrahlen. Protonen- und π-Mesonen im klinischen Experiment).
- Elementarprozesse der Wechselwirkung mit Materie:
  - Anregung.
  - Ionisation:
    - Photoelektrische Absorption bis 200 KV (Röntgendiagnostik).
    - Comptonstreuung (konventionelle Orthovolttherapie).
    - Paarbildungseffekt (Megavolt- bzw. Hochvolttherapie).

Perkutane Strahlentherapie

- Strahlenquelle außerhalb des Körpers, 0,5–3,5 m Abstand (Teletherapie).
- Konventionelle Röntgenoberflächentherapie (10–100 MV) in der Dermatologie. Indikation zur Therapie von Hautkarzinomen, Basaliomen und malignen Melanomen nur im Fall einer maximalen Penetrationstiefe von 3 mm.
- Konventionelle Röntgentherapie (125–400 KV = Orthovolttherapie), in der kurativ ausgerichteten Strahlentherapie nicht mehr gebräuchlich, allenfalls zur Palliativtherapie oberflächlich gelegener Metastasen.
- Megavolt-, Supervolt- bzw. Hochvolttherapie (Telekobalt, Photonen- und Elektronenstrahlen eines Kreis- oder Linearbeschleunigers, Neutronenstrahlen eines Neutronengenerators bzw. Zyklotrons). Allein für die moderne Strahlentherapie geeignet, da
  - größere Penetrationstiefe der Strahlung,
  - Schonung der Körperoberfläche,
  - keine kritische Dosisabsorption im Knochengewebe,
  - keine wesentliche Streustrahlung.

235

Brachytherapie

- Strahlenquelle im oder unmittelbar am Tumorgewebe. Heute für gewöhnlich mit Afterloading (Einführung des ungeladenen Trägers; Röntgenkontrolle; Nachladen der Strahlenquelle(n) ohne Strahlenbelastung für das Personal).
- Einteilung nach Dosisleistung:
  - high dose rate (HDR): >12 Gy/h
  - medium dose rate (MDR): 2–12 Gy/h
  - low dose rate (LDR): 0,4–2,0 Gy/h.
- Kontaktbestrahlung entweder mit radioaktiven Moulagen, Dermaplatten u. ä. oder intrakavitär durch Einführen der Strahlenquelle in Organ- bzw. Körperhöhlen (gynäkologische Kontakttherapie, Therapie von Ösophagus-, Bronchial-, Gallengangs- oder Epipharynxtumoren).
- Interstitielle Therapie („Spickung") des Tumorgebietes mit ^{198}Gold, ^{192}Iridium, ^{125}Jod u. ä.

Definition von Dosisangaben

- Dosiseinheit: Röntgen (R) = die von der Strahlenquelle abgegebene Dosis. Rad (rd) = die vom Gewebe absorbierte Dosis. 1 Gray (Gy) entspricht 100 rd.
- Herddosis ist die minimale Referenzdosis, die im Zielvolumen absorbiert wird. Zielvolumen = Primärtumor +/– Ausbreitungsgebiet.
- Maximaldosis ist die höchste absorbierte Dosis, für gewöhnlich nur ein punktförmiges Areal („hot spot"). Idealerweise sollte das Punctum maximum im Tumor liegen.
- Isodosen bezeichnen Linien gleicher Dosis. Wird das Maximum gleich 100% gesetzt, kann die Herddosis beispielsweise 90 bis 95% betragen. Angabe in absoluten Dosiswerten möglich.

Bestrahlungstechnik

- Beabsichtigt eine bestimmte geometrische Dosisverteilung im Körper.
- Möglichkeiten: Stehfelder (meistens zwei oder mehr Stehfelder = Kreuzfeuerbestrahlung), verschiedene Bewegungstechniken und sehr diffizile interstitielle und intrakavitäre Applikationsweisen.
- Hilfsmittel: Keilfilter, Ausgleichskörper, Halbschattentrimmer, Bleisatelliten, Individualabsorber, Bestrahlungsmasken und andere Fixierungs- bzw. Lokalisationshilfen.

● Spezialausdrücke aus der Großfeldtechnik:

- „Mantelfeld" = Großfeld zur supradiaphragmalen Lymphknotenbestrahlung. Schutz von Lunge, Oberarmknochen, Schädelbasis, Mundhöhle und Rückenmark.

- „Umgekehrtes Y-Feld" = Großfeld zur infradiaphragmalen LK-Bestrahlung. Schutz von Gonaden (evtl. nach Lateralisation der Ovarien), Leber, Nieren, wesentlicher Darmanteile, Rückenmark und Knochenmark der Beckenschaufeln.

- „Abdominelles Bad" = Großvolumen zur Behandlung intraabdominaler Tumormanifestationen. Schutz von Nieren, Leber, Rückenmark, Knochenmark der Beckenschaufeln.

- „Zerebrospinale Radiotherapie" = Erfassung des gesamten intrakraniellen und spinalen Liquorraums.

- „Involved field" = Nur der Primärtumor bzw. die befallene LK-Station wird erfaßt.

- „Extended field" = Primärregion und Nachbarregionen werden erfaßt.

- „Totalnodale Bestrahlung" = Strahlentherapie aller Stammlymphknoten-Stationen.

- „Boost" = Lokale Dosisaufsättigung.

Strahlenwirkung

- Der vorerst rein physikalische Vorgang der Energieabsorption hat am „Target-Molekül" zwei biologische Folgen:
  - Den direkten Treffer (direkte Strahlenwirkung), für gewöhnlich irreparabel und besonders häufig bei Anwendung von Neutronen, π-Mesonen und Protonen.
  - Die indirekte Strahlenwirkung über die Bildung von Intermediärprodukten, die sogenannten freien Radikale. Häufigste Strahlenwirkung bei Verwendung von Protonen- und Elektronenstrahlen der üblichen Hochvolttherapie.
- *Sauerstoffeffekt:* Bei der indirekten Strahlenwirkung werden im aeroben Milieu 2,5- bis 3mal soviel freie Radikale gebildet als unter anaeroben Bedingungen. Im anaeroben Gewebe ist deshalb die Dosis, welche zur Erzielung desselben Strahleneffektes notwendig ist, 2,5- bis 3mal höher als bei Sauerstoffsättigung. Ungünstigerweise hat jeder Tumor einen mehr oder weniger großen anaeroben Zellanteil, der entsprechend strahlenresistenter ist als der euoxische.
  Wege zur Umgehung des Sauerstoffeffektes:
  - Hyperfraktionierung oder Dosisprotrahierung, um die Reoxygenierung des Gewebes abzuwarten.
  - Einsatz elektroaffiner Substanzen (Radiosensitizer), welche ähnlich wie Sauerstoff die Bildung freier Radikale begünstigen.
  - Einsatz chemotherapeutischer Zytostatika zur Strahlensensibilisierung.
  - Kombination mit lokaler Hyperthermie, welche im schlecht durchbluteten Gewebe wegen des fehlenden Wärmeabstroms besonders gut gespeichert wird.
  - Verwendung von Strahlenarten mit hohem linearen Energietransfer, also vor allem direkter Strahlenwirkung: Neutronen, π-Mesonen, Protonen.
- *Strahleneffekte an der Zelle:*
  - Kettenbrüche, und zwar Einzel- und nicht reparable Doppelstrangläsionen an der DNS.
  - Schäden der Zell- und Kernmembran.
  - Alteration der Kern- und Zellorganellen, dadurch Schädigung des Kohlenhydrat- und Eiweißstoffwechsels.
- Strahlensensibilität und Regressionsverhalten von Malignomen sind abhängig von
  - Tumorhistologie,
  - Tumorproliferation (Wachstumsfraktion) und Repairverhalten,
  - Tumorgröße,
  - Reaktion des Tumorbettes.

Radiosensibilität

- Strahlensensibel ist ein Tumor, der ohne Beeinträchtigung des Normalgewebes radiokurabel ist. Nähert sich die Strahlenempfindlichkeit derjenigen des Normalgewebes oder überschreitet sogar dessen Toleranz, spricht man von Strahlenresistenz.
- Tumordosis bzw. Tumorvernichtungsdosis sind definiert als diejenige Dosis, welche mit einer Wahrscheinlichkeit von 95% eine lokale Tumorkontrolle (lokale Tumorheilung) bewirkt. Sie beträgt bei einer Fraktionierung von 5×2 Gy/Woche:
  - 20−30 Gy für das Seminom, Germinoblastom und die akute lymphatische Leukämie.
  - 35−40 Gy für die Lymphogranulomatose, das Neuroblastom, einzelne Nicht-Hodgkin-Lymphome vom niedrigen Malignitätsgrad und das Nephroblastom.
  - 50−60 Gy für Plattenepithelkarzinom-Metastasen in LK, für Brustkrebs (postoperativ), Medulloblastom, Retinoblastom, Ewing-Sarkom, Dysgerminom.
  - 50−65 Gy für das Larynxkarzinom (<1 cm), für Brustkrebs nach Lumpektomie.
  - 70−75 Gy für HNO-Tumoren (2−4 cm), Blasenkarzinom, Zervixkarzinom, Ovarialkarzinom, Bronchialkarzinom (< 3 cm), LK-Metastasen (1−3 cm).
  - > 80 Gy für HNO-Karzinome (< 4 cm), Brustkrebs (< 5 cm), Knochensarkome, Weichteilsarkome, malignes Melanom, Pflasterzellkarzinom-Metastasen in LK (< 6 cm).
- Gleiche Histologie bei verschiedenen Tumoren kann ganz unterschiedliche Strahlensensibilität bedeuten. Im allgemeinen ist ein höherer Entdifferenzierungsgrad Zeichen einer besseren Strahlensensibilität.
- Tumorgröße korreliert negativ mit lokaler Heilungswahrscheinlichkeit. Eine Verzehnfachung des Volumens benötigt 500 rd (5 Gy) mehr Dosis.
- Regressionsverhalten abhängig von Proliferationskinetik. Verkleinerung des Tumorvolumens oftmals erst nach Abschluß der Strahlentherapie oder nach Ablauf von 1–2 Zellteilungszyklen erkennbar. Keine Beziehung zwischen Regressionsgeschwindigkeit und Wahrscheinlichkeit einer lokalen Tumorkontrolle.
- Die strahlengeschädigte Zelle ist mikroskopisch oft nicht als solche zu erkennen. Das histologische Präparat kann zerstörte Tumorzellen zeigen, aber auch vital erscheinende, die gleichwohl geschädigt sind.

Zeitfaktor (Fraktionierung)

- Eine einzeitig oder in kurzer Zeit verabfolgte Strahlendosis hat eine höhere Wirkung als eine über lange Zeit verdünnte, protrahierte bzw. fraktionierte Dosis, und zwar sowohl am Tumor als auch am Normalgewebe.
- In den Bestrahlungspausen zwischen zwei Fraktionen erholt sich das Gewebe, das Normalgewebe allerdings wesentlich rascher und vollständiger als das Tumorgewebe. Deshalb nimmt, steigert man die Dosis über eine lange Behandlungszeit, der therapeutische Spielraum zwischen letaler Tumorschädigung einerseits und unerwünschter Nebenwirkung am gesunden Körpergewebe andererseits zu.
- Zusätzlich bessert sich während einer fraktionierten bzw. protrahierten Bestrahlung die Sauerstoffversorgung vorher hypoxischer Zellen (Reoxygenierung), und bisher in der G_0-Phase ruhende Zellen treten in den Intermitosezyklus ein (Rekrutierung) und werden dadurch radiovulnerabel.
- Bleibende Strahlenfolgen entstehen vorzugsweise nach hohen Einzeldosen. Deshalb sollten kleine Einzelfraktionen, möglichst mehrfach am Tage verabfolgt (Hyperfraktionierung), gegeben werden.

Modifizierung der Strahlenwirkung

- Elektroaffine Substanzen bzw. Radiosensitizer für hypoxische Zellen (z. B. Misonidazol).
- Sauerstoffüberdruck-Beatmung vermindert den Sauerstoffeffekt am schlecht durchbluteten Gewebe.
- Hyperthermie bleibt insbesondere in schlecht durchbluteten Geweben deponiert und potenziert die Strahlenwirkung. Hyperthermie allein hat bei 42–43 °C einen tumoriziden Effekt.
- Zytotoxische Chemotherapeutika addieren ihre Antitumorwirkung zu derjenigen der ionisierenden Strahlung oder potenzieren sie

Kuratives Behandlungskonzept

- Erfordert folgende Voraussetzungen beim Patienten:
  - Lokoregional begrenztes Tumorstadium,
  - Radiokurabilität des betreffenden Tumors (Histologie),
  - guter Allgemein- und Ernährungszustand,
  - intensive internmedizinische Begleitbehandlung (evtl. Nebenwirkungen, Begleitkrankheiten).
- Eine kurative Radiotherapie kann in ausgewählten Fällen lokal gleich effizient sein wie eine Radikaloperation. Das Zusammenspiel beider Maßnahmen bedeutet oft schwere, behandlungstechnisch unnütze Morbidität (prätherapeutische Absprache → Therapiekonzept!).

Palliatives Behandlungskonzept

- Ein palliatives Behandlungskonzept beabsichtigt:
  - einen beschwerdefreien Allgemeinzustand über die Dauer der Behandlungszeit hinaus zu erreichen,
  - die Verlängerung eines nützlichen, komfortablen und sinnreichen Lebens,
  - die Beseitigung von quälenden Tumorsymptomen wie Blutungen, neurologischen Ausfällen, Schmerzen, Obstruktion, Husten etc.,
  - die Vorsorge gegenüber tumorbedingten Symptomen wie Perforation, Obstruktion, Blutung, Schmerz etc.

Alleinige Strahlentherapie

- Jeweils dann gerechtfertigt bzw. erforderlich, wenn bei ausreichender Strahlensensibilität des Tumors dieselbe Heilungsaussicht besteht (bei besserem funktionellem und/oder kosmetischem Ergebnis) wie mit Radikaloperation.
- Beispiele: Maligne Lymphome, Hautmalignome an exponierten Körperstellen, Larynxkarzinom, Epipharynx- und begrenzte Mundhöhlen- und Zungengrundkarzinome, Prostatakarzinom, anorektale Karzinome, Zervixkarzinom ab Stadium IIa.

Radio-/Chemotherapie

- Bei hochmalignen Tumoren, die durch eine Lokalmaßnahme allein nicht kurabel sind (frühe systemische Metastasierung!).

Beispiele: Kleinzellig-anaplastisches Bronchialkarzinom, verschiedene Knochen- und Weichteilsarkome, fortgeschrittene maligne Lymphome.

- Bei primär disseminierten Tumoren, wo eine durch die Chemotherapie erreichte Vollremission in zytostatisch schlecht zugänglichen Organen konsolidiert werden soll.
Beispiele: ZNS-Bestrahlung bei akuter lymphatischer Leukämie, Morbus Hodgkin Stadium III B und Stadium IV.

- Als simultane Radio-/Chemotherapie zur lokalen Wirkungsverstärkung am Tumor (Radiosensibilisierung).
Beispiele: Blasen- und Analkarzinome, Kopf-Hals-Tumoren.

- Initiale Chemotherapie, um weit fortgeschrittene Tumoren zu verkleinern und in einen bestrahlbaren Zustand zu bringen.
Beispiele: Karzinome von Mundhöhle, Oro- und Hypopharynx.

Präoperative Strahlentherapie

- Bestrahlung mit eingeschränkter Dosierung im Kurzzeit- oder Langzeitverfahren mit folgenden Zielen:
  - Verkleinerung eines schlecht abgegrenzten Tumors, um kurative Resektion zu ermöglichen.
  - Zerstörung von bereits in die Nachbarschaft eingedrungenen Tumorausläufern, um Lokalrezidive zu vermeiden.
  - Reduktion der intraoperativen Tumorzellverschleppung.
  - „Devitalisierung" der Tumorzellen, um im Falle einer Dissemination das Angehen von Metastasen zu verhindern bzw. zu verringern.
Beispiele: Ösophaguskarzinom, Knochen- und Weichteilsarkome, Blasenkarzinom, Rektumkarzinom.

Postoperative Strahlentherapie

- Nach Abschluß der Wundheilung in Abhängigkeit vom Operationsbefund (mikroskopischer oder makroskopischer Tumorrest) voll oder reduziert verabreichte Tumordosis mit folgenden Zielen:
  - Beseitigung von im Operationsgebiet verbliebenen Tumorresten, Sterilisierung von manifesten oder okkulten, aufgrund allgemeiner Erfahrung zu vermutender Tumorabsiedlungen im Ausbreitungsgebiet des Primärtumors.
- Beispiele: Mammakarzinom (v. a. T_b-Stadien, hochpositive Axilla), nichtkleinzellige Bronchialkarzinome, Rektumkarzinom, Weichteilsarkome, Mundhöhlen-, Pharynx- und Hypopharynxkarzinome.

Genetische Strahlenfolgen

- Diese betreffen das Erbgut der exponierten Person.
- Erbleiden als sichere Folge einer Strahlenexposition sind bisher nicht nachgewiesen. Möglicherweise besteht keine Schwellendosis.
- Hypothetische Annahme des BEIR-Reports (Committee on the „Biological Effects of Ionizing Radiations") 1980: Exposition jeder Elterngeneration mit 1 rd führt zu 60–1100 genetischen Störungen pro 1 Million Lebendgeburten, das sind im Mittel 0,5% der spontanen Schadensrate.
- Das Risiko ist stochastisch (zufällig) und kann individuell nicht vorausgesagt werden.

Somatische Strahlenfolgen

- Diese betreffen die exponierte Person *selbst* und treten z. T. ohne Schwellendosis (Kanzerogenese) auf.
- Wegen des engen Zusammenhangs verschiedener Organsysteme können funktionelle und strukturelle Alterationen auch in Geweben auftreten, die nicht unmittelbar von der Strahlung exponiert wurden:
  - *Beeinträchtigung der Immunabwehr,* sowohl zellulär als auch humoral: Abfall von B- und T-Lymphozyten im peripheren Blut, Abnahme der besonders strahlensensiblen Vorläuferzellen der einzelnen T-Zell-Subpopulationen, Beeinträchtigung der Transformierbarkeit stimulierter Lymphozyten in vitro, abgeschwächte Hautreaktionen. Die Einordnung dieser Einzelbefunde bleibt bisher unklar.
  - *Postnatale Wachstumsverzögerung* während der Wachstumsperiode bei Einschluß der Wachstumsfuge. Kritische Dosis je nach Alter des Kindes/Jugendlichen 7,5–25 Gy.
  - *Kanzerogenese* bei relativ hohen Strahlendosen nachgewiesen, unterhalb 0,1 Sv Ganzkörperdosis (1 Sievert = 100 rem, biologisches Äquivalent von 1 Gy = 100 rd) kein sicheres Risiko für Malignominduktion. Latenzzeit bis zum Auftreten von Malignomen relativ lang, in rasch proliferierenden Geweben kürzer (Leukämien 5–10 Jahre) als in wenig proliferierenden (solide Tumoren 10–30 Jahre). Bevorzugte Organe sind Gastrointestinaltrakt, Lunge, weibliche Brust, Knochenmark, weniger: Schilddrüse, Ösophagus, Leber und Niere. Möglicherweise Risiko bei Kindern größer als bei Erwachsenen.
  Beispiel: Risiko für die Induktion von Leukämien oder Nicht-Hodgkin-Lymphomen durch eine totalnodale Strahlenbehandlung mit 40 Gy unter 1%.

Organveränderungen

- Akute Strahlenfolgen beruhen auf einem Stammzellverlust in Geweben mit regelmäßiger und rascher Zellteilungsrate (hohe Strahlenempfindlichkeit), z. B.
  - Knochenmark,
  - Dünndarmkrypten,
  - Epidermis und Schleimhaut,
  weiterhin auf einer Störung der Innervation und Permeabilität der Arteriolen und Kapillaren.
  Rasche Erholung ist die Regel.
- Späte bzw. chronische Strahlenfolgen treten in Geweben mit geringer oder nicht vorhandener Proliferation auf. Die kritischen Dosen sind höher, die Latenzzeit länger. Wesentlich dabei ist der langsam sich entwickelnde strukturelle und funktionelle Schaden der versorgenden Mikrovaskularisation.
- Akute und chronische Strahlenfolgen sind voneinander unabhängige Reaktionsabläufe. Die Unterdrückung einer akuten Reaktion verhindert noch nicht zwangsläufig Spätkomplikationen.

Prophylaxe und Therapie

- Verhütung und Behandlung der wichtigsten Strahlentherapie-Nebenwirkungen ist oft erfolgreich.
- *Allgemeine Grundsätze:* Volumen sparen; geeignete Technik anwenden; kritische Organdosen beachten; hohe Einzeldosen vermeiden; keine Tumorbehandlung mit ungeeigneten technischen und personellen Voraussetzungen; Hyperalimentation mit standardisierten Nährstoffgemischen; Radioprotektiva wie gefäßabdichtende und antiphlogistische Medikamente; Polyvitaminpräparate.
- *Radiodermatitis:* Meidung physikalischer und chemischer Reize wie Waschen, Bürsten, Sonneneinstrahlung etc. Hydrophiles Puder, solange Haut feucht. Öl-in-Wasser-Emulsionen, Lanolincreme, Bepanthensalbe. Reinigung von Wunden mit Kamille und 1%iger Kaliumpermanganatlösung.
- *Radiomukositis:* Rauchverbot! Mundspülungen mit Salbei oder Kamille, 1%iger Kochsalzlösung, Chlorhexidinspülung, Dexpanthenollösung, Antiphlogistika. Pinselungen mit Kaliumpermanganat. Lidocain viskös, Nährsonde. Bei Pilzbefall Mykostatika-Lutschtabletten bzw. oral Ketokonazol 200 mg/Tag.
- *Parodontose:* Zahnsanierung vor Bestrahlungsbeginn: Großzügige Handhabung von Zahnextraktionen, Wundheilung zumindest 2 Wochen vor Bestrahlungsbeginn. Gründliche Zahnsäuberung mehrmals täglich: Bürsttraining auch der Gingiven. Zahnfluoridierung mit individuellen Miniplastschienen.

- *Pneumonitis:* Rauchverbot. Inhalationen mit Sole, Dexpanthenol-, Tyloxapol-, Bromhexin-Lösung. Gezielte Antibiotikaanwendung. Bei manifester Strahlenpneumonitis unbedingt zusätzlich Corticoide z. B. 50 mg Prednison p.o./Tag, langsam ausschleichen.
- *Strahlenösophagitis:* Antiphlogistika, Antazida mit Lokalanästhetika ½ Stunde vor und nach dem Essen. In schweren Fällen vorübergehend parenterale oder enterale Sondenernährung.
- *Strahlengastritis:* Anregung der Peristaltik und Pylorusöffnung mit Metoclopramid oder Domperidon, Antazida, H_2-Blocker, Antiemetika.
- *Strahlenenteritis:* Häufige kleine, leicht verdauliche, fettarme Mahlzeiten. Mittelkettige Triglyzeride, ungesättigte Fettsäuren. Vitamin- und Elektrolytsubstitution. Antidiarrhoika (Loperamid, Tinctura opii). Parasympathikolytika, Azulfidine.
- *Strahlenkolitis und Proktitis:* Stuhlregulierung, evtl. Antidiarrhoika. Leicht verdauliche Kost (s. oben). Klistiere mit Olivenöl, Sulfonamiden, Dexpanthenol, evtl. Corticosteroide, Hämostyptika. Regelmäßige rektoskopische Kontrolle gefährdeter Bezirke während und nach Therapie. Wenn nötig (selten): Resektionsverfahren gegenüber Bypassoperationen zurückstellen.

Nachsorge

- Der mit kurativer Intention bestrahlte Patient sollte vom behandelnden Radiotherapeuten nachgesorgt werden.
- Dieser ist auch nach Kombinationsbehandlungen bei der Nachsorge konsultierend beizuziehen (Operation, Chemotherapie). Vorteilhaft ist, falls möglich (Tumorzentrum, onkologischer Arbeitskreis), eine multidisziplinäre, gemeinsame Tumornachsorge.
- Die Kontrollintervalle und die erforderlichen klinischen, endoskopischen, laborchemischen und radiologischen Untersuchungen sind *krankheitsabhängig* verschieden (vgl. spezieller Teil).
- Außer der aktuellen Tumorsituation (symptomfrei, stationär, unübersichtlich, progredient) sind auch allfällige Therapienebenwirkungen zu beurteilen und gegebenenfalls zu behandeln.

Grundsätzliches

- Malignes Wachstum zeichnet sich im Gegensatz zu normalem durch zwei Charakteristika aus:
  1. ungehemmtes Wachstum (Proliferationsentgleisung),
  2. blockierte Ausreifung (Differenzierungshemmung).
- Die Geschwulstbildung ist nicht auf eine überstürzte Zellteilung, sondern auf eine Ansammlung sich langsamer teilender bzw. nicht ausreifender Zellen zurückzuführen. Weshalb es zu dieser Dysregulation kommt und welche pathogenetischen Mechanismen verantwortlich sind, ist zum größten Teil unbekannt.
- Alle unsere „zytostatischen" Behandlungsmethoden hemmen bzw. vereiteln die Zellproliferation, während eine Stimulation der Zelldifferenzierung bisher praktisch nicht realisierbar ist.
- Medikamentöse Tumortherapie beruht auf drei Gegebenheiten:
  - Zellkinetische Unterschiede zwischen normalem und neoplastischem Gewebe,
  - Pharmakokinetik der Zytostatika,
  - immunologische Wirt-Tumor-Beziehungen.

Wachstumskinetik

- Das Wachstum von Tumorzellen erfolgt im Gegensatz zum gesunden Gewebe unkontrolliert, aber abhängig von der *Größe* des Tumors und seiner *Blutversorgung*. Die Zeit, die es zur Verdoppelung einer bestimmten Tumormasse braucht, wird mit zunehmender Tumorgröße länger, d. h., der Tumor wächst immer langsamer.
- Im semilogarithmischen Maßstab dargestellt folgt die Wachstumskurve also nicht einer geraden, sondern einer anfangs steilen, im späteren Verlauf bei größerem Tumor sich immer mehr der Horizontalen nähernden Linie (sog. Gompertz-Kurve).
- Die *Verdoppelungszeit* maligner Tumoren ist sehr variabel, sie reicht von wenigen Stunden (z. B. bei akuten Leukämien) bis zu Monaten (solide Tumoren) und Jahren (z. B. bei Plasmozytom, endokrin aktiven Tumoren). Sie hängt in erster Linie von der *Wachstumsfraktion* ab, d. h. dem Verhältnis sich teilender zu temporär oder permanent ruhenden Zellen.

Zellzyklus

- Wachstum ist Folge wiederholter Zellteilungen. Die Zellteilung ist zugleich Anfang und Ende einer Reihe von Entwicklungsstufen, die als *Zellzyklus* (Abb. 15) zusammengefaßt werden.

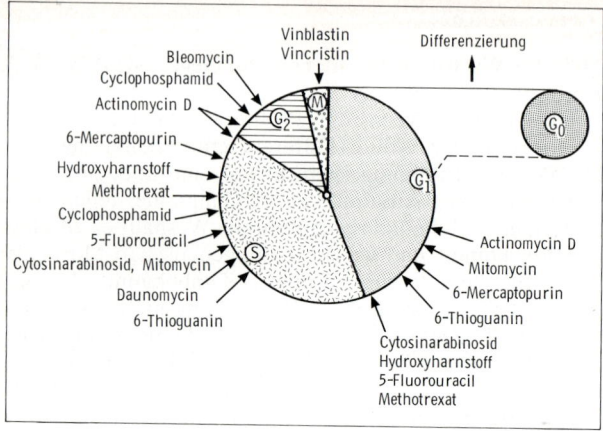

Abb. 15   Zellzyklus und Angriffsorte verschiedener Zytostatika (aus *A. Glaus, W. F. Jungi, H.-J. Senn:* Onkologie für Krankenpflegeberufe, 3. Auflage, Thieme, Stuttgart 1988)

- Es werden vier Zyklusphasen unterschieden:
  G_1: Präsynthetische = postmitotische Phase: Bereitstellung der für den späteren Zellaufbau notwendigen Substanzen (RNS, Proteine).

  S: Synthesephase: Aufbau der Desoxyribonukleinsäuren (DNS) als wichtigsten Kernbestandteilen.

  G_2: Postsynthetische = prämitotische Phase: RNS- und Eiweißaufbau. Umbau der Zellmembran als Vorbereitung für

  M: Mitosephase = eigentliche Zellteilung. Gruppierung der nun sichtbar werdenden verdoppelten Chromosomen in Spindelform, Durchschnürung der Zelle und Teilung in zwei neue Zellen gleichen Inhalts.

- Daneben wird noch eine fünfte Phase, die sog. *Ruhephase* (G_0) unterschieden. Der Anteil sich in G_0 befindender Zellen variiert von Tumor zu Tumor stark. Nur ein Teil dieser Zellen kann wieder in den Zyklus eintreten (Rekrutierung), teils auch nach Monaten bis Jahren ($\rightarrow$ Rezidiv!).

Zellzyklus und Zytostatika

- Tumorhemmende Medikamente können in kinetischer Hinsicht in drei Gruppen unterteilt werden:
  1. *Zyklus-(proliferations-)unabhängig wirkende:*
     Diese greifen auch Tumorzellen an, die sich nicht teilen (Beispiel: Hormone, einzelne zytotoxische Antibiotika).
  2. *Zyklusabhängig, aber phasenunspezifisch wirkende Medikamente:*
     Diese können nur proliferierende Zellen angreifen, aber in *allen* Phasen des Zellzyklus (Beispiel: alkylierende Substanzen, Dacarbazin).
  3. *Zyklusabhängig und phasenspezifisch wirkende:*
     Diese können die sich teilende Zelle nur an ganz bestimmten Stellen des Zellzyklus angreifen (Beispiel: Spindelgifte, Antimetaboliten).

- Während für phasen- und zyklusunabhängig wirksame Zytostatika eine lineare Dosis-Wirkungs-Relation besteht (Abb. 16a: der Anteil abgetöteter Zellen ist direkt proportional zur Medikamentendosis), erreicht die Wirkung der phasenspezifisch aktiven Substanzen ein Plateau, das nur durch verlängerte Expositionszeit gesenkt werden kann (Abb. 16b: Verlängerung von T_1 auf T_4 erhöht Zellzerstörung).

- Der Angriffsort verschiedener gebräuchlicher Zytostatika im Zellzyklus ist in Abb. 15 dargestellt.

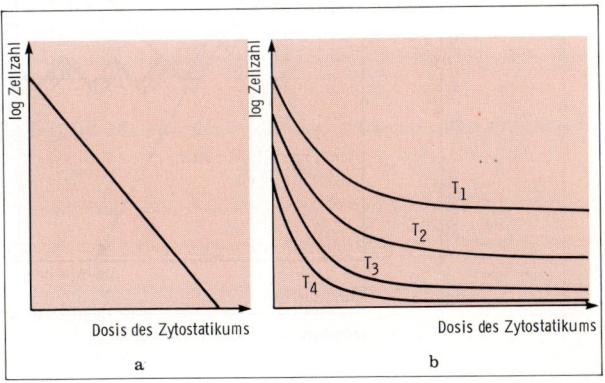

Abb. 16a u. b   Wirkung der Zytostatika: a) Phasen- und zyklusunabhängige, b) zellzyklus- und phasenabhängige Zytostatika (nach *Casciato*)

● *Kinetik 1. Ordnung:*
- Darunter verstehen wir die Tatsache, daß Zytostatika nicht eine absolute Zahl von Tumorzellen, sondern stets nur einen *bestimmten Prozentsatz* der Ausgangstumorzellzahl zerstören können.
- Bei Ansprechen des Tumors auf die Behandlung wird er stufenweise verkleinert, im Erfolgsfall bis in den unsichtbaren Bereich, in dem der Tumor klinisch nicht mehr nachweisbar ist (Abb. 17). In diesem Bereich kann möglicherweise die körpereigene Abwehr den Tumor definitiv erledigen (→ Heilung).
- Was wir als „Vollremission" bezeichnen, ist aber meistens nur ein Verschwinden des Tumors in den diagnostisch unsichtbaren Bereich, aus dem er früher oder später durch erneutes Wachstum wieder auftaucht (→ Rezidiv).
- Die Kinetik 1. Ordnung erklärt die relativ begrenzte Wirkung gegenwärtiger Zytostatika auf die meisten (soliden) Tumoren.

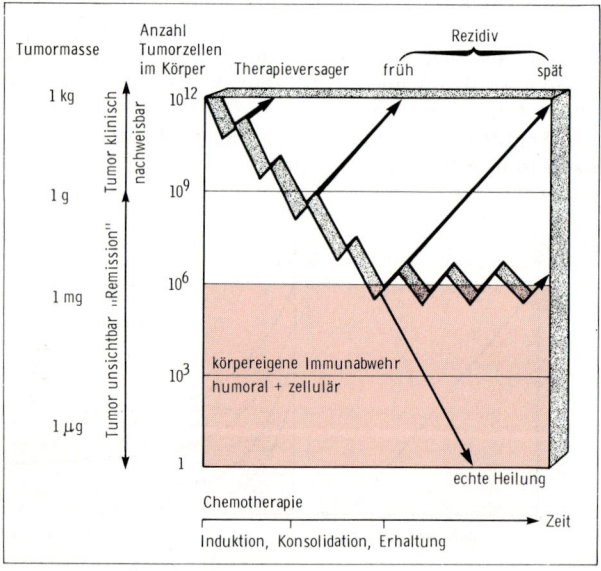

Abb. 17   Schematische Darstellung der Tumorzerstörung im Körper (semilogarithmischer Maßstab) (aus *A. Glaus, W. F. Jungi, H.-J. Senn:* Onkologie für Krankenpflegeberufe, 3. Auflage, Thieme, Stuttgart 1988)

- *Rekrutierung:*
  - Viele maligne Tumoren lassen sich wegen eines großen Anteils nicht in Teilung befindlicher, in G_0 (G_1) verharrender Zellen durch proliferationshemmende Medikamente schlecht oder gar nicht beeinflussen.
  - Durch verschiedene Kunstgriffe wird versucht, diese Zellen wieder in den Zellzyklus zu rekrutieren und damit die Wachstumsfraktion zu erhöhen.
  - Diese ist bei kleinem Tumor meist hoch, so daß einer Tumorverkleinerung durch Operation, gegebenenfalls Bestrahlung vor einer systemischen Behandlung große Bedeutung zukommt.
- *Synchronisation:*
  - Viele unserer besten Zytostatika wirken nur in bestimmten Zyklusphasen, erreichen damit stets nur einen gewissen Prozentsatz sich teilender Zellen, während andere unbeschadet davonkommen.
  - Versuche, Tumorzellen im Zellzyklus künstlich aufzuhalten oder zu beschleunigen, um sie dann im „Gleichschritt" (synchronisiert) durch den Teilungszyklus gehen zu lassen, haben sich leider bisher therapeutisch nicht zu besseren Erfolgen ausnützen lassen.
- *Hochdosis-Chemotherapie:*
  Die sonst dosislimitierende Myelosuppression kann durch gentechnologisch hergestellte *Wachstumsfaktoren* (Erythropoetin, Granulozyten-(Makrophagen-)Kolonie-stimulierende Faktoren) weitgehend verhindert werden. Dies ermöglicht eine Therapie mit wesentlich höheren Dosen von Zytostatika und damit höheren Erfolgschancen. Analoges wird durch die Retransfusion prätherapeutisch entnommenen autologen Knochenmarks angestrebt.

Pharmakokinetik

- Das Schicksal tumorhemmender Substanzen im menschlichen Körper ist ganz verschieden und hängt von zahlreichen pharmakokinetischen bzw. -dynamischen Faktoren ab. Entscheidend dafür sind:
  - Absorption ($\rightarrow$ Plasmaspiegel $\rightarrow$ Gewebespiegel),
  - Biotransformation zu aktiven bzw. inaktiven Metaboliten,
  - Konjugation,
  - Eiweißbindung, Fettlöslichkeit,
  - Ausscheidung (Niere, Leber, Galle/Magen-Darm-Trakt).
- Aufnahme, Verteilung auf die verschiedenen Kompartimente, Penetration ins Tumorgewebe und Abbau/Abtransport bedingen einerseits *Konzentration,* anderseits *Verweildauer* eines tumorhemmenden Medikaments am Zielort.
- Von großer Bedeutung ist dabei eine intakte und normale *Blut- (und Sauerstoff-)Versorgung,* die sich mit zunehmender Tumorgröße verschlechtert und durch operative Eingriffe und Bestrahlung weiter beeinträchtigt wird.
- Durch verschiedene „Tricks" wird versucht, die Wirkung einzelner Zytostatika zu verbessern, so z. B. durch zeitlich definierte Kombination von 5-Fluorouracil mit Methotrexat oder Leucovorin (Folinsäure).

Resistenz

Unterschieden werden:

- Primäre Resistenz: Der Tumor läßt sich durch ein bestimmtes Medikament a priori nicht beeinflussen.
- Erworbene, sekundäre Resistenz, basierend auf zwei Grundphänomenen:
  - Selektiv-zytotoxische Wirkung: nur ein Teil der Zellen (z. B. ein „Zell-Klon") wird angegriffen, die andern können sich ungehemmt vermehren und überwuchern.
  - Adoptive Veränderungen der Tumorzelle selbst.
- Pathogenetische Mechanismen, die zu Resistenz führen können:
  - Ungenügende Aufnahme des Medikaments durch die Tumorzelle.
  - Ungenügende Aktivierung im Körper.
  - Gesteigerte Inaktivierung.
  - Erhöhte Konzentration von Zielenzymen.
  - Verminderter Bedarf für ein spezifisches Stoffwechselprodukt.
  - Vermehrte Benützung alternativer Stoffwechselwege (sog. „salvage pathways").

- Beschleunigte Reparatur medikameneninduzierter Veränderungen (z. B. „DNS-Brücke").
- Pharmakokinetische Tatsachen entscheiden auch über die Toxizität tumorhemmender Medikamente (s. unten).

Immunologie

- Tumor-Wirt-Beziehungen sind in den letzten Jahren intensiv erforscht worden, ohne daß endgültige Klarheit über den immunologischen Mechanismus der Entstehung und Beeinflussung maligner Tumoren gewonnen worden wäre.
- Ungeklärt ist nach wie vor, weshalb ein abnormer, potentiell maligner Zellklon sich der normalerweise funktionierenden, immunologischen Überwachung und Elimination entziehen kann.
- Jedermann besitzt in seinem Erbgut sog. Onko-Gene, von denen in den letzten Jahren zahlreiche entdeckt wurden, die zu bestimmten Tumoren disponieren können. Die Manifestation (maligne Entartung → Tumor) erfolgt allerdings erst nach dem Hinzutreten weiterer karzinogener Faktoren („Ko-Karzinogene").
- Die meisten Tumoren unterscheiden sich vom entsprechenden Normalgewebe durch tumorassoziierte Antigene, gegen welche der Wirtsorganismus Antikörper zu bilden vermag. Warum Tumoren trotz scheinbar effektiver immunologischer Überwachung zu wachsen vermögen, ist unklar.
- Von besonderer Bedeutung sind die verschiedenen Untergruppen der *T-Lymphozyten,* von denen eigentliche zytotoxische Zellen sowie erwünschte *„Helferzellen"* neben unerwünschten *„Suppressorzellen"* existieren. Diese wirken in einem komplizierten Zusammenspiel, ergänzt durch zahlreiche humorale Faktoren (Lymphokine) zusammen.
- Jede Tumorbehandlung greift mehr oder weniger stark in das komplexe Tumor-Wirt-Verhältnis ein. Tumorhemmende Medikamente wirken meist (vorübergehend) *immunosuppressiv.* Ob sich dies negativ auswirkt (Komplikationen, z. B. Infekte), oder ob darin ein entscheidender Wirkmechanismus liegt, ist noch weitgehend ungeklärt.

Therapieentscheidende Faktoren

- Von seiten des Tumors:
  - Chance des Ansprechens (Histologie, Chemosensibilität).
  - Wachstumsgeschwindigkeit (rascher = eher besser!).
  - Lokalisation, Größe und Anzahl der Metastasen (Tumorzellvolumen → diagnostische Bilanz).
  - Meßbarkeit des Therapieverlaufs.
- Von seiten des Patienten:
  - Therapiebedürftigkeit (Beschwerden, Leidensdruck).
  - Allgemein- und Ernährungszustand (beeinflussen Therapieverträglichkeit und Prognose).
  - Alter (biologisch wichtiger als kalendarisch).
  - Kooperationsgrad (Milieu, Angehörige).
  - (Vorbestehende) Begleitkrankheiten (Organfunktionen, Therapieverträglichkeit).
  - Soziales (Wohnort, Transportdistanz, Kostenfrage, Versicherung).
- Venenverhältnisse (evtl. prophylaktischer Port, vgl. Supportivtherapie, S. 301–303).
- Von seiten des Arztes:
  - Positive Einstellung, Bereitschaft zur interdisziplinären Kooperation, Zeit (Praxisbelastung!).
  - Kompetenz (Erfahrung, Ausbildung).
  - Technische Voraussetzungen (Labor: Möglichkeit zur Bestimmung von Leuko- *und* Thrombozyten; Injektions- bzw. Infusionstechnik).
- Von seiten der Therapie:
  - Garantierte Verfügbarkeit von zytostatischen Medikamenten und Supportivmaßnahmen.

Behandlungsplan

- Der Behandlungsplan mit biologisch sehr aktiven Medikamenten muß *schriftlich* festgelegt werden und enthält:
- Verordnung der Zytostatika (Hormone):
  - Genaue Dosierung per m^2 Körperoberfläche (Nomogramm!) und Applikationsform.
  - Hinweise auf evtl. (ungewöhnliche) Sofort-Toxizität.
- Vollständige Verordnung der nötigen Supportivmaßnahmen:
  - Orientierung des Patienten (wer, was, wie, wann?).
  - Entsprechende Nebenwirkungsprophylaxe (z. B. Antiemetika-programm, Alopezieprophylaxe durch Skalp-Hypothermie, Injektionstechnik, z. B. Butterfly-Nadel usw.).
- Zeitpunkt des Therapiebeginns (dieser und die Bestimmung der Toxizitätsparameter, z B. Blutbild dürfen nicht länger als 1−2 Tage auseinanderliegen!).
- Voraussichtliche Dauer der geplanten Therapie.
- Zeitpunkte der Zwischenkontrollen:
  - Erwartete Toxizität (z. B. Leukozyten, Thrombozyten; Leber- und Nierenparameter, Harnsäure (Tumorzellabbau → Uratne-phropathie!), Verdauungsfunktion, Neurostatus, evtl. Kardioto-xizität usw.).
  - Zeitpunkt der ersten Erfolgsbeurteilung: 1−2 Wochen bei rasch ansprechenden Tumoren (maligne Lymphome, germinale Tu-moren, kleinzellige Bronchuskarzinome) bzw. 4−8 Wochen (meist solide Tumoren).
  - Verordnen zusätzlicher Maßnahmen (toxizitätsabhängig, z. B. Bekämpfung einer sekundären Hyperurikämie, therapieindu-zierten Hyperkalzämie, Anpassung von Nahrung und Antidiabe-tika bei Steroid-Diabetes usw.).
- Kooperationsplan mit Hausarzt/anderen Fachspezialisten.
  - Kontrollblatt (rasche gegenseitige Information über Behand-lung, Laborwerte und Nebenwirkungen).

Prätherapeutische Testung

- Eine zuverlässige Austestung einzelner oder mehrerer tumorhem-mender Substanzen im Reagenzglas bzw. in der Zellkultur ist in der klinischen Routine noch nicht realisiert (vgl. Zellkinetik, S. 48).

- Die Auswahl erfolgt meist aufgrund der klinisch-statistischen Erfahrung (Empirie). Immerhin geben sog. Tumorstammzellkulturen bei gewissen Tumoren Auskunft, welche Medikamente voraussichtlich nicht wirken.

Kombinationschemotherapie

- Die Kombination von Zytostatika verschiedener Wirkungsweise und Toxizität ist erfolgversprechender als der Einsatz einzelner Substanzen (Monochemotherapie).
- Die Kombination ermöglicht die Dosis des einzelnen Medikaments – und damit auch die Nebenwirkung – zu reduzieren (Abb. 18).
- Der zellabtötende Effekt wird größer, wenn die Zellen mehrmals im Ablauf ihres Teilungszyklus (s. Abb. 15) von Zytostatika mit verschiedenem Wirkungsort angegriffen werden.
- Einzelne Zytostatika wirken *synergistisch*, die meisten *additiv*. Welche Kombination die beste ist, muß für jeden Tumor in vergleichenden Studien am Menschen erprobt werden.

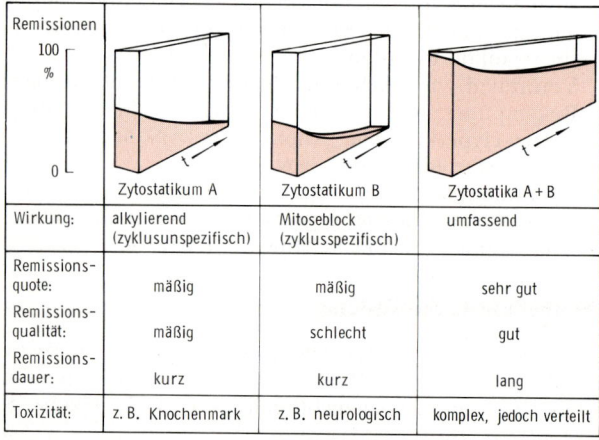

Remissionen 100 % 0	Zytostatikum A	Zytostatikum B	Zytostatika A + B
Wirkung:	alkylierend (zyklusunspezifisch)	Mitoseblock (zyklusspezifisch)	umfassend
Remissionsquote:	mäßig	mäßig	sehr gut
Remissionsqualität:	mäßig	schlecht	gut
Remissionsdauer:	kurz	kurz	lang
Toxizität:	z. B. Knochenmark	z. B. neurologisch	komplex, jedoch verteilt

Abb. 18 Gegenüberstellung der Monochemotherapie mit zwei Einzelsubstanzen und ihrer Kombination (aus *A. Glaus, W. F. Jungi, H.-J. Senn:* Onkologie für Krankenpflegeberufe, 3. Auflage, Thieme, Stuttgart 1988)

Dosierung

- Zytostatika haben eine sehr schmale therapeutische Breite. Trotzdem müssen sie in der adäquaten, durch klinische Forschung erprobten, wirksamen Dosis gegeben werden.
- Gewisse unumgängliche Nebenwirkungen müssen dabei in Kauf genommen werden (vgl. Supportivtherapie, S. 261−265). Sie dienen auch der Therapiekontrolle.
- Wirkung und Nebenwirkungen sind proportional zur Dosis! Bei Unterdosierung wird oft eine Erfolgschance verpaßt, dafür – ähnlich wie in der Antibiotikabehandlung – Resistenzbildung gefördert.
- Bei Feststellen einer relevanten Toxizität Grad 1–2 (vgl. S. 259ff. sowie Anhang II; gilt v. a. für hämatologische, kardiologische und nephrologische Toxizität) erfolgt i. d. R. vorübergehende Dosisreduktion auf 50%, bei Toxizität Grad 2–3 temporäres Aussetzen der Zytostatika! Im Zweifelsfall Rücksprache mit onkohämatologischem Facharzt!
- Bei völlig fehlender biologischer Toxizität (v. a. normalen Blutwerten nach mindestens 2 Chemotherapiezyklen), ist die meist auf die Körperoberfläche berechnete Standarddosis um 25%, evtl. später 50% anzuheben → mäßige Leuko-, evtl. Thrombopenie.
- Ein Nomogramm zur raschen Berechnung der Körperoberfläche aus Länge (cm) und Gewicht (kg) findet sich auf der 3. Umschlagseite. Die Zytostatikadosierung pro m^2 Körperoberfläche ist „stoffwechselgerechter" als pro kg Körpergewicht.
- Bei adipösen Patienten wird dabei das *Sollgewicht* und nicht das aktuelle Gewicht eingesetzt (Vermeidung übermäßiger Toxizität durch vermehrte, stoffwechselinaktive Körpermasse!).

Applikationsweise

- Zytostatika werden heute meist stoßweise (intermittierend) gegeben, um dem Körper im behandlungsfreien Intervall die Möglichkeit zur Erholung zu geben (Knochenmark/Blutbildung, Immunsystem, Schleimhäute, Magen-Darm-Trakt, psychisch).
- Die Stoßtherapie ist auch aus kinetischen Überlegungen sinnvoll (s. S. 249−251).
- Einige Zytostatika haben bei Dauertropfinfusion, meist über mehrere Tage, stärkere Wirkung, aber auch andere Toxizität. Bsp. Cytosinazinosid, S-Fluoruracil. Bleomycin, Anthracycline.
- Hormone bzw. Antihormone werden meist als (orale) Dauerbehandlung gegeben.

Dauer der Behandlung

- Eine internistische Tumorbehandlung wird so lange weitergeführt, bis sie nicht mehr notwendig ist (Heilung) oder ihre Wirksamkeit verloren hat (Tumorprogression, Rezidiv).

- Bei Behandlungsabbruch in Remission müssen eine genaue diagnostische Bilanz gezogen werden und die Nachkontrolle garantiert sein.

- Bei einigen seltenen chemosensiblen Tumoren (Morbus Hodgkin, maligne Hodentumoren) werden Intensität und Dauer der zytostatischen Behandlung heute reduziert im Vertrauen auf eine medikamentöse Heilungschance auch im Rückfall („salvage therapy").

Praktische Durchführung

- Die Anwendung von Zytostatika und Hormonen bedingt *Erfahrung* und genaue Kenntnis ihrer Wirkungen und Nebenwirkungen (vgl. auch Anhang I und II). Regelmäßige, der betreffenden Therapie angepaßte klinische und Laborkontrollen in 1- bis 3wöchentlichen Abständen sind *unerläßlich*!

- Das *Ausmaß* der Tumorerkrankung muß vor Beginn und in regelmäßigen Abständen während der Behandlung möglichst genau festgehalten werden (cave irrationale Therapieentscheide mangels verläßlicher Grundlagen!).

- Intensive und experimentelle Behandlungen können nur *stationär* durchgeführt werden, weniger komplexe Konsolidations- und Erhaltungstherapie dagegen meist ambulant.

Interdisziplinäre Tumorbehandlung

- Gleichzeitiger oder sequentieller Einsatz verschiedener Therapiemodalitäten (Chirurgie, Bestrahlung, Zytostatika, Hormone) ist bei vielen Tumorkrankheiten Routine geworden.

- Eine solche „multi-modale" Kombinationsbehandlung ist *besonders anspruchsvoll* und bedarf einer sorgfältigen Planung und regelmäßiger gegenseitiger Absprachen. Teilweise sich überlagernde Nebenwirkungen werden durch Therapiekombinationen oft verstärkt bzw. machen die vorgesehenen, komplementären Behandlungsschritte unmöglich.

- Solche Therapieentscheide gehören *nicht* in die Primärversorgung. Hausarzt und Fachärzte anderer Sparten wenden sich mit Vorteil konsiliarisch an den internistischen Onkologen bzw. Onkohämatologen im Tumorzentrum oder in freier Praxis.

Ziel

- Verstärkte zytostatische Wirkung in bestimmtem Stromgebiet durch lokal erhöhte Zytostatikakonzentration bei geringerer systemischer Toxizität.
- Weitere Verstärkung durch Zusatzmaßnahmen: Ligatur nicht perfundierter Arterien, temporäre Unterbrechung des venösen Abflusses, extrakorporale Zirkulation, Zugabe von Mikropartikeln (Chemo-Embolisation), Hyperthermie.
- Die Wirkung regionaler Chemotherapie ist direkt proportional der Gesamtkörperclearance und umgekehrt proportional zur Austauschrate/Durchblutung in der perfundierten Region für ein bestimmtes Zytostatikum.

Indikationen

- Therapie lokoregionär begrenzter, inoperabler Tumoren. Beispiele:
  - Lebertumoren (primär, Metastasen).
  - Extremitäten (Melanome, Sarkome).
  - HNO-Gebiet, ZNS.
- Adjuvant (Metastasierungsprophylaxe). Beispiele:
  - Magen-Darm-Tumoren → Leber.
  - Extremitätenmelanome.
  - HNO-Tumoren.

Methoden

- Zur regionären Chemotherapie eignen sich Zytostatika mit kurzer Halbwertszeit = hoher Gesamtkörperclearance und nachgewiesener Wirksamkeit beim betreffenden Tumor.
- Beispiele: Floxuridin, Fluorouracil, Mitomycin-C, Adriamycin, Actinomycin-D, Alkylantien.
- Applikation intraarteriell/intraportal. Analog intravenöse Langzeitperfusion.
- Zwei Möglichkeiten:
  a) Transkutan/offen mit extrakorporaler Infusionspumpe.
    - Vorteile: einfach, relativ billig, wieder entfernbar.
    - Nachteile: rasche Gefäßthrombosierung, damit nicht beliebig wiederholbar, Embolie, Infekt, Immobilisierung des Patienten.

b) Implantierte/geschlossene Systeme (verschiedene Fabrikate).
- Vorteile: sicher, wenig Infekte, Langzeitbehandlung, kosmetisch unauffällig.
- Nachteile: Kosten, Abhängigkeit von entsprechenden technischen Spezialisten, Komplikationen (z. B. Thrombose).

Erfahrungen

- *Behandlungserfolge:*
  - Therapie: Rund 50% Remissionen bei Lebermetastasen, ohne nachgewiesene Überlebenszeitverlängerung. Analoge Ergebnisse bei Extremitätentumoren. Eine Überlegenheit gegenüber einer systemischen (intravenösen) Chemotherapie ist bisher nicht bewiesen.
  - Prophylaktisch/adjuvant: Verlängerung des rezidivfreien Überlebens bei Extremitätenmelanomen bewiesen.
- *Nebenwirkungen/Gefahren:*
  - Leberperfusion: Infekt, entzündlich/degenerative Lebererkrankungen, chemische Enteritis, Ulzera.
  - Extremitätenperfusion: Schwellung, Entzündung, Infekt, Schmerz, Fieber, selten Nervenstörungen, Lungenembolie.
- Durchführung nur in spezialisierten Kliniken mit entsprechender Erfahrung (→ onkologisches Zentrum).

Nebenwirkungen Zytostatika (Tab. 13)

- Häufigkeit und Intensität von Zytostatikanebenwirkungen bedingen eine eingehende Information des Patienten (und des Pflegepersonals) vor Therapiebeginn.

- Es empfiehlt sich die Abgabe verständlicher Orientierungshilfen an Patient und Angehörige, z. B. die Broschüre „Was ist Chemotherapie" der Schweizerischen Krebsliga oder ähnlicher Schriften der Arbeitsgemeinschaft Internistische Onkologie der Deutschen Krebsgesellschaft e. V. (Adressen in Anhang IV).

- *Akute Nebenwirkungen (kurzfristig, reversibel):*
  - Störung der Hämatopoese → Leuko-, Thrombopenie, Anämie.
  - Zentrale Stimulation des Brechzentrums (Chemorezeptor-Triggerzone im ZNS).
  - Schleimhautulzerationen (Mund, Ösophagus, Darm).
  - Durchfälle (selten, v. a. Antimetaboliten).
  - Neurologische Störungen (Parästhesien der Akren, motorische Schwäche, Subileus, Geschmacksstörungen; v. a. Vinca-Alkaloide).
  - Haarausfall (einzelne Zytostatika, v. a. zytotoxische Antibiotika, Vinca-Alkaloide).
  - Nierenfunktionseinschränkung (v. a. Platin) und hämorrhagische Zystitis (Cyclophosphamid, Ifosfamid).
  - Leberenzymerhöhungen (Antimetaboliten, Antibiotika).
  - Herz: akute Rhythmusstörungen (Adriamycin u. a.), pektanginöse Beschwerden (Fluorouracil und Derivate).
  - Fieberreaktionen (v. a. Bleomycin, Vinca-Alkaloide, Interferone).

- *Spät-Nebenwirkungen (teils irreversibel):*
  - Lungenfibrosen (selten, v. a. Bleomycin, Busulfan).
  - Kardiomyopathie/Herzinsuffizienz (kumulative Dosen von Adriamycin und anderen Anthracyclinen).
  - Degenerative Veränderungen des ZNS (sehr selten).
  - Geschlechtsorgane/Fortpflanzung: Bei Frauen (z. T. reversible) Amenorrhoe, bei Männern Infertilität.
  - Polyneuropathie (cis-Platin u. a.).
  - Immundepression.
  - Zweitmalignome (v. a. bei langdauernder, ununterbrochener Medikation von Alkylantien → Leukämien/Lymphome).

- Jedes Zytostatikum bzw. jede Stoffklasse hat sein eigenes Nebenwirkungsspektrum, wie dies aus S. 262−265 und Anhang I hervorgeht.

- Jeder Patient reagiert individuell verschieden stark (v. a. in bezug auf Nausea/Emesis, Haarausfall etc.) auf dieselben Medikamente und Dosen.

- Bezüglich *Nebenwirkungs-Verhütung* s. S. 300−311.

Tabelle 13 Nebenwirkungen einzelner Zytostatika

Zytostatikum	Actinomycin-D*	Adriamycin*	Amethopterin	Bleomycin	Busulfan	Carboplatin*
Abkürzung	ACT-D	ADM	MTX	BLEO	BUS	CARBO
Applikationsroute	i.v.	i.v.	p.o. / i.v.	s.c. / i.v.	p.o.	i.v.
Knochenmarksdepression	+++	+++	++++	(+)	++	+++
Übelkeit/Erbrechen	+++	++	++	+	+	+
Stomatitis	++	++	++	+		
Diarrhoe	++		++			
Alopezie	++	+++	++	++		
Hautveränderungen		(+)	+	++		
Fieber				++		
Hepatotoxizität	+		++			
Zystitis (Z) Nephrotoxizität (N)			(+)N			+N
Lungenfibrose (L) Kardiotoxizität (K)		++K	+L	+L	+L	
Neurotoxizität			(+)			+

Carmustin*	BCNU	i.v.	+++	++						+			
Chlorambucil	CLB	p.o.	++							+			
Cis-Platin*	DDP	i.v.	+	+++							++N		+
Cyclophosphamid	CYT	p.o. / i.v.	++ / +++	++ / ++			+ / ++				++N / ++N		
Cytarabin	ARA-C	s.c. / i.v.	+++	+	+	+	+		+	+			
Dacarbazin	DTIC	i.v.	++	++						+			(+)
Daunorubicin*	DNM	i.v.	+++	++	++	++	+++					++K	
Epirubicin*	EPI	i.v.	+++	+	++	++	++					+K	
Etoposid*	VP16	p.o. / i.v.	+++	+ / ++	+	+	++						
5-Fluorouracil	5-FU	i.v.	++ / +++		++	++	+	+				(K)	(+)
Hydroxyurea	HU	p.o.	++	+	+		+						
Ifosfamid	IFO	i.v.	+++	++	++		++				++Z		+

* Streng i.v. applizieren, sonst schmerzhafte Entzündung, Nekrosen: + = selten, mild, ++ = häufig, ausgeprägt, +++ = meist stark ausgeprägt

Tabelle 13 (Fortsetzung)

Zytostatikum	Lomustin	Mechlorethamin	Melphalan	6-Mercaptopurin	Mitomycin-C*	Mitoxantrone*
Abkürzung	CCNU	HN2	L-PAM	6MP	MMC	
Applikationsroute	p.o.	i.v.	p.o. i.v.	p.o.	i.v.	i.v.
Knochenmarksdepression	+++	+++	+++	++		+++
Übelkeit/Erbrechen	+++	+++	+		+	+
Stomatitis					+	++
Diarrhoe						
Alopezie		+			+	+
Hautveränderungen						
Fieber						
Hepatotoxizität	+			+	+	
Zystitis (Z) Nephrotoxizität (N)					(+)N	
Lungenfibrose (L) Kardiotoxizität (K)						
Neurotoxizität		+				

Procarbazin	PRO	p.o.	++	++			++	++	(+)		+++
Teniposid	VM26	i.v.	+++	++			++				
6-Thioguanin	6-TG	p.o.	++						+		
Vinblastin*	VLB	i.v.	+++	+			+	+	+		++
Vincristin*	VCR	i.v.	++				++	+	+		+++

* Streng i.v. applizieren, sonst schmerzhafte Entzündung, Nekrosen:
+ = selten, mild, ++ = häufig, ausgeprägt, +++ = meist stark ausgeprägt

Richtlinien

- Im Urin zytostatikaexponierter Onkologieschwestern ist „mutagene Aktivität" (Ames-Test) nachweisbar. Nachuntersuchungen in verschiedenen Ländern ergaben jedoch kontroverse Daten: Erhöhte mutagene Aktivität wurde auch bei nicht zytostatikaexponierten Kontrollpersonen und insbesondere bei *Rauchern* gemessen. Mutagenität bedeutet potentielle Karzinogenität!

- Im Umgang mit zytotoxischen Substanzen sind daher prophylaktische *Vorsichtsmaßnahmen* am Platz, um eine mögliche repetierte Mikrokontamination perkutan (Hände!) und/oder über die Atemluft (Aerosole bei Zubereitung!) zu vermeiden:

- Die Sektion Internistische Onkologie der Schweizerischen Arbeitsgruppe für Klinische Krebsforschung empfiehlt, folgende Richtlinien einzuhalten:

  1. Die Zubereitung und Verabreichung von Zytostatika soll grundsätzlich nur durch speziell instruiertes, diplomiertes Personal erfolgen (Krankenschwester, Arztgehilfin, Arzt, evtl. Apotheker für die Zubereitung).

  2. Die Zubereitung und Verabreichung soll ausschließlich mit wegwerfbarem Injektions- und Infusionsmaterial ausgeführt werden.

  3. Beim Vorbereiten von Zytostatikalösungen soll eine saugfähige, wasserundurchlässige Arbeitsunterlage benützt werden. Langärmlige Schürzen oder Vorderarmstulpen und Handschuhe, evtl. auch Nasenschutz und Schutzbrille werden empfohlen; diese beiden Maßnahmen entfallen bei Benützung eines Laminar-flow-Gehäuses (vgl. Punkt 5).

  4. Bei Stechampullen mit aufzulösender Trockensubstanz ist zur Vermeidung einer Aerosolbildung (mögliche Atemluftkontamination) auf langsamen Druckausgleich zu achten: Druckausgleichsfilter (Sterilfilter mit hydrophober Membran) verwenden, sterilen Gazetupfer beim „Luftleermachen" an der Nadel fixieren! Nach der Zugabe des Lösungsmittels ist die Nadel aus der Ampulle zu entfernen, die Einstichstelle mit einem Tupfer zu bedecken und erst dann die Ampulle zu schütteln, bis das Medikament aufgelöst ist.

  5. In größeren Spitälern und Spezialpraxen, wo dieselben Fachpersonen regelmäßig und mehrfach täglich mit Zytostatika arbeiten, empfiehlt sich die Anschaffung eines „Vertical-Laminar-air-flow-Gehäuses", um Aerosol-Kontamination bei der Medikamentenzubereitung zu verhüten.

6. Auch das Verabreichen der Medikamente soll mit Handschuhen geschehen. Diese können auch erst nach dem Einlegen der Injektionskanüle angezogen werden.

7. Medikamentenüberreste dürfen nicht ins Abwasser (Waschbecken/WC) geleert werden. Spritzen- und Nadelmaterial, kontaminierte Tupfer und Ampullen (leere sowie solche mit Überresten) sollen in speziellen, verschließbaren Abfallbehältern zur Verbrennung gegeben werden.

8. Mit Urin, Stuhl, Erbrochenem oder Sekreten von Patienten unter Zytostatikatherapie ist ebenfalls vorsichtig umzugehen. Das Tragen von Handschuhen wird empfohlen; das Laborpersonal ist entsprechend zu informieren.

9. Das Hausdienstpersonal hat beim Einsammeln der verschlossenen und zur Verbrennung bestimmten Zytostatika-Abfallbehälter ebenfalls Handschuhe zu tragen.

10. Onkologischen Fachabteilungen und Fachpraxen wird das Anlegen einer Kartei des regelmäßig exponierten Personals empfohlen.

● *Potentiell kurative Indikationen*

Tabelle 14   Durch zytostatische Chemotherapie potentiell heilbare, disseminierte Tumorkrankheiten (kurative Indikationen) (= 10–12% aller menschlichen
Neoplasien, aber 50% der Tumoren bei Patienten < 45 Jahren)

Tumorkrankheit	Vollremissionsrate (%)	Überlebensrate nach 5 und mehr Jahren[a] (%)
metastasierendes Chorionkarzinom (Frau)	90	90
metastasierende Hodentumoren	90	90
akute lymphatische Leukämie (< 20 Jahre)	90–100	60
Morbus Hodgkin III–IV	80	60
Burkitt-Lymphom III–IV	80	50
Non-Hodgkin-Lymphome II–IV	70	40–50
akute myeloische Leukämie	70	20
kleinzelliges Bronchuskarzinom	60	10–20

[a]   Restliche (nicht „echt" geheilte) Patienten: meist längerfristige gute
Tumorrückbildungen, signifikant verlängerte Überlebenszeit im Vergleich mit
Therapieversagern bzw. Spontanverlauf.

● *Günstige palliative Indikationen*

Tabelle 15   Durch zytostatische Chemo(hormon)therapie mehrheitlich günstig
zu beeinflussende Tumorkrankheiten (längerfristige palliative Indikationen, gute
Remission mit Überlebensgewinn) (= ca. 40% aller menschlichen Neoplasien)

Tumorkrankheit (inoperabel, metastasierend, disseminiert)	Voll- + Teilremissionsrate (%)	Mittlere Überlebenszeit bei Remission (Jahre)
chronische Leukämien (CML, CLL)	90–100	3–5[a, b]
Prostatakarzinom	70– 80	2–3
multiples Myelom	60– 70	2–3[b]
Mammakarzinom	60– 70	2
solide Tumoren des Kindesalters (ohne Wilms-Tumor)	60– 70	1–2[b]
Ovarialkarzinome FIGO III–IV	60– 70	1–2[b]
Endometriumkarzinom	50	1–2
Weichteil- und Knochen-Sarkome	50	1–2[b]
Medulloblastom	40– 50	1–2[b]

[a]   Bei CLL: Stark abhängig vom Krankheitsstadium.
[b]   Vereinzelte Heilungen möglich.

● *Begrenzte Aussichten*

Tabelle 16 Durch zytostatische Chemotherapie in kleinerem Prozentsatz und nur kurzfristig zu beeinflussende Tumoren (kurzfristige palliative Indikationen, Teilremissionen mit subjektivem Überlebensgewinn ohne wesentliche Verlängerung der Überlebenszeit [= ca. 30% aller menschlichen Neoplasien])

Tumorkrankheit (inoperabel, metastasierend)	Teilremissionsrate (%)	Mittlere Überlebenszeit bei Remission (Monate)
Adenokarzinom des Magens	40–50	10–12
Urothelkarzinome	40–50	8–10
Plattenepithelkarzinome (HNO-Bereich)	30–40	8–10
Nebennierenrindenkarzinom	30–40	8–12
übrige Adenokarzinome des Gastrointestinaltrakts	20–30	6– 8
malignes Melanom	20–25	6– 8

● *Noch kaum beeinflußbar*

Tabelle 17 Durch zytostatische Chemotherapie derzeit nicht nennenswert zu beeinflussende Tumoren. Chemotherapieversuche in der Regel nur *experimentell* im Rahmen von Phase-I- und -II-Studien (= ca. 20% aller menschlichen Neoplasien)

Tumorkrankheit (inoperabel, metastasierend)	Teilremissionsrate (%)	
Plattenepithelkarzinom im gynäkologischen Bereich	10–20	kurze, mittlere[a] Überlebenszeit (wenige Monate)
primäre ZNS-Tumoren (außer Medulloblastom)	10–20	
langsam wachsende Sarkome (z. B. Chondrosarkom)	<10	
anaplastische Schilddrüsenkarzinome	<10	
Hypernephrom	<10	

[a] Ausnahme: längere Überlebenszeit bei Minorität von Patienten mit biologisch langsam wachsenden, differenzierten Tumoren.

- *Hinweis:*
  - Die hier zusammengefaßten Remissions- und Überlebensraten sind *statistische Mittelwerte* aus der Literatur und der Erfahrung onkologischer Studiengruppen.
  - Sie gelten für den *Einzelpatienten* nur bedingt; die Bandbreite der individuellen Prognose ist bei sämtlichen Indikationen groß.
  - Voraussetzung zum Erzielen dieser Werte ist eine optimale, interdisziplinär abgesprochene Behandlungsführung und Supportivtherapie.

Allgemeines

- Eine Notfallsituation tritt meist unvorhergesehen ein. Sie kann auch die erste Manifestation eines noch unbekannten Tumors sein.
- Andererseits gibt es typische Komplikationen von Tumorerkrankungen, welche mit statistischer Wahrscheinlichkeit zu Notfallsituationen führen (Beispiele: Hyperviskositätssyndrom bei Makroglobulinämie Waldenström, therapieinduzierte Hyperkalzämie bei Hormontherapie des Mammakarzinoms).
- Notfallsituationen treten auf als:
  - Manifestationen des malignen Grundleidens,
  - Komplikationen der Therapie,
  - unabhängig von der Tumorerkrankung.
- Bei Konfrontation mit einer onkologischen Notfallsituation müssen bekannt sein oder abgeschätzt werden können:
  - Histologischer Tumortyp, klinisches Tumorstadium.
  - Vorangegangene Therapie (Operation, Radiotherapie und/oder Chemotherapie).
  - Existiert eine wirksame Therapie mit guter Remissionschance nach Beseitigung der Notfallsituation?
  - Wie ist die Gesamtprognose des Patienten?
- Tritt die Notfallsituation in der terminalen Phase der Tumorerkrankung ein, ist es nicht sinnvoll, mit allen modernen medizinischen und technischen Möglichkeiten zu intervenieren!
- Die Beseitigung der Notfallsituation kann auch bei lediglich palliativ behandelbaren Patienten die Lebensqualität erheblich verbessern (Beispiele: Behandlung pathologischer Frakturen, Beseitigung einer Rückenmarkkompression usw.).

Allgemeines

- Synonym: Vena-cava-superior-Syndrom.
- Auftreten akut bis subakut.
- Überwiegend hervorgerufen durch Bronchialkarzinome und sonstige Tumoren im oberen Mediastinum (hauptsächlich maligne Lymphome).

Klinische Symptomatologie

- Sichtbar erweiterte Thoraxvenen, sichtbar und tastbar erweiterte Halsvenen.
- Gesichtsödem (Lidödem), Zyanose des Gesichts.
- Tachypnoe.
- Ödem der oberen Extremitäten.
- Eventuell Benommenheit.

Diagnostik

Bei ausgeprägter Symptomatik zunächst Notfalltherapie, Diagnostik erst nach Besserung.
- Thoraxröntgenübersicht in zwei Ebenen.
- Tomogramme des Mediastinums, am besten thorakales CT.
- Sputumzytologie.
- Bronchoskopie mit Biopsie.
- Bei tastbaren supraklavikulären Lymphknoten Lymphknotenbiopsie (wenn keine chirurgische Kontraindikation).
- Mediastinoskopie mit Biopsie (wenn keine chirurgische Kontraindikation).
- Bei Verdacht auf intrathorakale Struma Schilddrüsenszintigramm.
- Diagnostische Thorakotomie (wenn keine chirurgische Kontraindikation).
- Kavographie.

Differentialdiagnose

In der überwiegenden Zahl verursacht durch malignen Prozeß. Sehr selten Gefäßverschlüsse z. B. nach Venenkatheter.

Therapie

- Bei bekanntem kleinzellig-anaplastischem Bronchialkarzinom oder malignem Lymphom rasch wirksame, intensive Chemotherapie,

z. B. Adriamycin/Cyclophosphamid/Vincristin oder Cyclophosphamid/Adriamycin/Vincristin/Prednisolon (vgl. Anhang III).

- Subjektive Besserung nach Stunden, objektive Besserung nach 1–2 Tagen.
- Langfristige Ergebnisse der Radiotherapie gleich gut. Wirkungseintritt bei Chemotherapie heute schneller.
- Bei nichtkleinzelligen Bronchialkarzinomen Radiotherapie, evtl. in Kombination mit Corticosteroiden oder Chemotherapie.
- Bei unbekannter Tumordiagnose primär Chemotherapie plus Prednisolon. Wenn keine Wirkung nach 2 Tagen, Beginn einer Radiotherapie.
- Bei Kavathrombose in Abhängigkeit vom Einzelfall Antikoagulation.

Prognose

- Abhängig vom Grundleiden.
- Bei malignen Lymphomen in Relation zum klinischen Stadium günstig.
- Bei kleinzellig-anaplastischen Bronchialkarzinomen Beweis für Stadium extensive disease → Prognose schlecht.
- Bei nichtkleinzelligen Bronchialkarzinomen in der Regel Inkurabilität.

Allgemeines

- Maligne Tumoren häufigste Ursache einer Herztamponade, durch Akkumulation von Flüssigkeit oder Konstriktion durch Tumormassen.
- Selten Perikardfibrose und Perikarderguß nach Radiotherapie.
- Direktes lokoregionäres oder metastatisches Tumorwachstum in Perikard und Epikard bei Bronchialkarzinomen, Mammakarzinom, Leukämien, malignen Lymphomen, Melanomen, gastrointestinalen Tumoren und Sarkomen.

Klinische Symptomatologie

Abhängig von der Ausdehnungsfähigkeit des Perikards, des Flüssigkeitsvolumens und des Tempos der Herzkompression.
- Todesangst des Patienten.
- Präkordiales Oppressionsgefühl und starker retrosternaler Schmerz.
- Dyspnoe mit Orthopnoe.
- Husten, Heiserkeit, Schluckauf.
- Schmerzen im Epigastrium.
- Als Folge des geringen Herzminutenvolumens Hypotonie, periphere Zyanose, Tachykardie.
- Obere Venenstauung.
- Pulsus paradoxus.

Diagnostik

- Perkussion ergibt Verbreiterung der Herzkontur (oft irreführend!).
- Dritter Herzton (protodiastolischer Extraton = „Perikardton").
- Evtl. Perikardreiben (bei ausgeprägtem Erguß nicht nachweisbar).
- Thoraxröntgenübersicht.
- Elektrokardiogramm (Niedervoltage, Sinustachykardie, elektrischer Alternans, evtl. Arrhythmie).
- Echokardiographie = heute in der Klinik Methode der ersten Wahl → gleichzeitig Punktionsmöglichkeit (unter Sicht).
- Evtl. CT mit Kontrastmittelgabe.
- Selten: Angiokardiographie, Myokardszintigraphie, Herzkatheter.

Therapie

- Perikardiozentese mit Drainage des Perikardergusses.

- Später evtl. intrakavitäre Therapie mit Tetracyclin oder Zytostatika.
- Bei direkter Tumorkompression evtl. Thorakotomie.

Prognose

- Im allgemeinen sehr schlecht. Die meisten Patienten sterben innerhalb weniger Wochen unabhängig von der Möglichkeit der akuten Druckentlastung.
- Einzelne Langzeitüberleber sind möglich, vor allem bei Patienten mit malignen Lymphomen und Mammakarzinom (wirksame systemische Zytostatikaprogramme!).

Respiratorische Insuffizienz/Lungenblutung

Allgemeines

- Hervorgerufen durch:
  - Obstruktion der Trachea (Tumoren der Trachea, Bronchialkarzinom Ösophaguskarzinom, Struma maligna) oder großen Bronchien (Bronchialkarzinom).
  - Direkte Tumorinfiltration (Gefäßarrosion!).
  - Disseminierte intravasale Gerinnung, evtl. therapieinduzierte Thrombopenie.

Klinische Symptomatologie

- Zunehmende Dyspnoe, inspiratorischer Stridor.
- Husten.
- (Massive) Hämoptyse.

Diagnostik

- Thoraxübersichtsaufnahme d.-v. + seitlich.
- Bronchoskopie (evtl. mit Biopsie).

Therapie

- Bronchusobstruktion:
  - Endoskopische Tumorabtragung (mit Laser).
  - Palliative Radiotherapie.
  - Palliative Chemotherapie. (Je nach Histologie, rasch wirkendes Schema, z. B. hochdosiert Alkylantien i. v.)
  - Palliative chirurgische Tumorreduktion, Einlegen eines intraluminalen Tubus, Bifurkationsresektion.
- Akute Lungenblutung
  - Bei massiver Blutung sofort Bronchoskopie, Intubation und Kompression mit Carlens-Tubus.
  - Behandlung der betreffenden Hämostasestörung, z. B. disseminierte intravasale Gerinnung (s. dort).
  - Chirurgische Resektion des blutenden Segmentes oder Lappens.
  - Bei Inoperabilität evtl. arterielle Embolisation der zuführenden Bronchialarterie.

Allgemeines

- Unvermeidliche, jedoch seltene Komplikation nach Bestrahlung parenchymatösen Lungengewebes.
- Auftreten meist 4–12 Wochen nach Radiotherapie, rasch, „unerwartet".
- Gehäuft bei vorgeschädigter Lunge, insbesondere vorheriger Radiotherapie bzw. Chemotherapie mit potentiell „pneumotropen" Zytostatika (z. B. Bleomycin, Busulfan, Methotrexat, Mitomycin-C).

Klinische Symptomatologie

- Zunehmende Dyspnoe.
- Unproduktiver Husten und Fieber.
- In schweren Fällen Zyanose und Tachypnoe.

Diagnostik

- Thoraxröntgenaufnahme d.-v. + seitlich, evtl. Bronchoskopie mit transbronchialer Biopsie. (Differentialdiagnose: Lymphangiosis carcinomatosa? Infekte?)

Therapie

- Umgehende Hospitalisation des Patienten.
- Sofortige Verabreichung von Corticosteroiden, z. B. Prednison 60–100 mg p. o. pro Tag x 10 Tage, dann langsam ausschleichend innerhalb von 3–6 Wochen.
- Antibiotika, z. B. Doxycyclin (oft bakterieller Superinfekt!).
- Nach Bedarf Sauerstoff, evtl. assistierte Beatmung in schweren Fällen.

Prognose

- In der Regel gut bezüglich Pneumonitis, bei rascher Diagnose und frühzeitiger Therapie; abhängig vom Grundleiden.
- Sonst erhebliche Mortalität (20–30%!).

Zytostatikainduzierte Alveolitis

Allgemeines

- Selten während bzw. nach kumulativen Dosen von Zytostatika wie Busulfan, Methotrexat, Bleomycin und BCNU, vereinzelt auch nach Chlorambucil, Procarbazin, Cyclophosphamid und Melphalan auftretende ernsthafte respiratorische Komplikation.
- Kann in Einzelfällen zu chronischer, fibrosierender Alveolitis führen, v. a. nach kumulativen Dosen von > 200 mg Bleomycin (3–5% der Fälle), selten nach Busulfan und Methotrexat.

Klinische Symptomatologie

- Akute Atemnot, Hypoxie.
- Unklares Fieber, Husten, Auswurf.

Diagnostik

- Thoraxröntgenaufnahme (meist fleckig-diffuse bilaterale Infiltrate, „periphere Verteilung").
- Sputumuntersuchung ($\rightarrow$ Bakteriologie, Zytologie).
- Evtl. Bronchoskopie und Aspiration ($\rightarrow$ Bakteriologie, Zytologie).

Differentialdiagnose

- Opportunistische Infektionen mit Bakterien, Pilzen, Parasiten oder Viren (therapeutisch bedingte Immunsuppression!).
- Lymphangiosis carcinomatosa (Röntgen: meist „zentrale Verteilung", strahlenförmig perihilär).

Therapie

- Sofort Stopp der Chemotherapie.
- Versuch mit Glucocorticoiden, z. B. Prednison 60–100 mg p.o. pro Tag.
- Antibiotika (nach Bedarf, Superinfekte!).

Prognose

- Unvorhersehbar.
- Besserung möglich bezüglich Alveolitis.
- Progrediente Verläufe ad exitum nicht selten.

Allgemeines

- Metastasen maligner solider Tumoren (Mammakarzinom, Bronchialkarzinom, Hypernephrom).
- Primäre Hirntumoren verursachen ebenfalls intrakranielle Drucksteigerung.
- In den letzten Jahren zunehmende Hirnmanifestationen bei malignen Erkrankungen, die durch Chemotherapie einen längeren Verlauf erhalten (maligne Lymphome, Leukämien, kleinzellige Bronchialkarzinome, Hodentumoren).

Klinische Symptomatologie

- Einschränkung der zerebralen Leistungsfähigkeit (Lethargie, Somnolenz, Verwirrtheit).
- Krampfzustände, fokale neurologische Ausfälle.
- Hyperreflexie.
- Erbrechen (ohne Nausea).
- Druckpuls (Bradykardie).

Diagnostik

- Neurologische Untersuchung.
- Untersuchung des Augenhintergrundes (Stauungspapillen).
- Computertomogramm des Schädels.
- Elektroenzephalogramm.
- *Cave:* Lumbalpunktion (Gefahr der Einklemmung!). Wenn unbedingt nötig, kleine Liquormengen entfernen und ersetzen durch Ringer-Lösung; evtl. Subokzipitalpunktion (Neurologe/Neurochirurg!).

Differentialdiagnose

- Alle übrigen raumfordernden Prozesse (intrazerebrale Blutungen, subdurale Hämatome, Hirnabszeß, akuter Hydrozephalus).
- Meningitis, Enzephalitis.
- Sinusthrombose.

Therapie

- Symptomatische Senkung des Hirndruckes durch:
  - Corticosteroide (z. B. Dexamethason 12–16 mg/Tag i. v. oder p. o.).

- Furosemid 40–80 mg i.v. pro Tag.
- Mannitolinfusion 20%ig (cave Kontraindikationen: Oligoanurie, manifeste Herzinsuffizienz!).

• Neurochirurgische Intervention bei gesichert solitärem Prozeß (Primärtumor oder solitäre Metastase eines anderweitig im Körper kontrollierbaren Tumors).

• Strahlentherapie bei Metastase(n) strahlensensibler Malignome wie z. B. malignen Lymphomen, kleinzelligem Bronchialkarzinom und Mammakarzinom.

• Chemotherapie nur in ausgewählten Fällen in Ergänzung zur symptomatischen Notfallbehandlung, da Wirkungseintritt verzögert → med. Onkologe!

Prognose

• Vorübergehende Hirndruckkontrolle meist gut → subjektiv und objektiv – neurologische Besserung.

• Gesamtprognose abhängig vom Grundleiden, langfristige Symptomfreiheit in ausgewählten Fällen durchaus möglich.

Allgemeines

- Auftreten bei epiduralen Metastasen (maligne Lymphome, Plasmozytom, Hypernephrom, Bronchialkarzinom, Mammakarzinom).
- Kompressionsfraktur von Wirbelsäulenmetastasen.

Klinische Symptomatologie

- Initiales Symptom meist zunehmende Schmerzen im Bereich der Wirbelsäule mit oder ohne radikulärer Komponente.
- Zusätzlich motorische Schwäche, autonome Dysfunktion, Sensibilitätsverlust und Ataxie.
- In fortgeschrittenen Fällen plötzlich auftretende Paraplegie mit Urin- und Stuhlinkontinenz.

Diagnostik

- Neurologische Untersuchung.
- Röntgenaufnahmen bzw. Computertomogramme des betreffenden Wirbelsäulenabschnitts.
- Lumbalpunktion.
- Myelographie.

Differentialdiagnose

- Epiduraler oder intramedullärer Abszeß (spinales epidurales Hämatom, spinaler Insult).
- Akute funikuläre Myelose, Polyradikulitis.
- Wegen der radikulären Schmerzen: Diskushernie.
- Evtl. Pleuritis, Pankreatitis, Cholezystitis.

Therapie

- Symptomatische Therapie wie bei akutem Hirndruck.
- Entscheidend ist die sofortige Druckentlastung!
- Notfallmäßige Vorstellung des Patienten beim Neurochirurgen zur evtl. Laminektomie (nur indiziert bei lokalisiertem Befall).
- Gezielte, notfallmäßige Radiotherapie bei radiosensiblen Tumoren, unter Glucocorticoidschutz.
- Notfallmäßige krankheitsabhängige Chemotherapie, v. a. bei multifokalem Befall bzw. chemosensiblem Tumor (maligne Lymphome, multiples Myelom, Sarkome).

Allgemeines

- Ein Drittel aller Tumorpatienten entwickelt Skelettmetastasen. Beim Mammakarzinom sind es über 50%.
- Nur ein Viertel von ihnen erlebt jedoch pathologische Frakturen.
- Entsprechend der Verteilung der Metastasen treten diese bevorzugt in der Wirbelsäule, den Rippen, dem Becken und nur zu 20% in den langen Knochen der Extremitäten auf. Aus funktionellen Gründen haben letztere größte klinische Bedeutung.

Klinische Symptomatologie

- Zunehmende Skelettschmerzen weisen auf Skelettmetastasierung hin, insbesondere in statisch belasteten Regionen (LWS, Becken, Beine).
- Akute Verstärkung dieser Schmerzen oder plötzlicher Schmerzbeginn mit entsprechender Funktionseinbuße ohne adäquates Trauma sind Hinweise auf pathologische Fraktur.
- Neurologische Ausfälle → Paraparese/Paraplegie (Kompressionsfrakturen der Wirbelsäule!).

Diagnostik

- Körperliche Untersuchung inkl. sorgfältigem Extremitäten- und Neurostatus.
- Gezielte Röntgenaufnahme schmerzhafter Regionen oder pathologischer Szintigraphiebefunde.
- Bei diffusen Schmerzen Skelettszintigramm („Screening").

Differentialdiagnose

- Gutartige Knochenzysten.
- Traumatisch bedingte Frakturen (Vorgeschichte, adäquates Trauma, Lokalisation).

Therapie

- Bei pathologischen Frakturen im Bereich der Wirbelsäule palliative Radiotherapie. Hierdurch oft Schmerzlinderung und evtl. Konsolidierung (nach 2–3 Monaten!). Operative Stabilisierung mit Dekompression des Rückenmarks bei neurologischer Symptomatik vorrangig.

- Bei pathologischen Frakturen (osteolytische Metastasen!) der langen Röhrenknochen chirurgische Therapie: Verbundosteosynthese, Gelenkprothesen in Verbindung mit „Knochenzement"-Plomben (→ chirurgisch-orthopädisches Konsilium in spez. Tumorzentrum).
- Stabilisierung und Rekonstruktion, je nach Gesamtprognose.
- Chirurgische Palliativtherapie hat den Vorteil, den meist immobilisierten Patienten innerhalb kurzer Zeit wieder zu rehabilitieren. Dadurch bester palliativer Effekt (Verkürzung der Rehabilitationsphase durch Verhinderung muskulärer Atrophie, weniger thromboembolische Komplikationen, Kosten, soziale Isolation usw.).

Prognose

- Abhängig vom Ausmaß der Metastasierung und der Gesamtprognose.
- Bei solitären Skelettmetastasen und Chemo-/Radiosensibilität der betreffenden Tumorkrankheit sind langjährige Überlebenszeiten möglich, meist in Verbindung mit Chemo-/Hormontherapie!

Allgemeines

- Akute Stenose oder akuter Verschluß des Ösophagus, des Magenausganges, des Dünndarmes oder Dickdarmes durch direktes Tumorwachstum oder prästenotischen Bolus.
- Ursache können sowohl (bisher unerkannter) Primärtumor wie Lokalrezidive oder abdominale periintestinale Tumormetastasen sein.

Diagnostik

- Klinische Untersuchung und Anamnese (Erbrechen, Stuhlverhaltung, Darmgeräusche).
- Endoskopie (Cave Stenose, Blutung, Perforation).
- Abdomenleeraufnahme und Röntgenkontrastuntersuchungen mit Gastrografin (Cave Stenose, Perforation).
- Sonographie abdominal.

Therapie

- Sofortiges chirurgisches Konsilium (interdisziplinärer Therapieentscheid, Gesamtbeurteilung!).
- Meist Laparotomie, chirurgische Resektion, evtl. Umgehungsanastomose oder akute Entlastung durch Anus praeter.
  Laservaporisation von Stenosen oder tumorösen Verschlußprozessen im Ösophagus bzw. Rektum.
- Radiotherapie in der Akutphase nicht sinnvoll.
- Chemotherapie außer bei malignen Lymphomen, germinalen Tumoren nicht rasch genug wirksam („Notlösung" bei Inoperabilität!).
- Bei Verschlußikterus Anlage einer Umgehungsanastomose (bilidigestive Anastomose, Cholezystojejunostomie) oder perkutan Einlegen einer intraluminalen Drainage (PTD) bei extrahepatischem Verschluß, auch retrograd-endoskopisch möglich (Nasobiliäre Drainage).

Allgemeines

- 10–20% der Tumorpatienten entwickeln zu irgendeiner Zeit ihrer Erkrankung eine Hyperkalzämie.
- Häufigste Ursache sind Skelettmetastasen bei Mammakarzinom, nichtkleinzelligem Bronchialkarzinom, Hypernephrom; in geringerem Ausmaß bei Schilddrüsenkarzinom, Ovarialkarzinom und anderen Tumoren.
- Eine (erfolgreiche) Hormontherapie eines Mammakarzinoms kann innerhalb 2–3 Wochen Hyperkalzämie auslösen.

Ätiologie

- Abhängig von Ausmaß und therapeutischer Kontrolle der restlichen Grundkrankheit (übriger Organbefall, Komplikationen).
- Weiterer Entstehungsmechanismus ist eine „paraneoplastische" Hormonproduktion durch den Tumor:
  - Parathormon → Pseudohyperparathyreoidismus.
  - Produktion osteolytisch aktiver Tachysterole („Vitamin-D-like-substances").
  - Produktion eines „osteoklastenaktivierenden Faktors".

Klinische Symptomatologie

- Allgemein:
  - Bindegewebsverkalkung, Gefäßverkalkung (nur bei längerdauernder, chronischer Hyperkalzämie).
- Neuropsychiatrische Syndrome:
  - Müdigkeit, Muskelschwäche, Hyporeflexie, Lethargie, Apathie, Stupor → Koma.
  - Psychische Veränderungen (depressive Verstimmung, Aggressivität) → endokrine Psychose.
- Renal:
  - Polyurie, Polydipsie, Durst, Exsikkose.
  - Anurie → Niereninsuffizienz.
  - Nephrokalzinose (Spätfolge).
- Gastrointestinal:
  - Anorexie, Übelkeit, Erbrechen, Obstipation.
  - Abdominelle Schmerzen.
  - Peptische Ulzera, Pankreatitis (= lebensbedrohlich!).
- Kardiovaskulär:
  - Hypertonie.
  - Arrhythmie, Digitalisüberempfindlichkeit!

Diagnostik

- Typisches klinisches Bild = „Blickdiagnose". Trias: Müde-schlaff, dehydriert, erbricht! Wird leider oft verkannt.
- Nachweis eines erhöhten Serumkalziumspiegels (> 2,5 mmol/l) und evtl. einer erhöhten Kalziurie.
- Übrige Elektrolyte, Nierenparameter (Serumkreatinin, evtl. BUN, Harnsäure).

Differentialdiagnose

- Alle nichtneoplastischen Krankheitsbilder mit Hyperkalzämie (primärer Hyperparathyreoidismus, Sarkoidose usw.).
- Andere Krankheiten mit Müdigkeit, Polyurie/Durst (v. a. Diabetes mellitus → Koma).
- Häufige Verwechslung mit Hirntumoren oder Hirnmetastasen.
- Medikamentenintoxikation.
- Hypokaliämie, Hypomagnesiämie.

Therapie

- *Hyperkalzämische Krise:*
  - Bei Hormontherapie sofort Unterbrechung der medikamentösen Behandlung.
  - Sofortiger Flüssigkeitsersatz und „Schwemmtherapie" mit physiologischer Kochsalzlösung (Ziel = Urinmenge von mindestens 2,5 l/24 h). Cave kardiale Dekompensation bei älteren Patienten!
  - Diuretika (Furosemid i. v. 40–60 mg/24 h).
  - Bisphosphonate, z. B. Clodronat 300 mg oder Pamidronat 60 mg in 500 ml NaCl innerhalb 2 h (hemmt Knochenabbau).
  - Mithramycin 20 µg/kg i. v. (transitorischer, unbedeutender Transaminasenanstieg Tag 3−10), kann nach 8−10 Tagen nötigenfalls wiederholt werden in gleicher Dosis.
  - Ausgleich des Kaliumdefizits.
  - Calcitonin = weniger wirksam und viel teurer als Mithramycin; kein Vorteil, Wirkung rasch erschöpft.
  - *Kontraindiziert:* anorganisches Phosphat (→ Organverkalkungen, gefährliche Hypokalzämien!).
- *Chronische Hyperkalzämie:*
  - Wenn möglich: Kausale, wenn auch nur palliativ intendierte Tumortherapie (Zytostatika).
  - Prednison 60–100 mg/Tag p.o.
  - Calcitonin (teuer!).

- Bisphosphonate p.o., z. B. Clodronat, Pamidronat (experimentell)
- Dialyse bei Niereninsuffizienz.

Prognose

- Bei Behebung der metabolischen Störung kurz- bis mittelfristig gut.
- Spätprognose abhängig von der Behandelbarkeit des Grundleidens.

Allgemeines

- Eine klinisch relevante Hyponatriämie bei Tumorpatienten ist meist die Folge einer ungenügenden Sekretion von ADH.
- Das Syndrom der „inappropriaten Sekretion von ADH" (ISADH) tritt selten als paraneoplastische Komplikation auf bei Bronchialkarzinomen, Prostatakarzinomen, malignen Lymphomen und Karzinomen des Duodenums und Pankreas sowie des Larynx.
- Außerdem kommt es vereinzelt während einer Chemotherapie mit Vincristin (Vinblastin) oder hochdosiert Cyclophosphamid vor.

Klinische Symptomatologie

- Hypoosmolalität und Hyponatriämie (Plasma, Urin).
- Normovolämie.
- (Noch) normale Nieren- und Nebennierenfunktion.
- Kontinuierliche renale Exkretion von Natrium.

Differentialdiagnose

- Alle metabolischen Zustände mit Hyponatriämie.
- Zustand nach forcierter Diuretikatherapie.
- Medikamente (Zytostatika, vgl. oben).

Therapie

- Flüssigkeitsrestriktion (cave gleichzeitige Chemotherapie, nötigenfalls kurzfristige Therapieunterbrechung).
- Therapie mit Demeclocyclin (Ledermycin).

Allgemeines

Niereninsuffizienz im Verlauf eines Tumorleidens ist möglich als Folge von:

- Direkter Tumorinfiltration der Nieren:
  - Zerstörung des Nierenparenchyms.
  - Obstruktion der ableitenden Harnwege.
- Bei Harnleiterobstruktion ggf. perkutane Nephrostomie oder Harnleiterschienung.
- Renale Überschwemmung von Gewebsmetaboliten:
  - Paraproteine (v. a. multiples Myelom, andere B-Zell-Lymphome).
  - Hyperurikämie (vgl. dort).
  - Hyperkalzämie (vgl. dort).
  - „Tumor-Lysis-Syndrom" (nach fulminantem Therapieeffekt, v. a. bei malignen Lymphomen und germinalen Tumoren).
- Komplikationen der Therapie:
  - Potentiell nephrotoxische Zytostatika (Cis-Platin, Methotrexat, Streptozotozin).
  - Strahlennephritis.
  - Nephrotoxische Antibiotika (v. a. Aminoglykoside).

Diagnostik

- Anstieg der Retentionswerte (Serumkreatinin, BUN, Harnsäure).
- Verminderung der Kreatinin-Clearance (= feinerer Parameter!).
- Oligo- bis Anurie, im Extremfall.

Therapie

- Forcierte Diurese vorzugsweise mit Furosemid oder Osmotherapeutika (Mannitol) (außer bei Obstruktion der Harnwege, Oligoanurie!).
- Absetzen etwaiger nephrotoxischer Substanzen (vgl. oben).
- Nötigenfalls Dialyse (notfallmäßig, temporär) oder Hämofiltration (→ Intensivstation, Herz-Kreislauf-Überwachung!).
- Bei Harnleiterobstruktion ggf. perkutane Nephrostomie oder Harnleiterschienung.

Prognose

- Bei Tumorinfiltration der Niere oft schlecht, abhängig von Art und Stadium des Grundleidens.
- Bei metabolischer Ursache meist kurz- bis mittelfristig gut.

Allgemeines

- Meist Folge eines erhöhten Turnovers von Purinen bei vielen malignen Erkrankungen, besonders akuten und chronischen myeloischen Leukämien.
- Verstärkung durch rasch wirksame Radio- und Chemotherapie.
- Begünstigend wirken eine vorbestehende, auch latente Niereninsuffizienz, eine Hypovolämie sowie die Zusatztherapie mit möglichen nephrotoxischen Substanzen (v. a. Antibiotika wie Aminoglykoside; nephrotoxische Zytostatika wie Cis-Platin).

Prophylaxe

- Ausreichende Diurese (mind. 2 l pro Tag) durch reichliche Flüssigkeitszufuhr.
- Alkalisierung des Urins (z. B. Uralyt-U 3 × 2,5 g p. o./Tag.
- Allopurinol täglich 300 mg p. o. *vor* Therapie chemo- bzw. radiosensibler Tumoren!
- Dosisreduktion von 6-Mercaptopurin und Azathioprin bei Parallelmedikation von Allopurinol (metabolischer „Abbaublock" durch Enzymblockade!).

Diagnostik

- Erhöhte Serumharnsäurespiegel (> 450 µmol/l).
- Im Extremfall Nierenkoliken (Harnsäurekonkremente).

Therapie

- Bei leichten Formen Fortsetzung der prophylaktischen Maßnahmen (vgl. oben).
- Bei schweren Zuständen höhere Allopurinoldosen (600–900 mg/24 h, vorteilhafter i. v.).
- Temporärer Stopp der zytostatischen Therapie.
- Bei Niereninsuffizienz u. U. temporäre Hämodialyse.
- Keine Urikosurika (Gefahr der Uratniere → Nierenversagen!).

Prognose

- Bei frühzeitiger Erfassung bezüglich Korrektur der Nierenfunktionsstörung gut, Gesamtprognose abhängig vom Grundleiden.

Allgemeines

- Charakteristische Nebenwirkung der Oxazaphosphorinderivate Cyclophosphamid und Ifosfamid in der Harnblase, bei längerer Verweildauer.
- Auftreten ist dosisabhängig und Folge einer direkten toxischen Schädigung der Übergangsepithelien durch Metaboliten dieser Zytostatika.

Klinische Symptomatologie

- Pollakisurie und schmerzhafte Blasentenesmen.
- Zunächst Mikrohämaturie, später Makrohämaturie. Dauer bis zu mehreren Wochen.
- Selten Todesfälle durch Blasentamponade, Urosepsis und Urämie.

Diagnostik

- Untersuchung des Urinsedimentes.
- Zystoskopie.
- Retentionsparameter (Kreatinin, evtl. BUN, Harnsäure).

Differentialdiagnose

- Akut entzündliche Prozesse der ableitenden Harnwege.
- Blasentumoren.
- Nieren-, Blasensteine.

Prophylaxe

- Vermeidung von Cyclophosphamid und Ifosfamid bei Störungen in den ableitenden Harnwegen (z. B. Prostatahypertrophie).
- Reichliche Flüssigkeitszufuhr während der Chemotherapiephase (mind. 2,5–3 l pro 24 Stunden).
- Medikation mit dem Uroprotektor Uromitexan (20% der Oxazaphosphorindosis zum Zeitpunkt der Injektion sowie nach 4 und 8 Stunden i. v. oder per os, aufgelöst in Colagetränk [Geschmack!]).

Therapie

- Genügend Flüssigkeitszufuhr (Infusionen 5% Glucose).

- Bei schwerer Zystitis Blasenkatheterismus und Instillation mit Formaldehyd 4%. Cave! Ausschluß einer Blasenscheidenfistel sowie eines vesikoureteralen Refluxes (Urologe!).
- Wiederholte Blasenspülungen, evtl. suprapubische Urinableitung.

Prognose

- In der Regel lokal gut.
- Vereinzelte Komplikationen (Blutungen, Urosepsis).

Allgemeines

- Viskositätssteigerung und Blutflußverminderung durch starke Vermehrung hochmolekularer Eiweißkörper (Paraproteine), v. a. bei Makroglobulinämie (Waldenström), seltener bei IgG-Myelom.

Klinische Symptomatologie

- Blutungen in Schleimhäute und Retina, Sehstörungen.
- Neurologische Symptome (Kopfschmerzen, Schwindel, epileptiforme Krämpfe, Ataxie, Depression, Somnolenz bis Koma).
- Herzinsuffizienz, Niereninsuffizienz.

Diagnostik

- Bestimmung von Gesamteiweiß und Immunglobulinfraktion (quantitativ).
- Bestimmung der Serumviskosität. Syndrom tritt bei relativer Viskosität > 4 (Wasser = 1) und Gesamteiweißwerten > 100 g/l auf.
- Übliche hämatologische und serumchemische Laborparameter.

Differentialdiagnose

- Andere Ursachen komplexer neuropsychiatrischer Störungen: Hyperkalzämiesyndrom (s. dort), Urämie, zerebrale thrombopenische Blutungen, Hirnmetastasen.

Therapie

- Plasmapherese (Zellseparator!), evtl. repetiert.
- Kausale Therapie des malignen Grundleidens (Reduktion der Paraproteine produzierenden Zellen).

Prognose

- Bezüglich rheologischer Störung oft gut.
- Gesamtprognose abhängig von Möglichkeiten zur Kontrolle des Grundleidens.
- Keine Diuretika (→ Verschlimmerung durch Hypovolämie).

Allgemeines

- Auftreten spontan als paraneoplastisches Syndrom bei malignen Erkrankungen, bei raschem Tumorzellzerfall (Freisetzung von Gewebsthrombokinasen), schweren septischen Infekten (Endotoxinämie).
- Eine DIG (= Verbrauchskoagulopathie) in der initialen Therapiephase bei potentiell heilbaren Tumorpatienten ist äußerst gefürchtet.
- Veränderungen der Hämostase mit klinischen Manifestationen treten auf:
  - Mikrothrombie in den kleinen Gefäßen mit Organdysfunktion als Ergebnis der Plättchen- und Fibrindeposition. Klinisch: Hypoxie, neurologische Störungen, Oligurie und vermindertes Herzminutenvolumen.
  - Sekundäre Kininaktivierung und Plättchenzerstörung mit metabolischer Aktivierung und Hypotonie.
  - Bei schwerer und akuter DIG, starker Verbrauch der Plättchen und plasmatischer Gerinnungsfaktoren → Thrombozytopenie und Verlust der Gerinnungsfaktoren → hämorrhagische Diathese.
  - Aktivierung des plasmatischen fibrinolytischen Systems als sekundäre Antwort auf die Aktivierung des Gerinnungssystems → verstärkte hämorrhagische Diathese.
- Klinische Konsequenzen der DIG sind sowohl Thrombosen als auch Hämorrhagien.
- Eine DIG ist eine lebensbedrohliche Komplikation → Klinik mit Schwerpunkt Hämatoonkologie!

Diagnostik

- Thrombozytenzählung.
- Partielle Thromboplastinzeit.
- Fibrinogen, Fibrin-Spaltprodukte im Serum.
- Faktor 4, Prothrombinzeit.
- Evtl. Antithrombin III, Faktor 13.

Therapie

- Thrombozytenersatz.
- Fibrinogensubstitution bei Fibrinogenspiegel unter 100 mg%.
- Blutersatz (gewaschene Erythrozyten).
- Heparin 10 000–20 000 E/24 h i. v. in Abhängigkeit von der Thrombinzeit (gefährlich; sorgfältige klinische und Laborkontrolle! Nur unter gleichzeitiger Substitution von Fibrinogen und Thrombozyten!
- Spezifische Tumortherapie.

Allgemeines

- Thrombozytopenie ist verursacht durch maligne Infiltration des Knochenmarks (bei Leukämien, soliden Tumoren) oder iatrogen durch Chemo- bzw. Radiotherapie.
- Bei Thrombozytenzahlen über 50 000/mm^3 sind Blutungen relativ selten. Lebensbedrohliche Blutungen (Lunge, ZNS, Gastrointestinaltrakt) treten in der Regel erst bei Thrombozytenzahlen unter 20 000/mm^3 auf.

Klinische Symptomatologie

- Bestimmt durch das Ausmaß und den Ort der Blutung (Cave ZNS!).

Diagnostik

- Thrombozytenzählung.
- Gerinnungsanalysen.

Differentialdiagnose

- Andere Formen der Gerinnungsstörungen wie DIG, plasmatische Gerinnungsstörungen, Hemmkörperkoagulopathien oder gestörte Synthese von Gerinnungsfaktoren (Leber!).

Therapie

- Transfusion von (nach Möglichkeit HLA-kompatiblen) Thrombozyten, bei voraussehbarer Multiplizität am besten von Einzelspendern (Zellseparator, Tumorzentrum).
- Eine Stunde nach Transfusion von 10^{11} Thrombozyten pro m^2 Körperoberfläche in der Regel Anstieg der Tc-Zahl im Blut um 20–30 × 10^9/l.
- Erwachsener benötigt, wenn keine autonome Thrombozytenproduktion erfolgt, zur Garantie von ca. 20 000/mm^3 Tc zweimal pro Woche die Transfusion von zweimal 10^{11} Thrombozyten. Problematik bei langfristiger Transfusion besteht in der unvermeidlichen Alloimmunisierung.
- *Cave:* Keine Familienspender bei später evtl. vorgesehener Knochenmarktransplantation (Leukämie, aplastische Anämie!).

Allgemeines

- Begünstigung eines Infektes durch maligne Erkrankungen selbst (gestörte zelluläre Immunität bei malignen Lymphomen, Myelom) oder durch die Therapie (Operation, Radiotherapie, Chemotherapie).
- Zerstörung oder Einschränkung der normalen anatomischen Barrieren ermöglicht Nidation pathogener Keime aus der Umgebung oder der körpereigenen Flora.
- Zusätzlich hemmen Chemotherapie und Radiotherapie Entzündungsreaktionen und Immunantwort zumindest temporär. Wichtigster zur Infektion disponierender Faktor ist die Granulozytopenie (Grundkrankheit, z. B. Leukämie oder iatrogen).
- Infekthäufigkeit korreliert stark mit Ausmaß und Dauer der Granulozytopenie.

Art der Infektion

- *Lokalisation:*
  - Am häufigsten (septische) Pneumonien.
  - Abszesse (v. a. auch subphrenisch!) und Phlegmonen.
  - Infektionen der Harnwege.
  - Infektionen im Gastrointestinaltrakt (Pilze!).
  - Infektionen im oberen Respirationstrakt.
  - Infektionen in der anorektalen Region.
- Meistens gramnegative Erreger (besonders Escherichia coli, Klebsiella pneumoniae und Pseudomonas aeruginosa), in letzter Zeit auch vermehrt grampositive Bakterien (besonders Staphylococcus aureus und Streptokokken).
- Relative Verteilung des Keimspektrums variiert von Krankenhaus zu Krankenhaus. Außerdem Anaerobier (Clostridium und Bacteroides), v. a. bei chirurgischen Tumorpatienten.
- In den letzten Jahren zunehmend Pilzinfekte (Candida am häufigsten), v. a. Respirations- und Gastrointestinaltrakt.
- Virale Infekte sind zwar selten, können jedoch sehr bedrohlich sein (v. a. Zytomegalie, Herpes zoster generalisatus!).
- Infektionen durch Parasiten (Pneumocystis carinii, Toxoplasma gondii) mit zunehmender Häufigkeit unter langanhaltender Chemotherapie (v. a. Kinder mit akuter Leukämie).

Klinische Symptomatologie

- Schweres Krankheitsbild mit Wesensveränderungen, Störungen der Bewußtseinslage, Fieber, Tachykardie, Nachlassen der Nierenfunktion, gelegentlich Blutungsneigung.
- Wegen fehlender Granulozyten, zusätzlicher Immunsuppression und gestörter Phagozytenfunktion sehr häufig atypische Infektmanifestationen.
- Eiterbildung fehlt, statt dessen häufig foudroyante phlegmonöse Ausbreitung der Infektion. Kein Tonsillarabszeß, sondern nur Symptome einer Pharyngitis!

Diagnostik

- Körperliche Untersuchung, bei schwerem Infekt zweimal täglich.
- „Bakteriologischer Querschnitt" (Blut-, Urin-, Stuhl- und Sekretkulturen) vor Beginn der antibiotischen Therapie.
- Großes Blutbild (inkl. Differentialblutbild der Leukozyten, Thrombozyten).
- Knochenmarkausstrich.
- Bestimmung der Nieren- und Leberfunktionswerte.
- Blutgerinnungsanalyse.
- Thoraxröntgenübersicht.

Therapie

- Bei klinisch manifestem Infekt Antibiotikatherapie, wenn möglich gezielt nach Antibiogramm.
- Systemische Antibiotikaprophylaxe ist obsolet. Führt nur zu vermehrten Komplikationen durch Selektion resistenter (Spital)-Keime sowie Allergisierung.
- Bei langdauernder Granulozytopenie (Leukämien) Infektprophylaxe an Orifizien, selektive Dekontamination des Gastrointestinaltraktes.
- Bei Sepsisverdacht/Fieber und Granulozytopenie ($500/mm^3$) *sofortige* Therapie mit Kombination bakterizider Antibiotika z.B. Cephalosporin plus Aminoglykosid in maximaler Dosis (cave: Nierenfunktion). Vor Beginn der Therapie Blutkultur, Urinkultur und bakteriologischer Abstrich an verschiedenen Körperstellen.
- Ein *Abwarten* mit der Therapie bei Sepsisverdacht bis zum Eintreffen der bakteriologischen Untersuchungsergebnisse kann deletär sein! Wenn nach 5 Tagen keine Besserung, Wechsel der Antibio-

tika, Anlegen weiterer Kulturen, besonders Pilzkulturen (auch Möglichkeit eines Virusinfektes oder einer Tuberculosis!).

- Im Fall der Entfieberung Fortsetzung der antibiotischen Therapie für mindestens 5 Tage.
- Sorgfältige Hygiene und Wartung von Venenkathetern und Blasenkathetern. Achten auf Nekrosen und Ulzera!
- Granulozytentransfusionen (3–5 Tage) bei anhaltender Agranulozytose und septischem Bild trotz 3–4 Tage antibiotischer Therapie.

Problem

- Einzelne Zytostatika verursachen bei minimalster, paravenöser Injektion eine schmerzhafte chemische *Phlebitis/Nekrose.* Speziell irritierende bzw. lokal nekrotisierende Zytostatika sind: Vincristin, Vinblastin, Adriamycin, Etoposid, Mitomycin-C.

Prophylaxe von Phlebitis/Nekrose

- Zubereitung der Injektionslösungen genau nach Vorschrift.
- Auswahl von Vene und Injektionsnadel: möglichst großes Gefäß, möglichst dünne Nadel.
- Punktion der „besten" vorhandenen Vene (besser nicht in Nähe von Muskel- und Sehnengewebe).
- Bei mißlungener Punktion Injektionsstelle wechseln (immer proximal, Medikament kann sonst durch defekte Venenwand ins Gewebe ausfließen).
- „Butterfly-Nadel" verwenden (gut fixierbar, Ansatz beweglich ohne Verschieben der Nadel in der Vene).
- Vor Injektion des Zytostatikums sicherheitshalber Kochsalzlösung injizieren.
- Nach Injektion des Zytostatikums nochmals mit Kochsalzlösung nachspülen.

Paravenöse Injektion

- *Sofortmaßnahmen:*
  - Bei noch liegender Nadel Aspiration vorhandener Flüssigkeit aus Nadellumen und sofern möglich umliegendem Gewebe.
  - Bei Vinka-Alkaloiden:
    → sofortige Auflage von trockenen warmen Umschlägen. Bei anderen Zytostatika:
    → sofortige Auflage von trockenen Eiswickeln.
  - Das Spritzen eines Antidots, z. B. 5−10 ml Na-Thiosulfat in umliegendes Gewebe (bei Alkylantien und evtl. auch bei zytotoxischen Antibiotika) oder Hyaluronidase, 300 USP/ml 0,9% NaCl (bei Vinca-Alkaloiden), ist umstritten, ebenso die lokale Applikation von DMSO.
  - Bei Bedarf Analgetika und/oder antiinflammatorische Mittel.
  - Information des Patienten, evtl. der zuständigen Krankenhausverwaltung bzw. Haftpflichtversicherung.
  - Sorgfältige Beobachtung, häufige Kontrollen.
  - Evtl. Physiotherapie (Bewegungsübungen, cave Kontrakturen).
- *Bei Nekrosebildung:*
  - Chirurgische Abtragung der Nekrose (so früh wie möglich).
  - Physiotherapie, evtl. Antibiotika, Schmerzmittel!

Ziel

- Jederzeit von außen diagnostisch und therapeutisch nutzbarer intravenöser Zugang bei internistisch-onkologischen Patienten.
- Verminderung therapielimitierender und Patienten – Arzt (Schwester) belastender technischer Behandlungsprobleme.
- Keine kosmetische und technische Belästigung sowie Infektionsgefährdung des Patienten bei Körperpflege im therapiefreien Intervall (wie z. B. bei Hickman-Katheter).

Indikation

- Langzeitchemotherapie (voraussehbare, intermittierende Zyklen bei „günstiger Indikation"). Induktionschemotherapie und supportive Behandlung von akuten Leukämien, malignen Lymphomen, ausgewählte therapiesensible solide Tumoren.
- Fehlender Zugang zu peripheren Venen.
- Abbau von technisch bedingten Therapie-Aversionen (Patient >< Behandlungsteam).
- Kontinuierliche intraarterielle Chemotherapie (z. B. intrahepatisch).

Operative Technik (Abb. 19)

- Empfohlene Systeme.
  - Port-A-Cath (Pharmacia), Metall.
  - Infus-A-Port (Fresenius), Plastik.
- Lokalanästhesie.
- Hautinzision, Einführung des Katheters zur gewünschten Infusionsstelle.

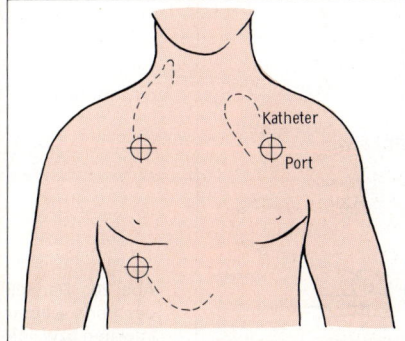

Abb. 19 Empfohlene Implantationsstellen für den Port und den Katheter

- Führung des Katheters durch einen subkutanen Tunnel an die vorher präparierte Porttasche.
- Anschluß des Katheters an den Port und Fixierung durch den Sicherungsring.
- Positionierung und Befestigung des Ports in der subkutanen Tasche.
- Evtl. Abtragung von überschüssigem Fettgewebe über dem Port, um das Anstechen zu erleichtern. Die Naht soll nicht über dem Port liegen. Bei Frauen darf der Port nicht zu tief positioniert werden (Mamma!).
- Überprüfung des Systems auf Lage, Gebrauchsfähigkeit und Durchfluß (Spülung mit heparinisierter physiologischer Kochsalzlösung und Belassung der Spülflüssigkeit im System („Heparin-Lock").

Handhabung (Abb. 20)

- *Punktion:* Evtl. vorgängige Anästhesie der Injektionsstelle mit Salbe. Desinfektion der Haut. Perkutane Punktion der Kammer durch das Kunststoffsystem mittels Huber-Nadel (keine gewöhnliche Injektionsnadeln!). Streng aseptisches Vorgehen, sterile Handschuhe tragen.
- *Bolusinjektion:*
  - Plastikdreiwegehahn an Nadel ankoppeln. Spülung mit 5 ml physiologischer Kochsalzlösung.
  - Aufgelöstes Medikament via 10-ml- oder 20-ml-Spritze langsam injizieren. Spülung mit 5 ml physiologischer Kochsalzlösung.

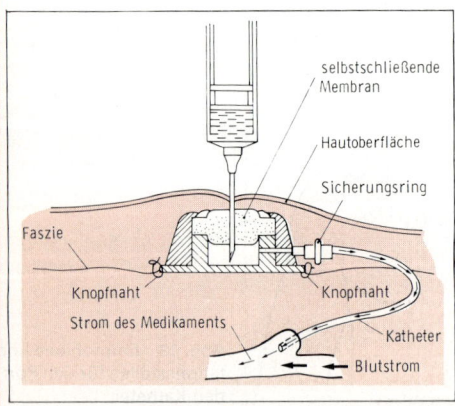

Abb. 20 Darstellung des Ports während der Injektion bzw. Infusion

– Falls mehrere Medikamente verabreicht werden sollen: Nach jedem Medikament spülen (Gefahr der Ausflockung im System → Blockade!).

– Füllung des Systems mit heparinisierter Kochsalzlösung.

– Injektionsnadel unter Injektionsdruck herausziehen. Desinfektion.

● *Kombinierte Injektion/Infusion:*

– Gleiches Vorgehen wie bei Bolusinjektion, jedoch *gebogene* Injektionsnadeln (Huber-Nadel) verwenden.

– Am Dreiwegehahn Infusionsset ankoppeln.

– Während der ganzen Infusion für genügend Flußgeschwindigkeit sorgen (Verstopfung).

– Abschluß wie Bolusinjektion.

● *Blutentnahme:*

– Nach Punktion mit 5 ml NaCl 0,9% spülen.

– Aspiration und Wegwerfen von 10 ml Blut. Benötigte Blutproben abnehmen.

– Spülen mit mindestens 20 ml NaCl 0,9%.

– Abschluß wie bei Bolusinjektion.

● Bei längerfristigem Nichtgebrauch, System alle 6–12 Wochen mit NaCl spülen und „Heparin-Lock" setzen (s. oben).

● *Komplikationen:*

Bei Schwierigkeiten mit einem Port-System sofort Kontakt aufnehmen mit Fachmann im nächsten Tumorzentrum (Infektion, Blokkierung, Blutung, Dislokation).

Am besten führt der Patient selbst ein Kontrollbüchlein, indem er die gemachten Interventionen oder Probleme einträgt.

Ursache

- Einige Zytostatika (v. a. Antimetaboliten und zytostatische Antibiotika), können eine exfoliative Entzündung der Schleimhäute, v. a. des Mundes, verursachen. Ulzera treten besonders beim Vorhandensein einer länger dauernden Granulozytopenie häufig auf.
- Eine Stomatitis/Ösophagitis wird häufig durch Pilzbefall kompliziert (v. a. Candida bzw. Soor).

Prophylaxe

- Intensive Mund-/Zahnhygiene (Instruktion), nach jeder Mahlzeit und vor dem Schlafen.
- Gurgeln/Spülen mit desinfizierender, milder Lösung, z. B. mit Betadine-Bucal, verdünnt, Kamille etc.
- Häufige Inspektion der Mundhöhle.
- Vermeidung von Alkohol- und Nikotingenuß während Chemotherapiephasen oder Bestrahlung im Mund-/Rachenbereich.
- Gute Information des Patienten über die mögliche Nebenwirkung.

Therapie

- Regelmäßige sorgfältige Mund-/Zahnhygiene mit weicher Bürste (Bakterienbeläge!).
- Schmerzstillung mit Oberflächenanästhetika (flüssig).
- Mundspülungen mit nichtreizender Lösung (ohne Alkoholzusatz), z. B. Kamille und Bepanthen, Betadine-Bucal-Lösung.
- Bei Mundtrockenheit evtl. Speichelfluß anregen, z. B. mit Kaugummi.
- Bei Belägen (meist Pilze) zusätzlich täglich 200 mg Ketokonazol geben, evtl. mit Mykostatikasuspension spülen.
- Schluckbeschwerden bei Nahrungsaufnahme können durch vorherige orale Einnahme eines Oberflächenanästhetikums gelindert werden.
- Ernährung säurearm, weich evtl. püriert.
- Von Alkohol- und Nikotingenuß ist dringend abzuraten.
- Bei Herpesinfektionen (Lippen, Nase) evtl. Interferonsalbe lokal bzw. $4-5 \times 200$ mg Acyclovir p.o. pro Tag (Risikopatienten!).

Schwierigkeiten/Komplikationen

- Eine massive Stomatitis/Ösophagitis kann vorübergehend parenterale Ernährung nötig machen.
- Bei Patienten mit Agranulozytose kann eine Stomatitis Eintrittspforte für eine Sepsis werden (bakteriologische Überwachung!).

Ursache von Nausea/Emesis

- Nausea/Emesis bei Zytostatikatherapie beruhen auf verschiedenen Mechanismen:
  - psychologische Enflüsse,
  - Stimulation der Chemorezeptor-Triggerzone (ZNS),
  - periphere Reize (Rachen/Gastrointestinaltrakt).
- Wir unterscheiden bei Tumorpatienten bzw. durch Tumorbehandlungen grundsätzlich *4 Arten* von Nausea und Emesis (N + E):
  - Akute (chemo-)therapieinduzierte N + E.
  - Verzögert ablaufende („delayed") N + E.
  - Antizipatorische N + E.
  - Andere Arten von N + E (Intest. Obstruktion, Analgetika usw.).

Prophylaxe und Therapie

- Viele Zytostatika verursachen *keine* oder nur selten N + E: vorerst gemäß Tab. 18 den Emesisgrad der betreffenden Mittel(kombination).
- Die antiemetische Prophylaxe muß *vor* Beginn der Chemotherapie gut geplant werden, damit ein effektiver Schutz möglich ist.
- Ist diese Prophylaxe nicht möglich, beginnt der Kranke, Nausea/Emesis im Zusammenhang mit der zytostatischen Chemotherapie zu *fixieren* (antizipatorische Nausea).
- Voraussetzung für eine gute Verträglichkeit der Chemotherapie ist die zweckmäßige *Information* des Kranken über sein Leiden und dessen optimale Behandlung sowie ein Vertrauensverhältnis zwischen Patienten und Arzt bzw. Pflegepersonal.
- Als *Antiemetika* werden heute häufig verwendet: Metoclopramid in hohen Dosen, 5-HT-Antagonisten (z.B. Ondansetron, Tropisetron), Domperidon, Thiaethylperazin sowie verschiedene Benzodiazepine (z.B. Lorazepam) und evtl. Antihistaminika.

Stufenschema antiemetischer Therapie

- *Vorgehen bei Zytostatika des Emesisgrads I (fehlend-gering):*
  - In der Regel (= „Durchschnittspatient") *keine* antiemetische Vorbereitung nötig! Als *Reservemedikation* mitgeben: 20 mg Metoclopramid p.o. oder als Supp., nach Bedarf, alle 12 Std., für 2−3 Tage.

Prophylaxe von Nausea/Emesis

Tabelle 18   Emesisgrad (Nausea-Emesis-Potential) der wichtigsten Zytostatika:

Emesis-grad:	Zytostatikum (Generic):	Markenname: (Beispiel)	Abkürz.:
I (fehlend-gering)	Bleomycin	Bleomycin	BLEO
	Busulfan	Myleran	BUS
	Cyclophosphamid (< 500 mg TD)	Endoxan	CYT, CTX
	Chlorambucil	Leukeran	CLB
	Etoposid	Vepesid	VP-16
	5-Fluoruracil	Fluoruracil	5-FU
	Hydroxyurea	Litalir	HU
	Melphalan (p.o.)	Alkeran	L-PAM
	6-Mercaptopurin	Puri-Nethol	6-MP
	Teniposid	Vumon	VM-26
	6-Thioguanin	Lanvis	6-TG
	Vinblastin	Velbe	VLB
	Vincristin	Oncovin	VCR
	Vindesin	Eldisine	DVA
II (mäßig)	Cyclophosphamid (500–1000 mg)	Endoxan	CYT
	Cytarabin	Alexan, Cytosar	Ara-C
	Daunorubicin	Cerubidin	DNR
	Doxorubicin (Adriamycin)	Adriablastin	ADM
	Epirubicin	Farmorubicin	EPI
	Ifosfamid	Holoxan	IFO
	Melphalan (i.v.)	Alkeran	L-PAM
	Methotrexat (Amethopterin)	Methotrexate	MTX
	Mitomycin-C	Mitomycin/Mutamycin	MMC
	Mithramycin	Mithracin	
	Mitoxantrone	Novantrone	NOV
	Procarbacin	Natulan	PRO
III (stark)	Actinomycin-C/Dactinomycin	Cosmegen	Act-D
	Carboplatin**	Paraplatin	Carbo
	Carmustin		BCNU
	Cisplatin (Platin)**	Platinol	DDP
	Cyclophosphamid (> 1000 mg i.v.)*	Endoxan	CYT
	Dacarbacin	DTIC Dome	DTIC
	Lomustin	CiNU	CCNU
	Mechlorethamin	Mustargen	HN2

* = oft erst stark verspätet einsetzende N + E (nach 15–18 h)!
** = typische verzögerte (delayed) N + E (3–5 Tage andauernd)!!

Alternativen: Thiethylperazin 6,5 mg als Tabl. oder Supp. in gleicher Zeitfolge, Domperidon 20−30 mg als Tabl. oder Supp. wie oben.

– Bei *„sensibleren", ängstlichen Patienten* lohnt es sich, zumindest im ersten Therapiezyklus die „Reserve" prophylaktisch einzusetzen, um den Patienten von der guten Verträglichkeit der Therapie zu *überzeugen.* Oft genügt auch ein *Sedativum* oder Einschlafmittel für die Nacht nach der Chemotherapie, z. B. Lorazepam 1 mg p.o.

● *Vorgehen bei Zytostatika des Emesisgrads II (mäßig):*

– Metoclopramid 20−40 mg (= 1−2 Kps., 1 Supp.) 12stündlich, × 2−3 Tage:

1. Tag: 2 Std. *vor* Beginn und 4 Std. *nach* Chemotherapie; bei *ambulanten* Patienten, 1. Dosis von 20 mg vor Chemotherapie *i.v.* (Zeit!).

Danach: Morgens und abends (alle 12 Std.) p.o. oder rektal als Supp., × 1−2 weitere Tage.

– Als Reservemedikation: Metoclopramid 20 mg als Supp. bei Nausea/Emesis-Durchbrüchen zu Hause, ggf. (v. a. im Spital) 25−50 mg i.v. als Kurzinfusion.

– *Alternativen:* Ondansetron 4 8 mg p.o. alle 12 h × 2−3 Tage, oder Thiethylperazin 6,5 mg als Supp., oder langsam i.v. (Spital). Domperidon 30−60 mg rektal (Supp. à 30 und 60 mg).

● *Vorgehen bei Zytostatika des Emetisierungsgrads III (stark):*

– *Chemotherapietage:* Metoclopramid i.v. als Kurzinfusionen:

– bei Platindosen unter 80 mg (TD) = 1 mg/kg KG i.v., 30 Min. *vor* und 90 Min. *nach* Beginn der Chemotherapie, dazu Dexamethason 8 mg i.v., gleiche Zeitpunkte.

– bei Platindosen >80 mg (TD) = Erhöhung der Metoclopramiddosis auf 1,5 mg/kg, Dexamethason = idem.

Für die übrigen Zytostatika der Gruppe III gelten die tieferen Paspertindosen (1 mg/kg, in gleicher Zeitfolge).

– *Tage danach:* Paspertin 40 mg (= 2 Retard-Kps. oder 2 Supp.) alle 12 Std. während 3−5 Tagen (längere Dauer von *5 Tagen* nur für Platin und Carboplatin indiziert). Bei Bedarf komb. mit Dexamethason 4 mg p.o., alle 12 Std., × 3−5 Tage.

– *Zur Sedation:* Lorazepam 1 mg p.o., bei Beginn, evtl. wiederholt alle 12−24 Std. während der Chemotherapie.

– Primär, oder bei Metoclopramidversagern: 5HT-3-Antagonisten z. B. Ondansetron 8 mg i.v. oder p.o. alle 12 Std. × 3−5 Tage, oder Tropisetron 5 mg i.v. (1. Tag) bzw. p.o. alle 24 Std. × 3−5 Tage. Weniger (extrapyramidale) Nebenwirkungen als Metoclopramid! Dafür gelegentlich Kopfschmerzen + „Flush".

Schwierigkeiten

- Nach wiederholt wirkungsloser Antiemetikatherapie stellt sich häufig antizipatorische Nausea ein (→ Lorazepam i.v. in höheren Dosen → retrograde Amnesie, evtl. Psychotherapie, Verhaltenstherapie). Deshalb ist eine erfolgreiche Antiemese im 1. oder spätestens 2. Zytostatika-Therapiezyklus von großer Bedeutung!

- Zentral wirksame Antiemetika (v. a. hohe Dosen Metoclopramid i.v.) können zu extrapyramidalen Symptomen führen (→ Biperiden, 2,5−5 mg langsam i.v. oder prophylaktisch p.o.).

- Als Reservemedikationen bei starker „Durchbruch-Emesis" stehen Metoclopramid 50 mg i.v. (als Kurzinfusion) oder z. B. Ondansetron 8 mg i.v. zur Verfügung.

Ursache des Haarausfalls

- Infolge ihrer raschen Zellproliferation ist die Matrix der Haaransatzzellen besonders für gewisse Zytostatika anfällig.
- Hauptverantwortliche Zytostatika für die meist längerfristige totale Alopezie sind Adriamycin (Doxorubicin) und VP 16 (Etoposid). Auch Cyclophosphamid i. v. in hohen Dosen ist dafür bekannt.
- Neuere Anthrazykline bzw. Antrachinone wie z. B. Epirubicine, Idarubicine, Mitoxantrone verursachen weniger bzw. erst bei höheren kumulativen Dosen bedeutsamen Haarausfall.
- Der Haarausfall tritt 2−3 Wochen nach Erreichen einer Dosis von 100−150 mg/m^2 Körperoberfläche Adriamycin (Doxorubicin) oft innerhalb weniger Tage ein (meist nach dem zweiten Chemotherapiezyklus).
- Nach einer Alopezie (teilweise oder total) wachsen die vorher vorhandenen Haare *immer* wieder nach. In der Regel geschieht dies noch unter der Therapie, meist nach 6−8 Chemotherapiezyklen. Mehrmaliges Ausfallen der Haare wird dann beobachtet, wenn die Behandlungszyklen in *unregelmäßigen Abständen* durchgeführt werden (müssen).
- Da eine totale Alopezie für den Kranken ein psychosoziales Trauma darstellt, sollte deren Verhütung bzw. Abschwächung angestrebt oder der doch sichtbare Haarverlust durch eine gut angepaßte Perücke kompensiert werden.

Skalphypothermie: Durchführung

- In klinischen Studien wurde die Wirksamkeit der Skalphypothermie bei ca. 50% der Patienten unter Adriamycintherapie nachgewiesen.
- Die Kälte bewirkt eine Vasokonstriktion der Skalpblutgefäße. Die dadurch erreichte Minderdurchblutung schützt die Haaransatzzellen vor der temporären „Anflutung" (Spitzenkonzentration) entsprechender i. v. verabreichter Zytostatika (Halbwertszeit von Adriamycin = 30 Min.).
- Technik:
  - Gute Patienteninformation und -motivation.
  - Haare leicht anfeuchten (bessere Kälteleitung).
  - Schutz der empfindlichen Kopfpartien (Stirne, Schläfen, Ohren, evtl. Nacken) z. B. mit Watte.
  - Mindestens 5 Min. *vor* der (Adriamycin-)Chemotherapie das −13°C tiefgekühlte „Chemocap" aufsetzen, eng am Kopf befestigen (halbsitzende Stellung des Patienten von Vorteil).
- Dann Adriamycin geben als i. v. Bolus bzw. Kurzinfusion (max. 10 Min.).

- „Chemocap" belassen bis mind. 30 Min. nach der Injektion (Infusion).
- Bei Mehrfach-Zytostatikainjektionen und plaziertem „Chemocap" *zuerst* Adriamycin (Doxorubicin) bzw. Cyclophosphamid applizieren.

Schwierigkeiten

- Der Erfolg der Skalphypothermie wird negativ beeinflußt von der Dosis (über 80 mg Adriamycin), von einer eingeschränkten Leberfunktion sowie von mangelhafter Technik.
- Gleichzeitig mit Adriamycin verabreichte hohe Dosen von Cyclophosphamid vermindern den Erfolg ebenfalls. Dies trifft besonders auch für die orale Einnahme dieses Mittels über mehrere Tage zu.
- Eine Häufung von Kopfhaut-Tumormetastasen durch lokale Inaktivierung des Zytostatikums konnte bisher nicht bewiesen werden.

Kontraindikationen

- Patienten mit Leukämien.
- Gleichzeitige oder anschließende Schädelbestrahlung.
- Tumoren, deren zuführende Blutgefäße in der Nähe des unterkühlten Bezirkes liegen.
- Skalp- und Kopfhautmetastasen.
- Verlängerte Applikationsdauer bzw. Dauerinfusionen zu Haarausfall führender Zytostatika.

Ursache/Definition

- Durch leukämische Erkrankungen sowie intensive zytostatische Chemotherapie kommt es (vorübergehend) zur Granulozytopenie. Patienten mit Granulozyten unter $500/mm^3$ bedürfen einer sorgfältigen Beobachtung und spezieller Maßnahmen.

Infektprophylaxe (bei $\leqslant 500/mm^3$ Granulozyten)

- Medikamentös:
  - Orale Darmdekontamination mit Antibiotika, Mykostatika (z. B. Trimethoprim, Ketokonazol, Fluconazol).
- Körperhygiene:
  - Mund-/Rachen-Dekontamination mit Desinfektionslösung (z. B. Betadine-Bucal).
  - Tägliche Dusche oder Ganzwaschung mit Desinfektionslösung (z. B. Hibiscrub).
- Beobachtung:
  - Auf Infektzeichen achten (Husten, Auswurf, Stomatitis, Zystitiszeichen, Analabszesse etc.).
  - Gute Dekubitusprophylaxe.
  - Mindestens 2mal täglich Temperaturkontrolle.
- Ernährung:
  - Nur gekochte Speisen, keine Salate, nur gut gewaschene und möglichst geschälte frische Früchte, kein Schimmelkäse.
- Umgebung:
  - Im Spital liegt der Patient nur in einem Einer- oder Zweierzimmer, getrennt von Infektionskranken. Wenig Besuche!

Life Island (Sterilpflege) und Zellersatz

- Für Patienten mit langdauernder Knochenmarkaplasie (genügende Selbständigkeit und Kooperation!), vgl. „Checkliste Hämatologie".

Schwierigkeiten/Komplikationen

- Durch eine sorgfältige Beobachtung können lokale bzw. systemische Infekte frühzeitig erfaßt werden. In dieser Situation ist rasches Einsetzen bakterizider Breitspektrum-Antibiotika (nach vorheriger Kultivierung) lebensrettend.
- Bei Nichtansprechen auf Antibiotika (z. B. Aminoglykosid + 3. Generations-Cephalosporin = Versuch mit Vancomycin (Staphylokokken!) bzw. Amphotericin-B (Pilze!), evtl. Granulozytentransfusionen.

Prinzip

- Es gibt keine erwiesene „krebshemmende Diät".
- Tumorkranke benötigen dann eine Diät, wenn sie an einer zusätzlichen Stoffwechselkrankheit leiden (z. B. Diabetes) oder eine tumorbedingte Stoffwechselkomplikation aufweisen (z. B. Hyperkalzämie).
- Die Ernährung wird oft in Phasen aktiver Chemo- oder Radiotherapie vorübergehend wesentlich erschwert → dies verlangt gute Beratung und evtl. vorübergehende, zusätzliche parenterale Ernährung.
- Bei Mangelernährung bestehen folgende unterstützende Möglichkeiten:
  - Orale Zusatzernährung (angereicherte Zutaten, evtl. kommerzielle Formuladiäten).
  - Sondenernährung, z. B. über eine perkutane, endoskopisch kontrollierte Gastrostomie (PEG) (v. a. bei Schluckproblemen).
  - Parenterale, zentralvenöse Ernährung.

Therapiebedingter Appetitverlust

- Antiemetika vor den Mahlzeiten (z. B. Metoclopramid oder Domperidon p.o. evtl. Supp.).
- Genügend Zeit für Essen belassen.
- Häufige, kleine Mahlzeiten (Zwischenmahlzeiten), eiweißhaltige Zusatzdrinks als Bettmahlzeit.
- Vitamin- und Nährstoffzusätze nach Bedarf.

Stomatitis/Ösophagitis

- Oberflächenanästhesie des Mund-/Rachenraumes vor der Nahrungsaufnahme durch ein orales Anästhetikum (teilweises Hinunterschlucken bei Ösophagitis).
- Gute Mundpflege/Zahnhygiene.
- Säurearme, breiige Kost, evtl. flüssig. Kein Alkohol und Nikotin.
- Evtl. künstlichen Speichel anwenden bei Mundtrockenheit (v. a. nach Radiotherapie).

Ernährung bei Hyperkalzämie

- Calciumarme Diät: wenig Milchprodukte, calciumarme Getränke, dazu viel Flüssigkeit (ist bei Patienten mit ohnehin schlechtem Appetit oft schwerlich durchzuführen → Infusionen, NaCl 0,9%! Sonst Dehydratation!).

- Im Terminalstadium von strikter Diät absehen (ist bei schlechtem Appetit oft ungenießbar).
- Dazu spezifische Therapie der Hyperkalzämie, vgl. S. 285f.

Schwierigkeiten

- Bei Patienten mit guter Prognose oder auch vor größeren operativen Eingriffen wird bei Ernährungsproblemen oft eine vollwertige, parenterale Ernährung in Betracht gezogen.
- Zu lange andauernde schlechte Nahrungsaufnahme führt zu Katabolismus, Verschlechterung des Allgemeinzustandes und zur Verminderung der Immunabwehrlage.

Allgemeine Merkpunkte

- Nicht jeder Krebspatient hat Schmerzen! Nur bei ca. ⅓ der Tumorpatienten stehen starke Schmerzen im Vordergrund.
- Auch bei Tumorpatienten müssen Schmerzen diagnostisch geklärt werden. Nicht selten liegen vom Tumor unabhängige, anders zu behandelnde Erkrankungen vor (Infekt, Zoster, Thrombose etc.).
- Bei *chronischen* Schmerzen ohne kausale Behandlungsmöglichkeiten ist das *Ziel Schmerzfreiheit bei erhaltenem Bewußtsein* und *Selbständigkeit des Patienten.*
- Neben der medikamentösen Schmerzbehandlung sollen andere Methoden (Bestrahlung, anästhesiologische Maßnahmen wie z. B. peridurale Opiat-Katheter und neurochirurgische Eingriffe) geprüft werden, v. a. bei lokalisierter Schmerzursache!
- Für die medikamentöse Schmerztherapie gelten folgende Grundsätze:
  - Die Einzeldosis *muß hoch genug* gewählt und im für das betreffende Medikament *notwendigen Abstand (biologische Halbwertszeit!) wiederholt werden.*
  - Das Wiederauftreten der Schmerzen soll verhindert werden, Ziel ist die sog. *Schmerzprophylaxe.* Der Patient soll nicht betteln müssen, sondern die nächste Dosis seiner Medikamente zur freien Verfügung haben (in Reichweite).
  - Er muß aber oft zu regelmäßiger Einnahme angehalten werden.
- *Orale und rektale Verabreichung* der Schmerzmittel vermindert die Abhängigkeit des Patienten von den Betreuern.
- *Morphinpräparate mit Langzeitwirkung* sind *nicht geeignet zur Anbehandlung eines akuten schweren Schmerzzustandes* – dieser erfordert rasch wirkende Mittel, z. B. 2% wäßrige Morphinlösung! Langzeitopiate eignen sich zur Behandlung chronischer Schmerzen, die durch rasch wirkende Mittel bereits unter Kontrolle sind.
- Analgetika sollen in *stufenweiser Steigerung* eingesetzt werden. Oft sind einfache Schmerzmittel, in korrekter Dosis und Wiederholung, wirksamer und besser verträglich als Narkotika!
- Wirksame Schmerztherapie und -prophylaxe dienen der Verbesserung der Lebensqualität und der sozialen Integration des Patienten.
- Schmerzmittel dürfen nicht der Besänftigung des schlechten Gewissens des Arztes oder der Schwester dienen und machen pflegerische Maßnahmen (Lagerung!) sowie allgemein menschliche Zuwendung, gegebenenfalls Psychopharmaka nicht überflüssig (Anhebung der Schmerzschwelle, innere Distanzierung vom Schmerzproblem!).

Stufenschema – Schmerzbehandlung

● *Merke:* Geregelt verordnete Schmerztherapie bzw. -prophylaxe = besser als Verordnung „nach Bedarf".

Tabelle 19   Stufenschema zur medikamentösen Schmerztherapie bei Tumorpatienten (Onkologiezentrum, Kantonsspital St. Gallen)

Stufe	Medikamente	Dosis pro 24 Std.
1 „mäßig"	– Paracetamol – Ibuprufen – Diclofenac (evtl. + Adjuvantien)	$4-6 \times 0{,}5-1{,}0$ g $4-6 \times 400-600$ mg $2-3 \times 100$ mg
2 „stark"	– Tramadol – Codein (evtl. + Stufe 1 + Adjuvantien)	$4-6 \times 50-100$ mg $4-6 \times 20-100$ mg
3 „schwer"	– Morphin-Sulfat (Tropfen) – Morphin-Retard (MST-Continus R) – Buprenorphin – Tilidin-N (evtl. + Stufe 1 + Adjuvantien)	$4-8 \times 10-30$ mg $2-3 \times 30-60$ mg $2-3 \times 0{,}2-0{,}4$ mg $4-8 \times 50-100$ mg

Adjuvantien = Neuroleptika (Levomepromazin, Haloperidol) bzw. Antidepressiva (Clomipramin, Maprotilin) und/oder Corticosteroide nach Bedarf!

Ziel

- Die meisten Kranken ziehen die Pflege zu Hause einem Krankenhausaufenthalt vor. Der ungezwungene Tagesablauf zu Hause, die gewohnte Umgebung, die Nähe der Liebsten ermöglichen bei besten Beziehungs- und Pflegevoraussetzungen eine erträglichere Krankheitsphase oder sogar ein gut vorbereitetes, würdiges Sterben im Kreise der engsten Angehörigen.

Voraussetzungen

- Wunsch und freie Entscheidung des Patienten.
- Bereitschaft der Angehörigen.
  - Generell (Wille?, Belastbarkeit?).
  - Zeitliche Freistellung (temporäre Beurlaubung?, Ablösedienst für Nächte, Wochenende etc).
  - Pflegerisch (Fähigkeit und Bereitschaft zur Übernahme spezieller pflegerischer Maßnahmen wie Waschen, Lagern etc.).
- Gute Beziehung und Offenheit zwischen Patient und Angehörigen.
- Bereitschaft für die Mitarbeit von
  - Gemeindekrankenschwester.
  - Hausarzt (regelmäßige Hausbesuche),
  - weitere Betreuungspersonen (Hauspflege, Pro Senectute, kirchliche Organisationen etc.).
- Geeignete Räumlichkeiten (Lift oder Parterrewohnung, sanitäre Installationen auf gleicher Ebene etc.).

Organisationsmaßnahmen

- *Frühzeitige* Kontaktnahme mit Angehörigen, Hausarzt und Gemeindekrankenschwester durch Ärzte, Krankenschwestern und Sozialarbeiter des Spitals.
- Einrichtung des Pflegeplatzes zu Hause durch die Gemeindekrankenschwester und die Angehörigen.
  - Geeignetes Krankenzimmer (im Wohnraum kann evtl. die Isolation vermindert werden).
  - Bei Bettlägerigkeit verstellbares Bett mit Bettbügel.
  - Antidekubitusmaterial zur optimalen Lagerung (evtl. spezielle Matratze).
  - Bei Bedarf Nachtstuhl, Krankentischchen, Infusionshaken, Rollstuhl, Rufanlage (zu beziehen im Krankenmobilienmagazin durch die Gemeindekrankenschwester).

- Organisation von Sauerstoffgeräten, Inhalationsgeräten etc. (lokale Sanitätsgeschäfte).
- Bei Bedarf Organisation einer Person für die Nachtwache (durch Krankenschwester oder Sozialarbeiterin).
- Administrative Vorbereitungen:
  - Rezeptur von Medikamenten und Verbandmaterial (*Achtung: Wochenende!* Reserve-Medikation!).
  - Bericht an Hausarzt.
  - Rapport an Gemeindeschwester.
  - Zeugnis für Krankenkasse.
- Instruktion der Gemeindeschwester, Angehörigen oder des Patienten über spezielle pflegerische Maßnahmen, z. B.:
  - orale Medikamentenverabreichung: schriftlicher Plan,
  - Spritzen/Infusionen,
  - Umgang mit Dauerkathetern (Urinkatheter, Periduralkatheter, Venenkatheter),
  - Absaugvorrichtung,
  - Pflege von Stomata (Tracheostoma, Darmstoma, Urostoma),
  - spezielle Verbände,
  - Sauerstoffverabreichung/Inhalation,
  - intensive Grundpflege zur Prophylaxe von Dekubitus, Pneumonie, Stomatitis, Infektionen.

Betreuungsinstanzen zu Hause

- Bei Bedarf stehen folgende Hilfen zur Verfügung (je nach Land unterschiedlich):
  - Sozialberaterin der Krebsliga oder der Gemeinde:
    - Psychosoziale Unterstützung,
    - finanzielle Hilfe,
    - Organisation von Haushalthilfen,
    - Mitarbeiter des Rotkreuzdienstes für Transporte, Nachtwachen, Botengänge, Betreuungsbesuche etc.
  - Onkologie-Gesundheitsschwester zur Beratung zu Hause für spezielle Behandlungen (in Zusammenarbeit mit dem Hausarzt und der Gemeindekrankenschwester).
  - Hauspflegeorganisationen (Kirche, Gemeinde).
  - Pro Senectute bzw. Altershilfe für verschiedene Dienste, Mahlzeitenlieferung etc.
  - Seelsorger der Gemeinde.
  - Selbsthilfegruppen.

Psychische Aspekte zu Hause

- Das offene Gespräch über die Krebskrankheit und deren Folgen ist unbedingt anzustreben (vermindert Angst und Isolation).
- Konfrontation der Patienten zu Hause mit paramedizinischen Ratschlägen ist wahrscheinlich; die offene Diskussion darüber ist anzustreben (sonst Bedrängung der Patienten).
- Miteinbezug der Angehörigen in die Pflege vermittelt diesen das Gefühl, einen sinnreichen Beitrag zu leisten. Um dies tun zu können, brauchen sie das nötige Wissen und die Fähigkeiten für die entsprechende Pflege (Anleitung!).
- Auch Angehörige bedürfen einer phasenweisen Entlastung (z. B. Ablösung durch Bekannte an einem Nachmittag oder für eine Nacht etc.).
- Bei Unruhe des Kranken muß der Arzt zum Wohle dessen selbst sowie der Angehörigen eine angepaßte Medikation in Erwägung ziehen. Besondere Bedeutung hat diesbezüglich auch eine gute Bekämpfung von Schmerz und Schlaflosigkeit.
- Angst und Ungewißheit lassen sich durch regelmäßige Kontakte und Unterstützung durch Fachpersonen sowie die Betreuung durch einen Seelsorger reduzieren.

Schmerzbekämpfung

- Allgemeines zur Schmerzbekämpfung s. S. 314f.
- Oberstes Ziel: Schmerzfreiheit durch regelmäßige Verabreichung eines Schmerzmittels (Schmerzprophylaxe); dies erfordert gute Information der Betreuer und des Kranken.
- Solange wie möglich orale oder rektale Applikationsform; Opiate in Tropfenform können auch im präterminalen Stadium oft noch eingenommen werden (Tropfen in wenig Flüssigkeit, evtl. auf Zucker).
- Bei parenteraler Medikation Instruktion der Spritzentechnik i. m., subkutan) an die Angehörigen (Gewährleistung der Verabreichung über 24 Stunden).
- Evtl. Dauerinjektion mit Schmerzmedikamenten (z. B. mit Pumpe, s. c.); Instruktion der Überwachung an die Angehörigen.
- Bei Schmerzproblemen Rücksprache nehmen mit den Spezialisten (evtl. Nervenblockade, Periduralkatheter, spezielle Medikamentenkombinationen).
- Psychische Aspekte s. S. 318.

Verminderung von Dyspnoe

- Oberkörperhochlagerung, Arme unterlegen.
- Ruhiges Zimmer mit offenen Fenstern.
- Evtl. leichte Sedation, z. B. in Form von niederdosierten Morphintropfen (ruhigeres Atmen, Angstverminderung).
- Angepaßte O_2-Zufuhr (O_2-Brille besser als Maske, weniger beengend).
- Freihaltung der Atemwege (evtl. absaugen).
- Atropin kann die Sekretbildung reduzieren, ebenso die Reduktion der Flüssigkeitszufuhr.
- Evtl. gezielt bronchiolytische Unterstützung.
- Bei Dyspnoe durch kardiale Insuffizienz evtl. Unterstützung der Herzfunktion.
- Abpunktieren von raumfordernden Ergüssen.
- Evtl. Ausschwemmen eines Lungenödems.

Verhütung von Dekubitus

- Regelmäßiges Umlagern (Tag und Nacht), wenn möglich aufstehen (Lehnstuhl). Dazu genügend Schmerzmittel verabreichen.
- Antidekubitusmatratze, Fersenschoner etc.
- Gutes Waschen und kräftiges Einreiben gefährdeter Stellen (Gesäß, Hüfte, Knöchel, Fersen, Schulter, Hinterkopf, Ohren).

- Gutes Beobachten dieser Stellen, bei Rötung sofort entlasten.
- Bei Inkontinenz häufige Nässekontrolle, bei Durchfällen Antidiarrhoika.

Verhütung von Stomatitis/Pharyngitis

- Häufige Mundpflege mit milden Substanzen.
- Bei Trockenheit Verwendung von künstlichem Speichel (hält lange feucht, in Sprayform erhältlich), evtl. Anregung des Speichelflusses mit z. B. Kaugummi.
- Befeuchtung der Atemluft mit Ultraschallvernebler-Gerät.

Ernährungsprobleme

- Der Patient soll essen und trinken wonach er Lust hat bzw. was er verträgt (kein „Diät-Terror"!).
- Häufige kleine Mahlzeiten.
- Genügend Flüssigkeit, evtl. löffelweises Eingeben (Trinkbilanz führen).
- Bei Schluckschwierigkeiten flüssige Nahrung.
- Evtl. Nährsonde (Sondennahrung in vielen Varianten fertig verfügbar).
- Wenn nicht anders möglich, Infusionen subkutan durch Hausarzt, Gemeindekrankenschwester (Instruktion der Überwachung an die Angehörigen).
- Flüssigkeitsbedarf ist oft sehr gering (z. B. 1 l, über die Nacht s. c. infundiert).
  Zuviel Flüssigkeit bringt Nachteile wie z. B. häufiges Wasserlassen, Sekretbildung (Atemwege), häufigeres Erbrechen (bei Ileus).

Verschiedene Pflegeprobleme

- Unstillbares Erbrechen:
  - Antiemetika, evtl. rektal, parenteral (vgl. S. 305 ff).
  - Entlastungssonde mit Ableitung (Retentionsmagen),
  - parenteraler Flüssigkeitersatz.
- Heftiger Juckreiz bei Ikterus:
  - evtl. externe Gallenableitung,
  - Medikamente (Antihistaminika, evtl. Steroide, verschiedene hautberuhigende Crèmes) Bäder (z. B. Schwefelbäder).
- Stinkende Wunden:
  - Geruch ist oft beeinflußbar durch Verabreichung eines Antibiotikums gegen anaerobe Keime, z. B. mit Metronidazol (enteral oder als Salbe).
  - Charcoalgetränkte Kompressen sind geruchsbindend.

Anhang I: Tumorhemmende Medikamente

A. Wichtigste Zytostatika

Spezielle Maßnahmen zum Schutz des Personals beachten (s. S. 266/267)

Medikamente, internat. Kurzbezeichnung (Abkürzung), Marken-namen, Konfektionsform	Aufbewahrung	Verabreichung/ Auflösung Kompatibel mit	Nebenwirkungen (Toxizität)	Speziell achten auf
1. Antimetaboliten				
Amethopterin (MTX)	Raumtemperatur	– Glucose 5%, NaCl	– Stomatitis +	– Stomatitisprophylaxe
		– direkt i.v., i.m. i.th.	– Nausea (+)	– Antiemetika
Methotrexat	lichtgeschützt	– hochdosierte MTX-		– Blutbild
Amp. à 5/20/25/50/	(auch während	Therapie nach be-	– Nieren (Tubulus-	– Leber- und Nieren-
500/1000/5000 mg	Dauerinfusion)	sonderer Vorschrift	nekrose) bei	parameter (Kumula-
(gelöst), Tbl. à 2,5 mg		mit Antidot (Infusion	hochdosierter	tion!), darf nur bei
		i.v., p.o.)	Anwendung	normaler Nierenfunk-
Antidot			– Lebertox.	tion gegeben werden!
Ca-Leucovorin	aufgelöst im	Aqua dest. (Trocken-	– bei intrathekaler	– Alkalisierung des
– Amp. à 30/50 mg	Kühlschrank	pulver) i.v., i.m., p.o.	Gabe Myelo-/	Urins mit Natriumbi-
– Amp. à 3 mg (Brech-	12 Std. haltbar		Enzephalopathie	carbonat bei hohen
ampulle gelöst)				Dosen (ab 1 g)
– Tbl. à 15 mg				– Für MTX-Spiegel-
– Kps. à 25 mg				bestimmung im Serum
(= Calciumfolinat)				das Blut lichtgeschützt
				ins Labor bringen (licht-
				empfindlich!)

Cytarabin (ARA-C) Alexan, Aracytine Udicil, Cytosar Amp. 40/100/500/ 1000/2000 mg	Raumtemperatur	– Aqua dest. – direkt i. v. – in 1000 ml NaCl- Lösung 0,9% als Dauerinfusion über 24 Std. i. v. – s. c. – intrathekal (Vorsicht!)	– KM-Depression ++ – Nausea + – Fieber (+) – Diarrhö (+) – Lunge (+) – Neuro-Tox!	– Blutbild – Antiemetika – Temperatur (evtl. regelmäßig Antipyretika) – Schleimhäute, Stomatitisprophylaxe
Fluorouracil (5-FU) Fluoro-uracil Fluroblastin Amp. 250/500 mg Kps. 250 mg	Raumtemperatur	– direkt i. v. oder evtl. als Dauerinfus. (Pumpe) – intrakavitär (Pleura, Bauchhöhle) – p. o., mit variabler Resorption!	– Knochenmarkdepress. ++ – Thrombopenie – Nausea (+) – Durchfall + – Schleimhautentzündung + – Neuro: Ataxie + – Allergie (Haut) (+)	– Blutbild – Antiemetika – Verdauung – Stomatitisprophylaxe
Salbe 5% (Efudix, Verrumal)		– lokal		– Haut
Tegafur (TGF), in BRD Ftorafur Amp. 400 mg	Raumtemperatur Lichtschutz	– langsam direkt i. v.	wie 5-FU, dazu Alopezie +	wie 5-FU
Hydroxyurea (HU) Litalir, Hydrea, Hydroxyurea Medac, Kps. 500 mg	Raumtemperatur	– p. o.	– Knochenmarkdepress. ++ – Hautausschläge + – Nausea (+)	– Blutbild – Haut – Antiemetika

Spezielle Maßnahmen zum Schutz des Personals beachten (s. S. 266/267)

Medikamente, internat. Kurzbezeichnung (Abkürzung), Marken-namen, Konfektionsform	Aufbewahrung	Verabreichung/ Auflösung Kompatibel mit	Nebenwirkungen (Toxizität)	Speziell achten auf
Mercaptopurin (6-MP) Puri-Nethol Tbl. 50 mg	Raumtemperatur	– p. o.	– Knochenmark-depress. ++ – Nausea (+) – Lebertox. (+) – Stomatitis (+)	– Blutbild – Dosisreduktion auf 25% bei gleichzeitiger Gabe von Allopurinol!!
Thioguanin (6-TG) Lanvis Thioguanin Tbl. 40 mg	Raumtemperatur	– p. o.	– Knochenmark-depress. ++ – Nausea (+) – Diarrhö (+)	– Blutbild – Verdauung
2. Antibiotika				
Aclarubicin (ACM) Aclacinomycin-A Aclacinomycine Aclaplastin Amp. à 20 mg	Kühlschrank Lichtschutz angebrochen max. 24 Std.	– i.v. als Kurzinfus. – in 10 ml NaCl auflö-sen (liegt bei) – kompat. mit 5% Glu-cose; *keine* alkal. Lösung!	– KM-Depression +++ – Kardiotox. + – Nausea + – Stomatitis (+) – Alopezie (+)	– Blutbild – Puls, EKG – Antiemetika – Mundpflege – evtl. Kühlhaube

Bleomycin (BLEO) Bleomycin, Bleomycinum Amp. à 15 mg bzw. IE	Raumtemperatur – angestochene Amp. im Kühlschrank 14 Tage haltbar (Lichtschutz)	– i.v. mit 20 ml NaCl-Lösung auflösen – i.m. mit 5 ml NaCl-Lösung aufl. (bei Schmerzen mit Lokalanästhetikum) – direkt i.v., in 1000 ml NaCl-Lösung 0,9% als Dauerinfusion (gegen Licht schützen; immer in Glasinfusionen!) – intrakavitär, intratumoral – i.a.	– Fieber +++ Schüttelfrost ++ – Haut: Hyperpigmentation, Schuppung, Schwielen ++ – Schleimhautentzündung ++ – Lungenfibrose (+) – Nausea (+) – *keine* KM-Depression!	– Antipyretika evtl. Prednison – Haut kontrollieren, v.a. Hände, Ellbogen, Füße – Stomatitisprophylaxe – Lungenfunktionsprüfung (bei längerfrist. Anwend.)
Dactinomycin Actinomycin D Cosmegen Amp. 0,5 mg	Raumtemperatur – *aufgelöst nicht haltbar*	Auflösung mit 1 1 ml Aqua dest., 1 ml = 0,5 mg – direkt i.v., sofort verwenden!	– Nausea +++ – Knochenmarkdepress. ++ – Stomatitis, Ösophagitis ++ – Haarausfall + – Nekrosen ++	– wirksame antiemetische Vorbereitung – Blutbild – Stomatitisprophylaxe – nie paravenös spritzen – Vorsicht bei gleichzeit. Bestrahlung (Haut!)
Daunorubicin Daunomycin (DNR) Cérubidine Daunoblastin Amp. 20 mg	Raumtemperatur – *aufgelöst max. 36 Std. im Kühlschrank haltbar*	Auflösen mit 4 ml Aqua dest. – streng i.v. in 100 ml NaCl-Lösung 0,9%. – als Kurz-Inf. über 15 Min. infundieren	– Knochenmarkdepress. +++ – Haarausfall +++ – Nausea ++ – Stomatitis ++ – Kardiotoxizität +	– Blutbild – antiemetische Vorbereitung – nie paravenös spritzen (Nekrosen!) – Puls überwachen

Spezielle Maßnahmen zum Schutz des Personals beachten (s. S. 266/267)

Medikamente, internat. Kurzbezeichnung (Abkürzung), Markennamen, Konfektionsform	Aufbewahrung	Verabreichung/ Auflösung Kompatibel mit	Nebenwirkungen (Toxizität)	Speziell achten auf
Doxorubicin (ADM) Adriamycin Adriblastin Amp. 10/20/50 mg	Raumtemperatur – aufgelöst 24 Std. im Kühlschrank, vor Licht geschützt haltbar	Auflösung mit 5/10/ 25 ml Aqua dest. oder NaCl-Lösung – streng i. v. verabreichen – > 50 mg in 100 ml NaCl-Lösung als Kurzinfusion über 15 Min. infundieren – bis 50 mg langsam direkt i. v. – intravesikal	– Haarausfall +++ – Kardiotoxizität, akut, kumulativ – Stomatitis – Knochenmarkdepress. +++ – Nausea ++ – Hyperpigmentation	– Kühlhaube – Puls überwachen, EKG – Stomatitisprophylaxe – Blutbild – antiemetische Vorbereitung – nie paravenös spritzen (Nekrosen!)
Epirubicin (EPI) Farmorubicin Amp. 10/20/50 mg	– wie ADM	– wie ADM	– wie ADM, weniger Kardiotox. (+)	– wie ADM, weniger ausgeprägt
Mitomycin-C (MMC, MTC) Mitomycin Mutamycin Amétycine Amp. 2/5/10/20 mg	Raumtemperatur – aufgelöst 14 Tage haltbar im Kühlschrank	2 mg auflösen mit 4 ml Aqua dest. 5 mg auflösen mit 10 ml Aqua dest. – direkt i. v. (evtl. i. a., intrakavitär) – in hohen Dosen (≥ 10 mg) in 100 ml NaCl-Kurzinfusion über 15 Min.	– Knochenmarkdepress. ++ – Haare (+) – Nausea + – Nierentox. + – Lungenfibrose (+)	– Blutbild – Leber-/Nierenfunktion – nie paravenös spritzen (Nekrosen!) – Atemfunktion

Plicamycin (= Mithramycin) (MTM) Mithracin, Mithramycin Amp. 2,5 mg	Kühlschrank – *aufgelöst gekühlt ca. 48 Std. haltbar*	auflösen mit 4,9 ml NaCl-Lösung 0,9% (1 ml = 500 mcg) – direkt i.v. (in den gegen Hyperkalzämie verwendeten Dosierungen keine Infusion)	– Nausea ++ – Knochenmarkdepr. (+) – Leber/Nierentoxizität — – Nekrosen	– antiemetische Vorbereitung – Blutbild – Leberwerte – praktisch nur noch zur Therapie des Hyperkalzämiesyndroms – nie paravenös spritzen!
Mitoxantron (MXN) Novantron Amp. 10/20/25/30 mg	Raumtemperatur – angebrochen im Kühlschrank ca. 72 Std. haltbar	– i.v. als Kurzinfus. – 5% Glucose oder NaCl 0,9%	– KM-Depression ++ – Nausea + – Kardiotox. + – Alopezie (+) – Stomatitis (+)	– Blutbild – Antiemetika – Puls, EKG, Thorax-Rö. – Kühlhaube, evtl. – Mundpflege
3. Alkylantien				
Busulfan (BUS) Myleran Tbl. 0,5/2 mg	Raumtemperatur	– p.o.	– Knochenmarkdepr. (protrahiert) vor allem Granulozytopenie ++ – Hyperpigmentation ++ – Lungenfibrose (+) – Addison-Syndrom (+)	– Blutbild — – Haut – Lungenfunktion – Elektrolyte

Spezielle Maßnahmen zum Schutz des Personals beachten (s. S. 266/267)

Medikamente, internat. Kurzbezeichnung (Abkürzung), Markennamen, Konfektionsform	Aufbewahrung	Verabreichung/ Auflösung Kompatibel mit	Nebenwirkungen (Toxizität)	Speziell achten auf
Carmustin (BCNU) BiCNU Carmubris Amp. 100 mg (+ Lösungsmittel)	Kühlschrank – aufgelöst 48 Std. haltbar	– auflösen mit 3 ml beiliegendem Solvens + 7 ml NaCl-Lösung, (1 ml = 10 mg) – als Kurzinfusion in 100 ml NaCl-Lösung über 15 Min. infundieren in Glasflasche; instabil in Plastik!	– Nausea +++ – protrahierte Knochenmarkdepress. +++ – Venenspasmen + – Lungenfibrose (+) – Nephrotox. (+)	– starke Antiemetika – Blutbild – nie paravenös spritzen! – Venenpflege – Lungenfunktion – Nierenwerte
Chlorambucil (CLB, CAB) Leukeran, Chloraminophène Tbl. 2/5 mg	Kühlschrank Lichtschutz	– p. o.	– Knochenmarkdepress. ++ – auch Anämie +	– Blutbild
Cyclophosphamid (CYT, CTX) Endoxan Cyclostin Amp. 100/200/500/ 1000 mg/2000 mg Drg. 50 mg	Raumtemperatur – aufgelöst, gekühlt ca. 7 Tage (nur Endoxan!)	– p. o. nach dem Essen, eher abends – 100 mg mit 5, 200 mg mit 10 ml, 1000 mg mit 50 ml Aqua dest. auflösen – direkt i. v. – bei hoher Dosis (≥ 1 g) als Kurzinfusion in 100 ml Glucose über 15 Min. – intrakavitär unwirksam	– Haarverlust ++ – Nausea ++ (v. a. bei i. v. Inj.) – Knochenmarkdepress. ++ – hämorrhagische Zystitis – Kardiotox. in hohen Dosen (+)	– evtl. Kühlhelm – Antiemetika – Blutbild – viel trinken (Zystitisprophylaxe), auf rötlichen Urin achten – bei Zystitis krampflösende Schmerzmittel (evtl. Uromitexan) – Puls, EKG

Dibrommannitol (DBM) (Mitobromitol) Myelobromol Tbl. 250 mg	Raumtemperatur	– p. o.	– Knochenmark-depress. ++ – Hyperpigmentation + – Lungen-fibrose (+)	– Blutbild – Haut – Lungenfunktion
Estramustinphosphat Estracyt Kps. à 140 mg Amp. à 150/300 mg (Trocken-Substanz)	Kühlschrank aufgelöst nicht haltbar	– p. o. (Kps.) – i. v. als Bolus oder Kurzinfus. – lösen in 8 ml Aqua dest. (liegt bei) – nicht komp. mit NaCl 0,9%!	– KM-Depression ++ – Libido- und Potenzverlust – Photosensibili-sierung (+) – Nausea ++ (v. a. anfangs)	– Blutbild – Aufklärung! – Haut – Antiemetika
Ifosfamid (IFO) Holoxan Amp. (200) 500/1000/2000 mg	Raumtemperatur – *aufgelöst nicht haltbar*	– auflösen 200 mg in 5 ml Aqua dest. (500 mg in 13 ml Aqua dest.), 1000 mg in 25 ml Aqua dest., 2000 mg in 50 ml Aqua dest. – gut schütteln, sofort anwenden – Kurzinfusion in 100 ml NaCl-Lösung während 15 Min.	– wie Cyclo-phosphamid	– wie Cyclophosphamid
Antidot Mesna Uromitexan Amp. 100/200/400 mg			– gegen hämorrhag. Zystitis	*Antidot:* je 20% der IFO-Dosis Std. 0, 4, 8 (evtl. 12) i. v. – p. o. doppelte Dosis in Coca-Cola

Spezielle Maßnahmen zum Schutz des Personals beachten (s. S. 266/267)

Medikamente, internat. Kurzbezeichnung (Abkürzung), Markennamen, Konfektionsform	Aufbewahrung	Verabreichung/ Auflösung Kompatibel mit	Nebenwirkungen (Toxizität)	Speziell achten auf
Lomustin (CCNU) CiNU, CCNU, Cecenu, Belustine, CiNu, Lomeblastin Kps. (10) 40 mg	Raumtemperatur	– p. o. nach dem Nacht-essen einnehmen mit starkem Antiemetikum	– Nausea +++ – Knochenmark-depr. protrahiert, v. a. Granulozytopenie	– starke Antiemetika (damit Kapseln nicht erbrochen werden) – Blutbild
Mechlorethamin (Chlormethin) Mustargen Chloramin Cariolysin Amp. 10 mg	Raumtemperatur – *aufgelöst nicht haltbar*	auflösen mit 10 ml NaCl-Lösung, oder Aqua dest. 1 ml = 1 mg – direkt i. v.	– Nausea +++ – KM-Depress. +++ – Diarrhö ++ – Gonaden ++	– starke Antiemetika – Blutbild – nie paravenös spritzen (Nekrosen!) – Aufklärung
Melphalan (L-PAM) Alkeran Tbl. 2/5 mg Amp. 100 mg	Raumtemperatur – aufgelöst nicht haltbar (Amp.-Lösung).	– p. o. – zuerst auflösen mit 1 ml Alkohol (beilie-gend), dann 9 ml Lösungsmittel bei-fügen, 1 ml = 10 mg – direkt i. v. oder in 100 ml NaCl-Lösung als Kurzinfusion (*nicht* Glucose) über 15 Min.	– Nausea ++ (i. v.) – Knochenmark-depress. ++ – Alopezie (+)	– Antiemetika – Blutbild – Cave: Antazida (Resorption ↘)

Prednimustin (PMT) Sterecyt Tabl. à 20 mg/100 mg	Raumtemperatur (5 Jahre)	– p.o.	– KM-Depression ++ – Diabetesentgleisung! – Nausea (+) – Steroid-Akne (+) – Unruhe (Steroideffekt) (+)	– Blutbild – Urin-/Blutzucker – Antiemetika – Haut – Sedativa
Trofosfamid (IXT) Ixoten Tbl. 50 mg	Raumtemperatur	– p.o.	– wie Cyclophosphamid	– wie Cyclophosphamid
Thiotepa (TTP) Thio-TEPA Amp. 15 mg	Kühlschrank – aufgelöst ca. 5 Tage	– auflösen mit 1,5 ml Aqua dest. oder NaCl – für hohe Dosen → Kurzinfusion in 250 ml NaCl in 2 Std.	– Nausea/Erbrechen + – Knochenmarkdepress. ++	– Antiemetika – Blutbild
Treosulfan Ovastat Stechamp. 1000/5000 mg	Kühlschrank	i.v.	– KM-Depression – leichte Alopezie – Hautpigmentierung – Utikaria – Hypoglykämie	– Blutbild – Urin/Blutzucker – Haut – Lungenfunktion

Spezielle Maßnahmen zum Schutz des Personals beachten (s. S. 266/267)

Medikamente, internat. Kurzbezeichnung (Abkürzung), Marken-namen, Konfektionsform	Aufbewahrung	Verabreichung/ Auflösung Kompatibel mit	Nebenwirkungen (Toxizität)	Speziell achten auf
4. Spindelgifte				
Etoposid (VP-16) Vepesid Amp. 100 mg Kps. 100 mg	Raumtemperatur – *aufgelöst nicht haltbar* (v. a. in Konzentrat. > 0,4 mg/ml) – Lichtschutz	– p. o. – pro Amp. (100 mg) in mind. 250 ml NaCl-lösung 0,9% auflö-sen, als Kurzinfusion über 30 Min. i. v.	– Knochenmark-depress. +++ – Nausea (+) – Blutdruckabfall (selten) – Haarausfall +++	– Blutbild – Antiemetika – Blutdruck – streng i. v. (Nekrosen!)
Vinblastin (VLB) Velbe Amp. 10 mg	Kühlschrank – aufgelöst im Kühlschrank 30 Tage haltbar	– mit 10 ml NaCl-Lö-sung 0,9% auflösen, 1 ml = 1 mg – direkt i. v. – komp. mit allen gängi-gen Infus.	– Knochenmark-depress. +++ – Neurotox. + – Verstopfung (+) – Nausea (+)	– Blutbild – Neurol.: Parästhesien, Muskelkraft ↘ – Verdauung (Ileuspro-phylaxe) – nie paravenös spritzen (Nekrosen!)
Vincristin (VCR) Vincristin Oncovin (liquid) Amp. 1 und 2 mg	Kühlschrank – aufgelöst im Kühlschrank mind. 30 Tage haltbar	– direkt i. v. – komp. mit allen gängi-gen Infus.lösungen	– Neurotox.: Parästhesien, Paresen, Heiser-keit ++ – Haarausfall + – Subileus ++	– Neurol.: Muskelkraft ↗ (Ergometer) – Ileusprophylaxe (bei Neigung zu Verstop-fung Laxantien verab-reichen) – nie paravenös spritzen

Vindesin (VDS) Eldisine Amp. 5 mg	Kühlschrank – aufgelöst im Kühlschrank 30 Tage haltbar	– auflösen mit 5 ml NaCl-Lösung 0,9% 1 ml = 1 mg – direkt i. v. – sonst wie VCR	– Knochenmarkdepress. ++ – Nausea (+) – Neurotox. (ähnlich Vincristin) ++ – Subileus +	– Blutbild – Antiemetika – Parästhesien, Muskelkraft ↘ – Ileusprophylaxe – nie paravenös spritzen!
Teniposid (VM-26) Vumon, Véném Amp. 50 mg	Kühlschrank Lichtschutz! Angebrochen nicht haltbar	– in 250 ml Glucose oder NaCl 5% als Kurzinfusion in 30–60 Min. i. v. – sofort verwenden	– Knochenmarkdepress. +++ – Nausea + – Alopezie +++	– Blutbild – Antiemetika – nie intraarteriell/intrapleural, streng i. v. (Nekrosen!) – Kühlhaube evtl.
5. Andere				
m-AMSA, Amsacrin Amsacrine Amsidyl Amp. (50/85/100) mg	Kühlschrank – *aufgelöst nicht haltbar*	– 50 mg auflösen in 50 ml Aqua dest. – in 500 ml Glucose-Lösung 5% über 60 Min. verabreichen – Achtung: *Keine* NaCl-Lösung 0,9% verwenden	– Knochenmarkdepress. +++ – Nausea/Erbrechen + – Mundschleimhautentzündung ++ – Lokal: Phlebitiden +	– Blutbild – Antiemetika – Urin alkalisieren (evtl. NaHCO₃) – Zufuhr- und Flüssigkeitsbilanz – Stomatitisprophylaxe – Venenprophylaxe (Heparin i. v., Salbe)

Spezielle Maßnahmen zum Schutz des Personals beachten (s. S. 266/267)

Medikamente, internat. Kurzbezeichnung (Abkürzung), Markennamen, Konfektionsform	Aufbewahrung	Verabreichung/ Auflösung Kompatibel mit	Nebenwirkungen (Toxizität)	Speziell achten auf
Asparaginase (L-ASP) Crasnitin, Kidrolase Amp. 10000 E	Kühlschrank – aufgelöst 1 Woche haltbar	– auflösen mit 2,5 ml Aqua dest. – 100 ml NaCl-Kurzinfusion über 30 Minuten	– allergische Reaktionen – Nausea ++ – Gerinnungsstörungen ++ – Leber-/Neurotox., Pankreatitis ++	– vor erster Anwendung Intrakutantest, gut überwachen (Vitalzeichen) – Notfallausrüstung bereithalten (inkl. Cortison) – Antiemetika – Leberwerte, Gerinnungswerte, Amylase – Serum-Chemie
Carboplatin Paraplatin Amp. 50/150/450 mg	Raumtemp. – aufgelöst bei Raumtemp. 8 Std. haltbar	– auflösen: 50 mg in 5 ml, 150 mg in 15 ml, 450 mg in 45 ml Aqua dest. oder NaCl oder Glucose 5% – direkt i.v. oder als Kurzinfus. in 250 ml Glucose 5%	– Knochenmarkdepress. +++ – Nausea ++ – Nierentox. (+) – Neurotox. +	– Blutbild – Antiemetika (intensiv!) – Nierenfunktion – Gehör, Neurostatus – forcierte Hydrierung (wie Cis-Platin) = *nicht* nötig, viel trinken genügt!

| Cisplatin (DDP) Platinol Platinex Cis-Platyl Platiblastin Cismaplat Amp. 10/25/50/ (100 mg) | vor Licht schützen bei Raumtemperatur aufbewahren, ca. 24 Std. haltbar | – i.v., i.a. oder intraperitoneal
– Infusionsbesteck direkt an Platin-Solution anhängen (bei den großen Ampullen, kleine Ampullen beifügen)
– über 30 Min. infundieren
– Tr.-Subst. lösen in Aqua dest., liegt bei. | – Nausea +++
– Nierentox. +++

– Knochenmarkdepress. ++
– Gehör: Ohrensausen, Hörverlust ++
– Neurotox. + | – Intensives Antiemetikaregime nach Schema festlegen!
– *Vor Therapie:* (bei Dosen > 50 mg): Creatinin-Clearance u. Blutbild, 1–2 l Flüssigkeit trinken!
– *Stunde –2:* 1 Amp. Lasix à 20 mg i.v., 1000 ml Mischinfusion anhängen über 2 Std.
– *Stunde 0:* Cis-platinum in 30 Min. infundieren
– *Stunde +1/2:* 1000 ml Mischinfusion, weiter Flüssigkeit p.o. (bei Bedarf i.v.).
– Flüssigkeitsbilanz: Diurese von 100 ml/h anstreben
– Blutbild
– Gehörtest
– Neurostatus |

Spezielle Maßnahmen zum Schutz des Personals beachten (s. S. 266/267)

Medikamente, internat. Kurzbezeichnung (Abkürzung), Marken- namen, Konfektionsform	Aufbewahrung	Verabreichung/ auflösung Kompatibel mit	Nebenwirkungen (Toxizität)	Speziell achten auf
Dacarbazin (DTIC) Deticéne DTIC-Dome, DTIC Amp. 100/200 mg	Kühlschrank – aufgelöst halt- bar bei 4° wäh- rend 24 Std. – Lichtschutz!	auflösen mit 9,9 bzw. 19,8 ml Aqua dest., 1 ml = 10/20 mg – als 250-ml-NaCl-Kurz- infusion über 15 Min. verabreichen	– KM-Depression ++ (verzögert) – Nausea +++ (v. a. am ersten Tag) – Venenspasmen/ -thrombosen ++ – Lebertox. +	– Blutbild – starke antiemetische Vorbereitung – Heparinsalbe – nie paravenös (Nekro- sen!) – Leberwerte
Hexamethylmelamin (HMM), Altretamine Hexastat Kps. 100 mg	Raumtemperatur (Jahre)	– p. o.	– Nausea/Erbre- chen ++ – Knochenmark- depress. ++ – Neurotox. ++ – Alopezie (+)	– Antiemetika – Kapseln nicht öffnen (lokal stark reizende Substanz) – Blutbild – Neurostatus
Mitotan o,p'-DDD Lysodren Tbl. 500 mg	Raumtemperatur	– p. o. in 3–4 Tages- dosen	– Nausea/Erbre- chen +++ – Durchfall ++ – Neurotox. ++ (Lethargie, Somnolenz) – Hautaus- schläge +	– starke Antiemetika – nur mit Nebennieren- rindenhormonen geben (Cortison) – Neurostatus, Dosis- adaptation! – Lokalbehandlung

| Procarbazin (PRO, PCZ) Natulan Kps. 50 mg | Raumtemperatur | – p. o. | – Nausea ++
– Knochenmark-
  depress. ++
– Allergie (Haut/
  Lunge)
– Interaktion mit
  Alkohol! ++
– Neurotox. + | – Antiemetika nach
  Bedarf (v. a. Tag 1+2)
– Blutbild
– Haut!
– Alkoholabstinenz
– Neurostatus |

B. In der Tumortherapie häufig gebrauchte Hormone (Auswahl)

Chemische Kurz-bezeichnung und Firmenpräparate	Handelsform Lagerung	Verab-reichungs-art	Anwendungs-bereich	Nebenwirkungen (Toxizität)	Besonders achten auf
1. Östrogene					
Estradiol-undecylat Progynon-Dep. 100	Amp. 100 mg	i. m.	– metastasieren-des Mamma-karzinom (Postmeno-pause) – inoperables und/oder meta-stasierendes Prostatakarzi-nom	– Übelkeit – Flüssigkeits-retention – vermehrte Thrombo-emboliegefahr – Hyperkalzämie – Gynäkomastie (Männer)	– Gewichtszu-nahme – Ödeme – Herzinsuffizienz – Thrombosen
Fosfestrol = Diethylstil-bestrolphosphat Hon-van	Amp. 300 mg Tabl. 120 mg	i.v./p.o. in 250 ml NaCl-Lsg. 0,9% über 60 Min.			– Serumcalcium (v. a. erste 2 bis 3 Wochen) – zu Beginn des-wegen keine Depotpräparate – Analgetika – Schmerzen in Dammgegend nach Injektion von Honvan i. v.
Polyestradiolphosphat Estradurin	Amp. 40 mg und 80 mg	i. m.			

2. Antiöstrogene und Aromatasehemmer

Chemische Kurz-bezeichnung und Firmenpräparate	Handelsform Lagerung	Verab-reichungs-art	Anwendungs-bereich	Nebenwirkungen (Toxizität)	Besonders achten auf
Aminoglutethimid Orimeten	Tabl. 250 mg	p. o.	– metastasieren-des Mamma-karzinom (post-menopausal)	– Schwindel – Hautaus-schläge bei Therapie-beginn	– Flüssigkeits-retention – Nebennieren-rindenfunktion
Tamoxifen Nolvadex, Kessar, Tamofen, Tamoxasta	Tabl. 10/20/30/40 mg (Lichtschutz!)	p. o.	– metastasieren-des Mamma-karzinom (prä- und postmeno-pausal) – evtl. metasta-sierendes Pro-statakarzinom	– Hitzewallungen – Flüssigkeits-retention – Pruritus vulvae – selten Throm-bopenie – Hyperkalzämie	– Cave Gravidität! – sonst wie Östrogene – Thrombozyten – Serumcalcium

Chemische Kurz-bezeichnung und Firmenpräparate	Handelsform Lagerung	Verab-reichungs-art	Anwendungs-bereich	Nebenwirkungen (Toxizität)	Besonders achten auf
3. Gestagene					
Gestonoron-caproat Depostat	Amp. 200 mg	i.m.	– metastasieren-des Mamma-karzinom (prä- und postmeno-pausal)	– Flüssigkeits-retention – erhöhte Thrombo-emboliegefahr – Leberschaden (Cholostase) – Hyperkalzämie – Diabetesver-schlechterung	– Körpergewicht – Ödeme – Herzinsuffizienz – Thrombosen – Leberwerte – Serumcalcium – Blutzucker
Medroxyprogesteron-acetat (MPA) Clinovir, Farlutaldepot, Depo Provera	Amp. 500 mg und 1000 mg	i.m./ p.o.			
Farlutal	Tabl. 100, 200, 250 und 500 mg	p.o.	– metastasieren-des Uteruskor-puskarzinom		
Provera, Clinovir	Tabl. 100, 200, 250 mg	p.o.	– metastasieren-des Ovarialkar-zinom (bedingt wirksam)		
Megestrolacetat Megace Megestat	Tabl. 100 mg	p.o.	– metastas. Mamma-Ca – Anorexie	– wie MPA	– wie MPA
Norethisteronacetat Primolut Nor	Tabl. 10 mg	p.o.			

Chemische Kurz-bezeichnung und Firmenpräparate	Handelsform Lagerung	Verab-reichungs-art	Anwendungs-bereich	Nebenwirkungen (Toxizität)	Besonders achten auf
4. Androgene					
Testosteronpropionat/-enanthat Testoviron-Depot Oxymetholon Plenastril Testolacton Fludestrin	Amp. 100 mg 250 mg Tabl. 50 mg Tabl. 50 mg Amp. 100 mg (Lichtschutz)	i. m. p. o. p. o. i. m.	– aplastische Anämie – Myelo-fibrose/-skle-rose – teils als „Roborans" verwendet (Cave Neben-wirkungen!)	– Flüssigkeits-retention – Vermänn-lichung (bei Frau Stimm-bruch, Bart-wuchs) – Hyperkalzämie – Cholostase	– Gewichtskontrolle – Ödeme – Serumcalcium – Leberfunktions-tests – Vorsicht bei gleichzeitiger Verabreichung von Barbituraten und Hydantoin (z. B. bei Epilep-sie) sowie bei Antikoagulation

Chemische Kurz-bezeichnung und Firmenpräparate	Handelsform Lagerung	Verab-reichungs-art	Anwendungs-bereich	Nebenwirkungen (Toxizität)	Besonders achten auf
5. Antiandrogene					
Flutamid Flucinom Fugerel	Tabl. 250 mg	p. o.	– metastasieren-des Prostata-karzinom	– Gynäkomastie – Anämie (sel-ten)	– Blutbild
Cyproteronacetat Androcur Androcur-Depot	Tabl. 50 mg Amp. 300 mg	p. o. i. m.	– metastasieren-des Prostata-karzinom	– Gynäkomastie – Hemmung der Spermio-genese	– Blutbild – Leberfunktion – Nebennieren-rinde – Zuckerstoff-wechsel

6. *Gonadotropin Releasing Hormon (GnRH)Analoge:*

Chemische Kurz-bezeichnung und Firmenpräparate	Handelsform, Lagerung	Verab-reichungs-art	Anwendungs-bereich	Nebenwirkungen (Toxizität)	Besonders achten auf
Buserelin Suprefact	Amp. 5,5 mg Nasenspray (100 Dosen = mg)	s. c. i. m.	metastasieren-des Prostata-karzinom	Gynäkomastie	– „Flare" – Impotenz
Gonadorelin Decapeptyl-Retard	Amp. 3,37 mg (Depot)	i. m.	metastasieren-des Prostata-karzinom metastasieren-des Mamma-karzinom	Gynäkomastie Wallungen (♀)	– „Flare" – Osteoporose – gut mischen in Spitze
Goserelin Zoladex-Depot	Amp. 3,6 mg	s. c.	metastasieren-des Prostata-karzinom	Wallungen (♀) Haut Amenorrhoe	– „Flare" – Osteoporose
Leuprorelin Entanone	Amp. 3,75 mg 7,5 mg	s. c. i. m.	metastasieren-des Prostata-karzinom		– „Flare", Wallungen – Gynäkomastie – Nausea

Chemische Kurz-bezeichnung und Firmenpräparate	Handelsform Lagerung	Verab-reichungs-art	Anwendungs-bereich	Nebenwirkungen (Toxizität)	Besonders achten auf
7. Corticosteroide					
Dexamethason diverse Marken-präparate	Amp. 4, 5, 8 und 50 mg Tabl. 0,5, 1 und 4 mg	i.v./ i.m. p.o.	– maligne Lym-phome – multiples Myelom – akute lymphati-sche Leukämie – Hirndruck bei Hirnmetastasen – (Auto-)Immun-hämolyse	– Magenulkus – Diabetesver-schlechterung – Flüssigkeits-retention – psychotische Reaktion – Osteoporose – Infektions-neigung – Schlaflosigkeit	– Magen-schmerzen – Diabeteskontrolle – Gewichts-kontrolle – Psyche – Skelett – Infektionen (z. B. Tuberkulose!)
Methylprednisolon diverse Marken-präparate	Amp. 40, 125 und 500 mg Tabl. 4 und 16 mg	i.v./ i.m. p.o.			
Prednisolon/Prednison diverse Marken-präparate	Amp. 10, 25, 50 und 100 mg Tabl. 5, 10, 20, 30 und 50 mg	i.v./ i.m. p.o.			

8. Kombinationen mit Zytostatika
vgl. „Zytostatika" (Alkylantien), S. 329 + 331!

Anhang II: Empfehlung für die Bewertung von Nebenwirkungen (WHO)

	Grad 0	Grad 1	Grad 2	Grad 3	Grad 4
Blut (Erwachsene)					
Hämoglobin	$\geqq$ 11,0 g/100 ml $\geqq$ 110 g/l $\geqq$ 6,8 mmol/l	9,5– 10,9 g/100 ml 95 –109 g/l 5,6– 6,7 mmol/l	8,0 – 9,4 g/100 ml 80 –94 g/l 4,95– 5,8 mmol/l	6,5– 7,9 g/100 ml 65 –79 g/l 4,0– 4,9 mmol/l	< 6,5 g/100 ml < 65 g/l < 4,0 mmol/l
Leukozyten (1000/mm^3)	$\geqq$ 4,0	3,0– 3,9	2,0 – 2,9	1,0– 1,9	1,0
Granulozyten (1000/mm^3)	$\geqq$ 2,0	1,5– 1,9	1,0 – 1,4	0,5– 0,9	< 0,5
Plättchen (1000/mm^3)	> 100	75 –99	50 –74	25 –49	< 25
Hämorrhagie	Keine	Petechien	Leichter Blutverlust	Schwerer Blutverlust	Schwächender Blutverlust
Gastrointestinal					
Bilirubin	$\leqq$ 1,25×N[a]	1,26×2,5×N[a]	2,6–5×N[a]	5,1–10×N[a]	> 10×N[a]
Transaminasen (SGOT/SGPT)	$\leqq$ 1,25×N[a]	1,26–2,5×N[a]	2,6–5×N[a]	5,1–10×N[a]	> 10×N[a]
Alkalische Phosphatase	$\leqq$ 1,25×N[a]	1,26–2,5×N[a]	2,6–5×N[a]	5,1–10×N[a]	> 10×N[a]
Oral	Keine Änderung	Mißgefühl/Rötung	Rötung, Ulzera; feste Nahrung möglich	Ulzera; nur Flüssignahrung erforderlich	Ernährung nicht möglich
Übelkeit/Erbrechen	Nicht vorhanden	Übelkeit	Gelegentliches Erbrechen	Therapiebedürftiges Erbrechen	Therapieresistentes Erbrechen
Diarrhö	Keine	Vorübergehend, < 2 Tage	Erträglich, aber > 2 Tage	Unerträglich, therapiebedürftig	Hämorrhagien, Dehydratation
Nieren					
Bluturea (-nitrogen oder -creatinin)	$\leqq$ 1,25×N[a]	1,26–2,5×N[a]	2,6–5×N[a]	5–10×N[a]	> 10×N[a]
Proteinurie	Keine Änderung	1+ < 0,3 g% < 3 g/l	2 – 3+ 0,3– 1,0 g% <3 –10 g/l	4+ > 1,0 g% >10 g/l	Nephrotisches Syndrom

[a] Obergrenze des Normalwertes beim untersuchten Patientenkollektiv.

	Grad 0	Grad 1	Grad 2	Grad 3	Grad 4
Hämaturie	Keine Änderung	Mikroskopisch	Schwer	Schwer + Gerinnsel	Obstruktive Uropathie
Lunge	Keine Änderung	Leichte Symptome	Dyspnoe bei Anstrengung	Dyspnoe in Ruhe	Strenge Bettruhe erforderlich
Fieber nach Medikamenten	Keins	Fieber < 38°C	Fieber 38°C–40°C	Fieber > 40°C	Fieber mit Hypotension
Allergie	Keine Änderung	Ödeme	Bronchospasmus; keine parenterale Ernährung erforderlich	Bronchospasmus; parenterale Ernährung notwendig	Anaphylaxie
Haut	Keine Änderung	Erytheme	Trockene Desquamation, Vesikulation, Pruritus	Feuchte Desquamation, Ulzeration	Exfoliative Dermatitis; nekrotische Veränderungen, die chirurgischen Eingriff erfordern
Haare	Keine Änderung	Leichter Haarausfall	Mäßige, fleckige Alopezie	Vollständige Alopezie, aber behebbar	Irreversible Alopezie
Infektion (Herd feststellen)	Keine	Leichte Infektion	Mittlere Infektion	Starke Infektion	Starke Infektion mit Hypotension
Herz Rhythmus	Keine Änderung	Sinustachykardie, > 110 in Ruhe	Unifokale PVC; Vorhofarrhythmie	Multifokale PVC („premature ventricular contraction")	Ventrikuläre Tachykardie

	Grad 0	Grad 1	Grad 2	Grad 3	Grad 4
Funktion	Keine Änderung	Asymptomatische, aber abnormale Herzzeichen	Vorübergehende Dysfunktion mit Symptomen, aber nicht therapiebedürftig	Dysfunktion mit Symptomen, therapeutisch beeinflußbar	Dysfunktion mit Symptomen, therapieresistent
Perikarditis	Keine Änderung	Asymptomatische Effusion	Symptomatisch, keine Drainage erforderlich	Tamponade; Drainage erforderlich	Tamponade; chirurgischer Eingriff erforderlich
Neurotoxizität					
Bewußtseinszustand	Wach, lebendig	Vorübergehende Lethargie	Somnolenz $< 50\%$ der Wachphase	Somnolenz $< 50\%$ der Wachphase	Koma
Periphernerven	Unbeeinträchtigt	Parästhesien und/ oder verminderte Sehnenreflexe	Schwere Parästhesien und/oder leichte Schwäche	Unerträgliche Parästhesien und/oder deutliche allg. Schwäche, Antriebslosigkeit	Lähmung
Konstipation[b]	Keine	Leichte	Mäßige	Abdominale Distention	Distention und Erbrechen
Schmerz[c]	Schmerzfrei	Wenig	Mäßig	Schwer	Sehr schwer (unbeherrschbar)

[b] Hierbei nicht berücksichtigt: Konstipation aufgrund von Narkotika.
[c] Hierbei wird „Schmerz" nur im Zusammenhang mit der Therapie, nicht krankheitsbedingt bewertet. Je nach Toleranzgrenze des Patienten kann die Anwendung von Narkotika für die Schmerzeinstufung hilfreich sein.

Derzeit gebräuchliche zytostatische Chemotherapieschemata

Vorbemerkungen

- Die folgende Liste stellt eine *Auswahl* im Text aufgeführter, derzeit etablierter Chemotherapie-Programme dar und verzichtet bewußt auf Vollständigkeit bzw. experimentelle Schemata.
- Die Aufstellung erfolgt *alphabetisch* nach den gebräuchlichsten Eponymen („Kurznamen"), da mehrere Schemata bei verschiedenen Tumorarten zum Einsatz kommen.
- Die *Indikationsbereiche* sind den jeweiligen organbezogenen Spezialkapiteln (Chemotherapie) zu entnehmen.
- Die internistische Tumortherapie erschöpft sich nicht im „Zytostatika-Verschreiben nach Kochbuchrezepten", sondern bedingt zur Wirkungs- und Toxizitätsüberwachung eingehende *Kenntnisse* in medizinischer Onkologie, klinischer Pharmakologie und Supportivtherapie!
- Der im Umgang mit Zytostatika ungeübte Arzt wendet sich deswegen in bezug auf Indikationsstellung und Therapieeinleitung mit Vorteil an einem *medizinischen Onkologen* (Hämatoonkologen) in freier Praxis oder im nächstgelegenen Tumorzentrum (vgl. Anhang IV).

Wichtige Grundregeln bei Zytostatikaeinsatz (s. auch S. 255–258)

- Keine (insbesondere i. v.) Zytostatikaapplikation ohne *akutelle* periphere Blutwerte (Hb, Lc, Tc; <24 Std. alt)!
- Keine Medikation von Amethopterin und Cis-Platin sowie hohen Dosen Alkylantien (i. v.) und Bleomycin bei eingeschränkter *Nierenfunktion* (Creatinin-Clearance)!
- Keine Zytostatikatherapie bei unklarem, möglicherweise infektbedingtem Fieber (→ Abklärung, vorerst antibiotische Therapie)!
- Keine Medikation von Zytostatika bei toxizitätbedingter Stomatitis/Ösophagitis/Enteritis!
- Spezielle Beachtung der nichthämatologischen kumulativen *Organtoxizität* diverser neuer Zytostatika (s. Anhang I und S. 261–265)!
- *Cave:*
  - Kumulative Dosen von Adriamycin >600 mg/m^2 bzw. >900 mg Epirubicin (→ erhöhte Kardiotoxizität)!
  - Einzeldosen von Vincristin >2 mg bei Erwachsenen (Neurotoxizität)!
  - Einzeldosen von Cis-Platin >200 mg (Oto-Neurotoxizität)!
  - Einzeldosen von Methotrexat >50 mg/m^2 nicht ohne Citrovorumfaktor-Rescue (Leucovorin, s. S. 322)!

*„ABVD" bzw. „ABVP")***
– Adriamycin	25 mg/m² i.v.	Tag 1+15	
– Bleomycin	10 mg/m² i.v.	Tag 1+15	
– Vinblastin	6 mg/m² i.v.	Tag 1+15	
– DTIC*	375 mg/m² i.v.	Tag 1+15	

alle 3–4 Wochen (* heute oft ersetzt durch Prednison 100 mg × 7 Tage)

*„AC"***
– Adriamycin	50 mg/m² i.v.	Tag 1
– Cyclophosphamid	150 mg/m² p.o.	Tag 2 bis 5
	oder	
	i.v.	

alle 3–4 Wochen

*„ACO"***
– Adriamycin	50 mg/m² i.v.	Tag 1
– Cyclophosphamid	1000 mg/m² i.v.	Tag 1
– Vincristin (Oncovin*)	1 mg/m² i.v.	Tag 1+(8)

alle 3–4 Wochen

*„BACOP"***
– Bleomycin	5 mg/m² i.v.	Tag 1+8
– Adriamycin	25 mg/m² i.v.	Tag 1+8
– Cyclophosphamid	650 mg/m² i.v.	Tag 1+8
– Vincristin (Oncovin*)	1,4 mg/m² i.v.	Tag 1+8
– Prednison	60 mg/m² p.o.	Tag 1 bis 14

alle 3–4 Wochen

„BEP"
– Bleomycin (Dauerinfusion)	20 mg/m² i.v.	Tag 1–3
– Etoposid	100 mg/m² i.v.	Tag 1–3
– Cis-Platin	40 mg/m² i.v.	Tag 1–3

alle 3–4 Wochen

„BOP"
– Bleomycin	5 mg/m² i.v.	Tag 1+8
– Vincristin (Oncovin*)	1 mg/m² i.v.	Tag 1+8
– Prednison	50 mg/m² p.o.	Tag 1 bis 7

alle 3–4 Wochen

„BVP" (= „PVB")
– Bleomycin	20 mg/m² i.v.	Tag 1+8+15
– Vinblastin	5 mg/m² i.v.	Tag 1+2
– Cis-Platin	20 mg/m² i.v.	Tag 1 bis 5

alle 3–4 Wochen

*„CAP"***
– Cyclophosphamid	500 mg/m² i.v.	Tag 1
– Adriamycin	50 mg/m² i.v.	Tag 1
– Cis-Platin	50 mg/m² i.v.	Tag 1

alle 3–4 Wochen

---

* Originalpräparate-Namen sind nur dann aufgeführt, wenn sie die Bezeichnung des Chemotherapieschemas prägen helfen.

** „A" (= Adriamycin) kann in allen diesen Schemata ersetzt werden durch äquivalente Dosen „E" (= Epirubicin).

„CEP"
- CCNU .... 80 mg/m² p.o. Tag 1 ⎫
- Etoposid .... 100 mg/m² p.o. Tag 1−5 ⎬ alle 4 Wochen
- Prednimustin .... 60 mg/m² p.o. Tag 1−5 ⎭

„CHOP"**
- Cyclophosphamid .... 750 mg/m² i.v. Tag 1 ⎫
- Adriamycin .... 50 mg/m² i.v. Tag 1 ⎪
- Vincristin (Oncovin*) 1,4 mg/m² i.v. Tag 1 ⎬ alle 2−4 Wochen
- Prednison .... 60 mg/m² p.o. Tag 1 bis 5 ⎭

„CMF" i.v.
- Cyclophosphamid .... 600 mg/m² i.v. Tag 1 ⎫
- Methotrexat* .... 40 mg/m² i.v. Tag 1 ⎬ alle 3 Wochen
- 5-Fluorouracil ..... 600 mg/m² i.v. Tag 1 ⎭

„CMF" p.o.
- Cyclophosphamid .... 100 mg/m² p.o. Tag 1 bis 14 ⎫
- Methotrexat* .... 40 mg/m² i.v. Tag 1+8 ⎬ alle 4 Wochen
- 5-Fluorouracil ..... 600 mg/m² i.v. Tag 1+8 ⎭

„COP" i.v.
- Cyclophosphamid .... 800 mg/m² i.v. Tag 1 ⎫
- Vincristin (Oncovin*) 1,4 mg/m² i.v. Tag 1 ⎬ alle 2−4 Wochen
- Prednison .... 60 mg/m² i.v. Tag 1 bis 5 ⎭

„COP" p.o.
- Cyclophosphamid .... 200 mg/m² p.o. Tag 1 bis 5 ⎫
- Vincristin (Oncovin*) 1,4 mg/m² i.v. Tag 1 ⎬ alle 2−4 Wochen
- Prednison .... 60 mg/m² p.o. Tag 1 bis 5 ⎭

„COPP" (= C-MOPP")
- Cyclophosphamid .... 650 mg/m² i.v. Tag 1+8 ⎫
- Vincristin (Oncovin*) 1,4 mg/m² i.v. Tag 1+8 ⎪
- Procarbazin .... 100 mg/m² p.o. Tag 1 bis 14 ⎬ alle 4 Wochen
- Prednison .... 60 mg/m² p.o. Tag 1 bis 14 ⎪
  (jeden 3. Zyklus) ⎭

„CYVADIC"**
- Cyclophosphamid .... 500 mg/m² i.v. Tag 1 ⎫
- Vincristin .... 1 mg/m² i.v. Tag 1+5 ⎪
- Adriamycin .... 50 mg/m² i.v. Tag 1 ⎬ alle 3−4 Wochen
- Dacarbazin .... 200 mg/m² i.v. Tag 1 bis 5 ⎭

---

* Originalpräparate-Namen sind nur dann aufgeführt, wenn sie die Bezeichnung des Chemotherapieschemas prägen helfen.
** „A" (= Adriamycin) kann in allen diesen Schemata ersetzt werden durch äquivalente Dosen „E" (= Epirubicin).

„EAP"**
- Etoposid   100 mg/m² i.v.   Tag 4 bis 6 ⎫
- Adriamycin   20 mg/m² i.v.   Tag 1 und 7 ⎬ alle 3−5 Wochen
- Cis-Platin   40 mg/m² i.v.   Tag 2 und 8 ⎭

„EC"
- Epirubicin   70 mg/m² i.v.   Tag 1   ⎫ alle 3−4 Wochen
- Cyclophosphamid   150 mg/m² p.o.   Tag 2 bis 5 ⎭

„EIP" (= „VIP")
- Etoposid (VP-16) 100 mg/m² i.v.   Tag 1 bis 3 ⎫
- Ifosfamid   2000 mg/m² i.v.   Tag 1 bis 3 ⎬ alle 3−4 Wochen
- Cis-Platin   30 mg/m² i.v.   Tag 1 bis 3 ⎭

„EVA"**
- Cyclophosphamid
  (Endoxan*)   1000 mg/m² i.v.   Tag 1   ⎫
- VP-16 (Etoposid) 120 mg/m² p.o.   Tag 1 bis 3 ⎬ alle 3−4 Wochen
- Adriamycin   50 mg/m² i.v.   Tag 1   ⎭

„FAC"
- 5-Fluorouracil*   500 mg/m² i.v.   Tag 1   ⎫
- Adriamycin   50 mg/m² i.v.   Tag 1   ⎬ alle 3−4 Wochen
- Cyclophosphamid   500 mg/m² i.v.   Tag 1   ⎭

„FEC"
- 5-Fluorouracil   500 mg/m² i.v.   Tag 1   ⎫
- Epirubicin   60 mg/m² i.v.   Tag 1   ⎬ alle 3−4 Wochen
- Cyclophospamid   500 mg/m² i.v.   Tag 1   ⎭

„FAM"
- 5-Fluorouracil*   500 mg/m² i.v.   Tag 1 bis 3 ⎬ alle 3 Wochen
- Adriamycin   30 mg/m² i.v.   Tag 1+(21)
- Mitomycin-C   10 mg/m² i.v.   Tag 1   ⎬ alle 6 Wochen

„FEM"
- 5-Fluorouracil   500 mg/m² i.v.   Tag 1 bis 3 ⎬ alle 3 Wochen
- Epirubicin   50 mg/m² i.v.   Tag 1 (+21)
- Mitomycin   10 mg/m² i.v.   Tag 1   ⎬ alle 6 Wochen

„FM"
- 5-Fluorouracil*   500 mg/m² i.v.   Tag 1 bis 3 ⎬ alle 4−5 Wochen
- Mitomycin-C   4 mg/m² i.v.   Tag 1 bis 3

---

* Originalpräparate-Namen sind nur dann aufgeführt, wenn sie die Bezeichnung des Chemotherapieschemas prägen helfen.
** „A" (= Adriamycin) kann in allen diesen Schemata ersetzt werden durch äquivalente Dosen „E" (= Epirubicin).

„LMF"
- Chlorambucil
  (Leukeran*)   5 mg/m^2 p.o.   Tag 1 bis 14 } alle 4 Wochen
- Methotrexat   40 mg/m^2 i.v.   Tag 1+8
- 5-Fluorouracil   600 mg/m^2 i.v.   Tag 1+8

„LOP"
- Chlorambucil
  (Leukeran*)   5 mg/m^2 p.o.   Tag 1 bis 14 } alle 3−4 Wochen
- Vincristin (Oncovin*)   1 mg/m^2 i.v.   Tag 1
- Prednison   60 mg/m^2 p.o.   Tag 1 bis 5

MACOP-B

Adriamycin:	50 mg/m^2 i.v.	Tag 1, 15, 29, 43, 57, 71
Cyclophosphamid:	350 mg/m^2 i.v.	Tag 1, 15, 29, 43, 57, 71
Vincristin*:	1,4 mg/m^2 i.v.	Tag 8, 22, 36, 50, 64, 78
Methotrexat**:	400 mg/m^2 i.v.	Tag 8, 36, 64
Bleomycin:	10 mg/m^2 i.v.	Tag 22, 50, 78
Prednison:	75 mg/m^2 p.o.	tägl. fortlaufend
	Redukt. ab Tag 71	
Wiederholung:	nicht vorgesehen!	

„MIC"
- Mitomycin-C   6 mg/m^2 i.v.   Tag 1
- Ifosfamid   3000 mg/m^2 infus.   Tag 1 } alle 3 Wochen
- Mesna   1000 mg/m^2 infus.   Tag 1
- Cisplatin   50 mg/m^2 infus.   Tag 1

„3M"
- Mitomycin-C   8 mg/m^2 i.v.   Tag 1
- Mitoxantrone   8 mg/m^2 i.v.   Tag 1 } alle 3 Wochen
- Methotrexat*   35 mg/m^2 i.v.   Tag 1

„MOPP"
- Mechlorethamin
  (Mustargen*)   6 mg/m^2 i.v.   Tag 1+8
- Vincristin (Oncovin*)   1,4 mg/m^2 i.v.   Tag 1+8 } alle 4 Wochen
- Procarbazin   100 mg/m^2 i.v.   Tag 1 bis 14
- Prednison   60 mg/m^2 i.v.   Tag 1 bis 14
  (jeden 3. Zyklus)

---

*   max. 2 mg (gilt für MACOP-B)!
**   100 mg/m^2 als Bolus gefolgt von 300 mg/m^2 über 4 Std. (+ Leucovorin)
    15 mg alle 6 h (6×) p.o. T 9, 37, 65 (MACOP-B!)

„NOSTE"
- Mitoxantrone   12 mg/m²   Tag 1
  (Novantron)   alle 3−4 Wochen
- Prednimustin   100 mg/m²   Tag 3−7
  (Sterecyt)

„Pro-MACE" **
- Prednison   60 mg/m² p.o.   Tag 1 bis 14
- Methotrexat *
  (Citrovorum-
  Faktor-Rescue!)   1000 mg/m² i.v.   Tag 14   alle 4 Wochen
- Adriamycin   25 mg/m² i.v.   Tag 1+8
- Cyclophosphamid   650 mg/m² i.v.   Tag 1+8
- Etoposid   100 mg/m² i.v.   Tag 1+8

„PVP" Cis-Platin+Vinblastin+Bleomycin (→ vgl. „BVP").
(Einhorn)

„PVP-16"
- Cis Platin   40 mg/m² i.v.   Tag 1−3   alle 3−4 Wochen
- VP-16 (Etoposid)   120 mg/m² i.v.   Tag 1−3

„VAC"
- Vincristin   1 mg/m² i.v.   Tag 1
- Adriamycin   50 mg/m² i.v.   Tag 1   alle 3−4 Wochen
- Cyclophosphamid   650 mg/m² i.v.   Tag 1

„VEC"
- Vincristin   1 mg/m² i.v.
- Epirubicin   60 mg/m² i.v.   alle 3−4 Wochen
- Cyclophosphamid   650 mg/m² i.v.

---

* Originalpräparate-Namen sind nur dann aufgeführt, wenn sie die Bezeichnung des Chemotherapieschemas prägen helfen.

** „A" (= Adriamycin) kann in allen diesen Schemata ersetzt werden durch äquivalente Dosen „E" (= Epirubicin).

Anhang IV: Kontaktadressen, Beratungsstellen, Tumorzentren, Krebsligen, Krebshilfe, Krebsgesellschaft, Selbsthilfegruppen usw.*

Bundesrepublik Deutschland

Überregionale Verbände und Organisationen

Bundeszentrale für gesundheitliche
Aufklärung
Postfach 91 01 52
Ostmerheimer Str. 200
5000 Köln 91
Tel. 02 21/8 99 21

Deutsche Krebshilfe e. V.
Thomas-Mann-Str. 40/42
Postfach 14 67
5300 Bonn 1
Tel. 02 28/7 29 90-0
Fax 02 28/7 29 90 11

Beratungsstellen sind folgenden Einrichtungen und Organisationen angegliedert:

Arbeitsgemeinschaft Deutsche
Tumorzentren e. V.
Hufelandstr. 55
4300 Essen 1
Tel. 02 01/79 91 20 00

Deutsche Krebsgesellschaft e. V.
Geschäftsstelle
Paul-Ehrlich-Str. 41
6000 Frankfurt 70
Tel. 0 69/6 30 09 60

Arbeiterwohlfahrt Bundesverband e. V.
Oppelner Str. 130
5300 Bonn 1
Tel. 02 28/66 85-2 04
und deren regionale Einrichtungen

Deutscher Caritasverband e. V.
Karlstr. 40
7800 Freiburg
Tel. 07 61/2 00-1
und deren regionale Einrichtungen

Deutscher Paritätischer
Wohlfahrtsverband e. V.
Heinrich-Hoffmann-Str. 3
6000 Frankfurt 71
Tel. 0 69/67 06-1
und deren regionale Einrichtungen

Deutsches Rotes Kreuz
– Generalsekretariat –
Friedrich-Ebert-Allee 71
5300 Bonn 1
Tel. 02 28/5 41-1
und deren regionale Einrichtungen

Deutsche Vereinigung für den Sozialdienst im Krankenhaus e. V.
– Geschäftsstelle –
Langenbeckstr. 1
6500 Mainz
Tel. 0 61 31/19 24 76

---

* Erhebt keinen Anspruch auf Vollständigkeit.
  (Die Adressen zur Bundesrepublik Deutschland entstammen zum Großteil den Unterlagen des Informations- und Beratungsdienstes der Deutschen Krebshilfe e. V., Bonn [Ausgabe 1991]).

Diakonisches Werk
Stafflenbergstr. 76
7000 Stuttgart 1
Tel. 07 11/2 15 91
und deren regionale Einrichtungen

Deutsche Arbeitsgemeinschaft für
Psychoonkologie e. V. (DAPO)
Fachklinik Hornheide
Dorbaumstr. 300
4400 Münster
Tel. 02 51/32 87-400

Nachsorgeeinrichtung und Ausbil-
dungsseminar Chirurgische Universitätsklinik Heidelberg
Ernst-Moro-Haus
Im Neuenheimer Feld 155
6900 Heidelberg
Tel. 0 62 21/56 30 88

Krebsinformationsdienst (KID)
Postfach 10 19 49
Im Neuenheimer Feld 280
6900 Heidelberg
Tel. 0 62 21/41 01 21

Selbsthilfegruppen – Bundesorganisationen

Bundesarbeitsgemeinschaft
„Hilfe für Behinderte"
Kirchfeldstr. 149
4000 Düsseldorf 1
Tel. 02 11/31 00 60

Deutsche Arbeitsgemeinschaft
Selbsthilfegruppen
Friedrichstr. 28
6300 Gießen
Tel. 06 41/7 02 24 78

Bundesverband der Kehlkopflosen
e. V., Bundesgeschäftsstelle
Obererle 65
4650 Gelsenkirchen
Tel. 02 09/59 22 82

Deutsche ILCO e. V.
(Ileostomie-Colostomie-Urostomie-
Vereinigung)
Bundesgeschäftsstelle
Kepserstr. 50
8050 Freising
Tel. 0 81 61/8 49 09 u. 8 49 11

Frauenselbsthilfe nach Krebs e. V.
Bundesverband
B6 10/11 (L 4, 9)
6800 Mannheim
Tel. 06 21/2 44 34

Interessengemeinschaft der Krebs-
nachsorge des Landes Bremen e. V.
Landwehrstr. 60
2800 Bremen 1
Tel. 04 21/39 00 66

Nationale Kontaktstelle zur Unter-
stützung von Selbsthilfegruppen
(NAKOS)
Albrecht-Achilles-Str. 65
1000 Berlin 31
Tel. 0 30/8 91 40 19

Deutsche Leukämie-Forschungshilfe,
Aktion für krebskranke Kinder e. V.
Dachverband
Joachimstr. 20
5300 Bonn 1
Tel. 02 28/22 18 33

Arbeitskreis der Pankreatektomier-
ten e. V.
Bundesgeschäftsstelle
Postlagernd
4047 Dormagen 1
Tel. 0 21 06/4 23 29

Arbeitsgemeinschaft für Krebsbe-
kämpfung der Träger der gesetzlichen
Kranken- und Rentenversicherung im
Lande Nord-
rhein-Westfalen
Königsallee 175
4630 Bochum 1
Tel. 02 34/3 04-89 08

Genesendenhilfe e. V.
Danziger Str. 15
2000 Hamburg 1
Tel. 0 40/24 69 76 u. 24 69 05

Fachspezifische Arbeitsgemeinschaft der Deutschen Krebsgesellschaft e. V.

AGO   Arbeitsgemeinschaft Gynäkologische Onkologie
Sprecher: Prof. A. Pfleiderer, Ärztl. Dir. der Universitäts-Frauen-
klinik, Hugstetter Str. 55, 7800 Freiburg

AHMO   Arbeitsgemeinschaft Hals-Nasen-Ohrenheilkunde, Mund-Kiefer-
Gesichtschirurgische Onkologie (Erweiterung der AHO)
Sprecher: Prof. Dr. O. Kleinsasser, Dir. der Universitäts-HNO-
Klinik, Deutschhausstraße 3, 3550 Marburg

AIO   Arbeitsgemeinschaft Internistische Onkologie
Sprecher: Prof. Dr. Hossfeld, c/o Universitäts-Krankenhaus Eppen-
dorf, Abt. Hämatol./Onkologie, Martinistraße 52, 2000 Hamburg 20

APO   Arbeitsgemeinschaft Pädiatrische Onkologie
Sprecher: Prof. Dr. K. Winkler, c/o Universitäts-Kinderklinik,
Martinistraße 52, 2000 Hamburg 20

ARNS   Arbeitsgemeinschaft für Rehabilitation, Nachsorge und Sozialme-
dizin
Sprecher: PD Dr. H. Delbrück, Chefarzt der Klinik „Bergisch-
Land", Im Saalscheid 5, 5600 Wuppertal 21

AUO   Arbeitsgemeinschaft Urologische Onkologie
Sprecher: Prof. Dr. H. Huland, Direktor der Urologischen Klinik
der FU Berlin, Klinikum Steglitz, Hindenburgdamm 30,
1000 Berlin 45

ARO   Arbeitsgemeinschaft Radiologische Onkologie
Sprecher: Prof. R. Sauer, c/o Univ. Strahlenklinik, Universitätsstr. 27,
8520 Erlangen

CAO   Chirurgische Arbeitsgemeinschaft Onkologie
Sprecher: Prof. H. Pichlmaier, c/o Chir. Univ. Klinik, Josef-Stelz-
mannstr. 9, 5000 Köln 1

KOK   Konferenz Onkologischer Kranken- und Kinderkrankenpflege
Sprecher: Schwester Annette Laupert, c/o Univers.-Klinik Station
31-3, Theodor-Stern-Kai 7, 6000 Frankfurt/Main 70

NOA   Neuro-Onkologische Arbeitsgemeinschaft
Sprecher: Prof. Dr. R. Lorenz, Dir. der Neurochir. Univers.-Klinik,
Schleusenweg 2−16, 6000 Frankfurt 71

PSO   Arbeitsgemeinschaft für Psychoonkologie
Sprecher: Dr. R. Schwarz, Ernst Moro-Haus, Im Neuenheimer Feld
55, 6900 Heidelberg

SEK   Sektion Experimenteller Krebsforschung
Sprecher: Prof. F. Oesch c/o Institut für Toxikologie der Universität
Mainz
Obere Zahlbacher Straße 67, 6500 Mainz 1

Krebsgesellschaften der Bundesländer

Krebsgesellschaft
Baden-Württemberg e. V.
Geschäftsstelle:
Adalbert-Stifter-Str. 105
7000 Stuttgart 40
Tel. 07 11/8 48 28 56

Bayerische Krebsgesellschaft e. V.
Geschäftsstelle:
Tumblinger Str. 4
8000 München 2
Tel. 8 89/53 11 75

Deutsche Krebsgesellschaft
Landesverband Berlin e. V.
Geschäfsstelle:
Königsberger Str. 36a
1000 Berlin 45
Tel. 0 30/7 72 90 90

Landesverband Bremen
für Krebsbekämpfung
und Krebsforschung e. V.
Geschäftsstelle:
Rembertistr. 99
2800 Bremen 1
Tel. 04 21/32 51 69

Hamburger Landesverband
zur Krebsbekämpfung
und Krebsforschung
Univ.-Kinderklinik (Onk.)
Martinistr. 52
2000 Hamburg 1
Tel. 0 40/4 60 42 22

Hessische Krebsgesellschaft e. V.
Geschäftsstelle:
Karl-Oelemann-Weg 11
6530 Bad Nauheim
Tel. 06 32/29 17

Niedersächsische Krebsgesellschaft
Arbeitsgemeinschaft
für Krebsbekämpfung
des Landes Niedersachsen e. V.
Ellernstr. 36
3000 Hannover 1
Tel. 05 11/81 50 91 oder 92

Gesellschaft zur Bekämpfung
der Krebskrankheiten NRW e. V.
Geschäftsstelle:
Kettwiger Str. 6
4000 Düsseldorf 1
Tel. 02 11/7 33 66 55

Krebsgesellschaft
Rheinland-Pfalz e. V.
Geschäftsstelle:
Schloßstr. 8
5400 Koblenz
Tel. 02 61/3 10 47 oder 48

Landesverband Saarland
für Krebsbekämpfung
und Krebsforschung e. V.
Faktoreistr. 4
6600 Saarbrücken 3
Tel. 06 81/40 03-271

Landesverband Schleswig-Holstein
Schleswig-Holsteinische
Krebsgesellschaft e. V.
Geschäftsstelle:
Flämische Str. 6—10
2300 Kiel 1
Tel. 04 31/9 42 94

Tumorzentren und onkologische Schwerpunktkranken-
häuser (OSP) in der Bundesrepublik Deutschland*/**

Aachen

Tumorzentrum Aachen
Neues Klinikum der RWTH Aachen
Pauwelstr. 30, 5100 Aachen
Tel. 02 41/8 08 98 99

Berlin

Tumorzentrum Berlin e. V.
Geschäftsstelle
Hindenburgdamm 30, 1000 Berlin 45
Tel. 0 30/8 34 10 40

Onkologisches Zentrum:
Klinikum Steglitz der Freien Universität Berlin
Hindenburgdamm 30, 1000 Berlin 45
Tel. 0 30/7 98 26 49 oder 7 98 23 37

Onkologisches Zentrum:
Univ.-Klinikum Rudolf-Virchow
Augustenburger Platz 1, 1000 Berlin 65
Tel. 0 30/4 50 50

OSP:
Krankenhaus Berlin-Neukölln
Rudower Str. 48, 1000 Berlin 47
Tel. 0 30/8 00 41

OSP:
Krankenhaus Moabit
Turmstr. 21, 1000 Berlin 21
Tel. 0 30/3 93 71

OSP:
Krankenhaus Heckershorn
Am Großen Wannsee 80, 1000 Berlin 39
Tel. 0 30/8 00 21

OSP:
Krankenhaus Spandau
Lynarstr. 12, 1000 Berlin 20
Tel. 0 30/33 60 71

Bonn

Tumorzentrum Bonn e. V.
Univ.-Klinikum
Sigmund-Freud-Str. 25, 5300 Bonn 1
Tel. 02 28/2 80 38 02

---

* Tumorzentren in den neuen Bundesländern befinden sich im Aufbau.
** Adressen niedergelassener Hämato-Onkologen in der jeweiligen Region
werden durch die Außenstellen der Tumorzentren vermittelt.

Bremen	Tumorzentrum Bremen Zentralkrankenhaus St.-Jürgen-Str., 2800 Bremen Tel. 04 21/34 00 51
Cottbus	Brandenburgisches Tumorzentrum Cottbus Bezirkskrankenhaus Cottbus Postschließfach 3 45 O-7500 Cottbus
Dresden	Tumorzentrum Dresden e. V. Medizinische Akademie „Carl Gustav Carus" Fetscherstr. 74 O-8019 Dresden
Düsseldorf	Tumorzentrum Düsseldorf Medizinische Einrichtungen der Universität Düsseldorf Moorenstr. 5, 4000 Düsseldorf 1 Tel. 02 11/3 11 77 32
Erlangen	Tumorzentrum Erlangen Bohlenplatz 6, 8520 Erlangen Tel. 0 91 31/85 40 15
Essen	Westdeutsches Tumorzentrum Hufelandstr. 55, 4300 Essen 1 Tel. 02 01/7 23 20 11
Frankfurt	Tumorzentrum Rhein-Main e. V. Universitätsklinikum Theodor-Stern-Kai 7, 6000 Frankfurt 70 Tel. 0 69/63 01 57 44
Freiburg	Tumorzentrum Freiburg Universitätsklinikum Freiburg Hugstetter Str. 55, 7800 Freiburg Tel. 07 61/2 70 33 12
Gießen	Siehe Marburg (Tumorzentrum Marburg/Gießen)
Göttingen	Tumorzentrum Göttingen e. V. Universitätsklinikum Robert-Koch-Str. 40, 3400 Göttingen Tel. 05 51/39 95 17
Greifswald	Tumorzentrum Greifswald e. V. Soldtmannstr. 15 O-2200 Greifswald

Hamburg	Tumorzentrum Hamburg Universitätskliniken Hamburg-Eppendorf Martinistr. 52, 2000 Hamburg 20 Tel. 0 40/4 68-43 90 u. 4 68-43 54
Hannover	Tumorzentrum Hannover Medizinische Hochschule Konstantin-Gutschow-Str. 8, 3000 Hannover 61 Tel. 05 11/53 44 60
Heidelberg- Mannheim	Tumorzentrum Heidelberg-Mannheim Universitätsklinikum Im Neuenheimer Feld 110, 6900 Heidelberg 1 Tel. 0 62 21/47 26 45 od. 56 65 58
Homburg/Saar	Tumorzentrum Homburg/Saar Klinikum der Universität Homburg im Landeskrankenhaus Oscar-Orth-Str., 6650 Homburg-Saar Tel. 0 68 41/16 74 31
Kiel	Tumorzentrum Kiel e. V. Universitätsklinikum Arnold-Heller-Str. 16, 2300 Kiel Tel. 04 31/5 97 29 13
Köln	Tumorzentrum Köln Universitätsklinikum Joseph-Stelzmann-Str. 9, 5000 Köln 41 Tel. 02 21/4 78 44 34 u. 4 78 54 55
Mainz	Tumorzentrum Mainz e. V. Am Pulverturm 13, 6500 Mainz 1 Tel. 0 61 31/17 30 01
Mannheim	Onkologisches Zentrum Mannheim Klinikum der Stadt Mannheim Postfach 23, 6800 Mannheim 1 Tel. 06 21/3 83 28 54 oder 3 83 28 55 (siehe auch Heidelberg)
Marburg/Gießen	Tumorzentrum Marburg-Gießen e. V. Universitätsklinikum Lahneberg Baldinger Str., Postfach 23 60, 3500 Marburg Tel. 0 64 21/28 43 61
München	Tumorzentrum München Universitätsklinikum Thalkirchner Str. 48/VII, 8000 München 2 Tel. 0 89/51 60 22-36/-28

Münster	Tumorzentrum Münsterland e. V. Gerhard-Domagk-Str. 17, 4400 Münster Tel. 02 51/83 86 24
Nürnberg	Tumorzentrum Nürnberg Klinikum der Stadt, 5. Medizinische Klinik Flurstr. 17, 8500 Nürnberg 90 Tel. 09 11/3 98 30 51
Oldenburg	Tumorzentrum Weser-Ems Ärztehaus Huntestr. 14, 2900 Oldenburg Tel. 04 41/4 42 15
Ravensburg	OSP St.-Elisabethenkrankenhaus Elisabethenstr. 12, 7980 Ravensburg Tel. 07 51/87 23 89 (onkolog. Amb.)
Rostock	Wilhelm-Pieck-Universität Rostock Bereich Medizin – Tumorzentrum Südring 75 O-2500 Rostock 6
Stuttgart	Tumorzentrum Stuttgart e. V. Robert-Bosch-Krankenhaus Auerbachstr. 110, 7000 Stuttgart 50 Tel. 07 11/8 10 11
Tübingen	Interdisziplinäres Tumorzentrum Tübingen Sigwartstr. 18, 7400 Tübingen Tel. 0 70 71/29 52 35
Ulm	Tumorzentrum Ulm Universitätsklinikum Oberer Eselsberg, Robert-Koch-Str. Postfach 3880 7900 Ulm Tel. 07 31/1 76-1
Würzburg	Tumorzentrum Würzburg Universitätsklinikum Josef-Schneider-Str. 2, 8700 Würzburg Tel. 09 31/3 14 44

Österreich

Überregionale Verbände und Organisationen

Österreichische Krebshilfe
Spitalgasse 19
1090 Wien
Tel. 02 22/42 63 63
Fax 02 22/4 08 22 41

Krebsinformationsdienst*
der österreichischen Krebshilfe
Tel. 02 22/4 08 70 48
Fax 02 22/4 08 22 41

Dachverband der onkologischen
Selbsthilfegruppen
Obere Augartenstr. 26−28
1020 Wien
Tel. 02 22/35 23 48

Österreichischer Dachverband
Frauenselbsthilfe nach Krebs
Obere Augartenstr. 26−28
1020 Wien
Tel. 02 22/35 23 48
Die Adressen der Landesvereine
sind über diese Adresse erhältlich.

Verein der Kohlkopflosen (Dachverband)
Obere Augartenstr. 26−28
1020 Wien
Tel. 02 22/35 23 48

Bundesländersektionen der Österreichischen Krebshilfe

Burgenland

Univ.-Doz. Dr. L. Howanietz
Österreichische Krebshilfe
A. ö. Krankenhaus Barmherzige Brüder
Esterhazystr. 27
7000 Eisenstadt
Tel. 0 26 82/6 01

Kärnten

Österreichische Krebshilfe
A. ö. Landeskrankenhaus
Lungenabteilung
St. Veiterstr. 470
9020 Klagenfurt
Tel. 04 63/53 80

Niederösterreich

Österreichische Krebshilfe
Chir. Abteilung
Krankenhaus Wiener Neustadt
Corriniusring 3−5
2700 Wien-Neustadt
Tel. 0 26 22/2 35 21

---

* Gibt ein Verzeichnis der diagnostischen und therapeutischen Einrichtungen
  für Krebskranke an österreichischen Krankenabteilungen heraus!

Oberösterreich	Prim. Univ.-Prof. Dr. P. Brücke Österreichische Krebshilfe A. ö. Krankenhaus der Stadt Linz Krankenhausstr. 9 4020 Linz/Donau Tel. 07 32/2 80 60
Salzburg	WHR Dr. Anton Piotrowski Österreichische Krebshilfe Stelzhammerstr. 12a 5020 Salzburg Tel. 0 62 22/7 23 55
Steiermark	Senator Univ.-Prof. Dr. H. Moser Österreichische Krebshilfe Heinrichstr. 29/II 8010 Graz Tel. 03 16/3 30 22 Mo.−Fr. 9−12 Uhr
Tirol	Univ.-Prof. Dr. H. Braunsteiner Österreichische Krebshilfe Univ.-Klinik für Innere Medizin Anichstr. 35 6020 Innsbruck Tel. 0 52 22/50 40
Vorarlberg	Prim. Dr. W. Albrich Österreichische Krebshilfe c/o Arbeitskreis für Sozial- und Vorsorgemedizin Wolfeggstr. 11 6900 Bregenz Telefonischer Beratungsdienst: 0 55 74/2 20 10 jeden Mittwoch 14−15 Uhr
Wien	Österreich. Krebshilfe Wien Spitalgasse 19 1090 Wien Tel. 02 22/42 51 39 Fax 02 22/4 08 22 41

Österreichische ILCO: Ileostomie und Colostomie

Medizinisches Selbsthilfezentrum
Obere Augartenstraße 26−28, 1020
Wien
Tel. 02 22/3 56 87 72

Sprechstunden jeden Donnerstag
von 9 bis 12 Uhr
Permanenz: Tel. 0 22 34/88 32,
ab 19 Uhr

Zweigstellen in den Bundesländern

Wien
 Krasser Melitta
Am Modenapark 8/3/1
1030 Wien
Tel. 7 52 74 94

 Albrecht Rosa
Murlingergasse 65/3
1120 Wien
Tel. 8 53 26 9

Oberösterreich
 Pichler, Anton
Breitenschützing, 4961 Schlatt
Tel. 0 76 73/46 28

 Scheer Lydia
Krankenbesuche, Tel. 07 32/2 37 97 44

Steiermark
 Lepschy Otto
Haldenweg 8, 8740 Zeltweg
Tel. 0 38 77/23 69 55 bis 10 Uhr, nach 18 Uhr

 Perko Josef, Kontaktstelle Graz
Josef-Kienzl-Weg 3, 8052 Graz
Tel. 03 18/5 51 04, mittags und abends

Tirol
 Rimml, Brigitte
8423 Mötz 61, Tel. 0 52 63/65 77

Wr. Neustadt
 Silberbauer, Heinz
Grubengasse 22, 2492 Eggendorf
Tel. 0 26 22/73 30 85

Junge ILCO
 Deimel, Susanne
Karl-Schwed-Gasse 57/2, 1238 Wien
Tel. 02 22/8 85 88 36

Kärnten
 Salzmann, Willibald, St. Veit
Dellach 13, 9063 Maria Saal
Tel. 0 42 23/22 62

 Rauter Ferdinand, Villach
Max-Lauritsch-Straße 1, 9523 Villach-Landskron
Tel. 0 42 42/4 14 32

 Hartner, Franz, Wolfsberg
Gries 117, 9400 Wolfsberg
Tel. 0 43 52/3 63 72

Verein der Kehlkopflosen Österreichs

Medizinisches Selbsthilfezentrum
Obere Augartenstraße 26−28, 1020 Wien
Tel. 02 22/35 23 48
Obmann: Heinz Urbanek
Taubergase 2/23, 1170 Wien
Tel. 4 60 02 43

Salzburg	Obmann: Franz Harringer 5508 Mühlbach/Hochkönig 300 oder Fa. Viennatone Salzburg Hr. Freundsberger Südtiroler Platz 5, 5020 Salzburg Tel. 06 52/7 66 23
Steiermark	Obmann: Ernst Leitner 8904 Ardning 103 Tel. 0 36 12/73 41 oder OSW Herta Kompaß, 8700 Leoben, LKH, HNO-Abt.
Tirol	Obmann: Franz Vogelsberger Franz-Josef-Straße 27, 6130 Schwaz Tel. 0 52 42/24 67
Kärnten	Obmann: Helmut Kowatsch St.-Ruprechter-Straße 82, 9020 Klagenfurt Tel. 04 63/34 58 63 oder LKH Klagenfurt, HNO-Abt., SW Monika Tel. 04 63/5 38-27 48

Fachspezifische Arbeitsgemeinschaften

Arbeitsgemeinschaft für Chirurgische
Onkologie (ACO)
I. Chir. Univ.-Klinik (Prof. Dr. R. Jakesz)
Alserstraße 4
1090 Wien
Tel. Klinik: 02 22/4 04 00/22 43

Österreichische Gesellschaft für
Hämatologie und Onkologie
(Prof. Dr. H. Huber)
Heinrich-Collin-Straße 30
1140 Wien
Tel. 02 22/94 21 51/3 46 oder 3 47

ARGE
Medikamentöse Tumortherapie
Onkologische Ambulanz
Landeskrankenanstalten Salzburg
Müllnerhauptstraße 48
5020 Salzburg
Tel. 06 62/3 15 81/28 81

Österreichische Gesellschaft für Chemotherapie
c/o Wiener Medizinische Akademie
Alserstraße 4
1090 Wien
Tel. 02 22/42 13 84

Tumorzentren

Erwachsenen-Onkoloie:
- Österreich besitzt derzeit kein formales, interdisziplinäres Tumorzentrum für erwachsene Krebspatienten.
- Ein aktuelles Verzeichnis der diagnostischen und therapeutischen Einrichtungen für Krebskranke an österreichischen Krankenhäusern ist erhältlich durch:

Krebsinformationsdienst
der Österreichischen Krebshilfe
Spitalgasse 19
1090 Wien
Tel. 02 22/4 08 70 48
Fax 02 22/4 08 22 41

Pädiatrische Onkologie:
Forschungsinstitut für krebskranke Kinder
St.-Anna-Kinderspital
Kinderspitalgasse
1090 Wien
Tel. 02 22/4 01 70/4 00
Fax 02 22/4 08 72 30

Schweiz

Krebsligen (Beratungsstellen für Krebskranke)

Schweizerische Krebsliga
Monbijoustraße 61
Postfach 8219
3001 Bern
Tel. 0 31/46 27 67

Aargauische Krebsliga
Buchserstraße 19
5000 Aarau
Tel. 0 64/24 08 86

Regionale Krebsliga beider Basel
Dufourstraße 5
4052 Basel
Tel. 0 61/23 16 60

Lega ticinese contra il cancro
Via L. Colombi 1
6500 Bellinzona 4
Tel. 0 92/26 35 25

Bernische Krebsliga
Marktgasse 55
Postfach
3000 Bern 7
Tel. 0 31/22 61 53

Ligue fribourgeoise contre le cancer
Route des Daillettes 1
1700 Fribourg
Tel. 0 37/24 99 20

Ligue genevoise contre le cancer
Service social
13, rue des Pitons
1211 Genève 4
Tel. 0 22/29 17 44

Krebsliga des Kantons Solothurn
Gurzelngasse 27
4500 Solothurn
Tel. 0 65/22 58 68

Krebsliga St. Gallen-Appenzell
Rorschacher Str. 15
9000 St. Gallen
Tel. 0 71/25 01 01

Thurgauische Krebsliga
Rathausstraße 30
8570 Weinfelden
Tel. 0 72/22 61 11

Ligue neuchâteloise contre le cancer
Rue de la Maladière 35
200 Neuchâtel
Tel. 0 38/21 23 25

Ligue valaisanne contre le cancer
Avenue du Midi 10
1950 Sion
Tel. 0 27/22 99 71

Ligue vaudoise contre le cancer
Boîte postale 17
1011 Lausanne
Tel. 0 21/3 14 31 61

Krebsliga des Kantons Glarus
Fürsorgestelle
Kantonsspital
8750 Glarus
Tel. 0 58/63 33 33

Bündner Liga für Krebsbekämpfung
und Krebsforschung
Ottostraße 25
7000 Chur
Tel. 0 81/22 50 90

Schaffhauser Liga für
Krebsbekämpfung
Kantonsspital
8208 Schaffhausen
Tel. 0 53/27 22 22

Ligue jurassienne contre le cancer
Rue de la Gare 6
2764 Courrendlin
Tel. 0 66/22 88 81

Zentralschweizerische Krebsliga
Frankenstraße 3
6003 Luzern
Tel. 0 41/23 25 50

Zuger Liga für Krebsbekämpfung
Alte Landstraße 39
6314 Unterägeri
Tel. 0 42/72 42 51

Krebsliga des Kantons Zürich
Klosbachstraße 2
8032 Zürich
Tel. 01/3 83 05 07

Betreuung von Kehlkopfoperierten

Union Schweizerischer
Kehlkopflosenvereinigung
Hr. Hans Erne, Präsident
Zwischenbächen 122
8048 Zürich
Tel. 01/4 31 52 22

Kehlkopflosenvereinigung
Sektion Nordwestschweiz
Hr. A. Weidmann
Bodenweg 17
4144 Arlesheim
Tel. 0 61/7 01 37 65

Associazione laringectomizzati
Sezione Ticino
Hr. G. Riva
6535 Roveredo
Tel. 0 92/82 17 55

Kehlkopflosenvereinigung
Sektion Nordostschweiz
Zwischenbächen 122
8048 Zürich
Tel. 01/4 31 52 22

Kehlkopflosenvereinigung
Sektion Zentralschweiz
Hr. E. Amport
Bächtenbühlstr. 9
6006 Luzern
Tel. 0 41/31 48 32

Association romande des laryng-
ectomisés
Hr. D. Hugvenin
Route de Cossonay 31
1303 Penthaz
Tel. 0 21/8 61 15 68

Kehlkopflosenvereinigung
Sektion Aargau und Solothurn
René Meyer
Ländliweg 21
5400 Baden
Tel. 0 56/22 41 33

Die Adressen weiterer Sektionen sind über diese Adressen oder bei der
Schweizerischen Krebsliga erhältlich.

Kehlkopflosenvereinigung
Sektion Bern-Mittelland
Hr. J. Schöpfer
Enggisteinstraße 100
3067 Worb
Tel. 0 31/8 39 62 52

Etre comme avant
Groupement gene vois
des laryngectomisés
Hr. C. Quinclet
chemin du Loveré 8
1253 Vandoeuvres
Tel. 0 22/48 76 75

Kehlkopflosenvereinigung
Sektion Graubünden –
Fürstentum Liechtenstein
St. Galler Rheintal
Hr. W. Bischofberger
Kruft
9425 Thal
Tel. 0 71/44 44 09

Section valaisanne-romande des
laryngectomisés
Mr. Maurice Jacquemoud
1902 Evionnaz
Tel. 0 26/67 11 67

Schweizerische und regionale Ileo-, Colo- und Urostomie-vereinigungen (ilco)

ilco Schweiz
Hr. H. Striffeler
Schermenweg 129
3006 Bern
Tel. 0 31/51 22 72

Schweizerische und regionale ilco-Vereinigungen in der Schweiz
Association suisse et groupes régionaux de ilco

Aargau

Aargauische ilco
Urs Mahni
Oststraße 529
5726 Unterkulm
Tel. 0 64/46 32 93

Basel

ilco Schweiz
Walter Merz, Präsident
Kirschblütenweg 16
4059 Basel
Tel. 0 61/35 41 76

Bern

Bernische ilco-Vereinigung
Hr. R. Demler
Hinterbergweg 9B
4900 Langenthal
Tel. 0 63/22 26 50

Fribourg	Kontaktadresse in Fribourg und Umgebung: Ligue fribourgeoise contre le cancer Route des Daillettes 1 1700 Fribourg Tel. 0 37/24 99 20
Luzern	ilco Zentralschweiz Bruno Leiseder Blattenhalde 7 6274 Eschenbach Tel. 0 41/89 29 22
Neuchâtel	ilco Neuchâtel Dr. André Méan Suchiez 54 2006 Neuchâtel Tel. 0 38/25 74 54
St. Gallen	ilco St. Gallen Paul Trösch Buchthallerstraße 109 8203 Schaffhausen Tel. 0 53/24 17 81
Ticino	ilco-Ticino Raoul-E. Robbe Via Concordale 13a 6900 Lugano-Cassarate Tel. 0 91/52 25 03
Vaud	ilco Vaud Yvan Bussy route de Pré-Camuz 1055 Froideville Tel. 0 21/8 81 25 47
Zürich	ilco Zürich Oskar Wiesendanger Urbligstraße 443 8166 Niederweningen Tel. 01/8 56 00 34

Stoma-Beratungsstellen in der Schweiz

Aarau	Aargauische Stomaberatung Frau Susi Keusen, Frau Hanni Ammann Stoma-Sprechstunde Kantonsspital 5000 Aarau Tel. 0 64/21 45 61 0 64/21 41 41
Basel	Stoma-Beratung Kantonsspital Spitalstr. 21 4031 Basel Tel. 0 61/25 25 25
Bellinzona	Servizio di Stomaterapia Ospedale San Giovanni 6500 Bellinzona Tel. 0 92/25 03 33 intern 82 08 oppure SMS. Lega ticinese contro il cancro Via Colombi 1 6500 Bellinzona 4 Tel. 0 92/26 35 25
Bern	Stoma-Beratungsstelle Inselspital 3010 Bern Tel. 0 31/64 36 62 0 31/64 26 23 Urostomie-Beratungsstelle Anna-Seiler-Haus, Inselspital 3010 Bern Tel. 0 31/64 39 83 Sozialdienst Inselspital Bern 3010 Bern Tel. 0 31/64 82 21 0 31/64 38 08
Biel	Stoma-Beratungstelle Regionalspital Im Vogelsang 84 2500 Biel Tel. 0 32/24 24 24 intern 8 35

371

Brig	Walliser Krebsliga Spitalstraße 5 3900 Brig Tel. 0 28/23 40 40
Chur	Stomaberatung Kantonsspital Loestraße 170 7000 Chur Tel. 0 81/26 61 11
Fribourg	Consultation pour stomathérapie Clinique de chirurgie, Hôpital cantonal 1700 Fribourg Tel. 0 37/82 21 21
Genève	Centre de stomathérapie Hôpital cantonal universitaire rue Micheli-du-Crest 24 1211 Genève 4 Tel. 0 22/22 70 41 　　　0 22/46 92 11 　　　big. 224 227
Glarus	Stoma-Beratungsstelle Kantonsspital 8750 Glarus Tel. 0 58/63 33 33
La Chaux-de-Fonds	Centre de Stomathérapie Collège 9 2300 La Chaux-de-Fonds Tel. 0 39/28 44 80
Lausanne	Centre Stomathérapie Consultation de Chirurgie CHUV 1011 Lausanne Tel. 0 21/8 56 00 34 Centre de stomathérapie Avenue Vinet 28 1004 Lausanne Tel. 0 21/38 39 62
Luzern	Stomaberatung Kantonsspital 6000 Luzern 16 Tel. 0 41/25 11 25 　　　0 41/25 44 65

Neuchâtel	Centre de stomathérapie Case postale 22 R. Fleury 22 2006 Neuchâtel Tel. 0 38/24 38 34
Wallis	Ligue Valaisanne Contre le cancer Avenue du Midi 10 1950 Sion Tel. 0 27/22 99 71
St. Gallen	Stomaberatungsstelle Kantonsspital 9007 St. Gallen Tel. 0 71/26 11 11
Thurgau	Stomaberatungstelle Thurgauische Krebsliga Rathausstr. 30 8570 Weinfelden Tel. 0 72/22 61 11
Winterthur	Stomaberatungsstelle Kantonsspital 8401 Winterthur Tel. 0 52/82 21 21 neu ab 1. 9. 1991 0 52/2 66 21 21
Zürich	Enterostomie-Beratungsstelle Tièchestraße 55 8037 Zürich Tel. 01/3 61 36 58

Selbsthilfegruppen für brustoperierte Frauen

Selbsthilfegruppen für
brustamputierte Frauen
sind in allen Kantonen vorhanden.

Auskunft durch:

„Leben wie zuvor"
Fr. Susi Gaillard
Unt. Rebbergweg 96
4153 Reinach/BL
Tel. 0 61/7 11 91 43

oder:
Schweizerische Krebsliga
Postfach 22 84
3001 Bern
Tel. 0 31/46 27 67

Krebsbehandlung und Angewandte Krebsforschung in der Schweiz: Zentrale Auskunftsstellen und regionale Tumorzentren

Zentrale Auskunftstellen

Dachverband: Schweizerisches Institut für Angewandte Krebsforschung (SIAK):

Koordinationszentrum:
Koordinationszentrum SIAK/SAKK
Konsumstraße 13, CH-3007 Bern
Tel. 0 31/26 28 26
Fax 0 31/26 00 05

Präsidium:
Prof. Dr. med. H. J. Senn
Med. Klinik C, Kantonsspital
CH-9007 St. Gallen
Tel. 0 71/26 10 92 oder 26 10 62
Fax 0 71/25 68 05

bestehend aus den 3 Mitgliedvereinen:

Schweizerische Arbeitsgemeinschaft für Klinische Krebsforschung (SAKK):

Koordinationszentrum SIAK/SAKK:
Frau Dr. med. M. Castiglione
Kosumstraße 13, CH-3007 Bern
Tel. 0 31/26 28 26
Fax 0 31/26 00 05

Präsidium:
PD Dr. med. U. Metzger
Chir. Klinik Triemlispital
CH-8063 Zürich
Tel. 01/4 66 22 02
Fax 01/4 62 32 94

Schweizerische Pädiatrische Onkologie-Gruppe (SPOG):
Koordinationsstelle SPOG:

SPOG-Sekretariat
Universitäts-Kinderklinik
Inselspital
CH-3010 Bern
Tel. 0 31/24 31 01
Fax 0 31/64 91 91

Präsidium:
Prof. Dr. med. H. P. Wagner
Universitäts-Kinderklinik
Inselspital
CH-3010 Bern
Tel. 0 31/64 94 95
Fax 0 31/64 91 91

Vereinigung Schweizerischer Krebsregister (VSKR):

Koordinationsstelle VSKR:
Dr. med. G. Schüler
Kantonalzürcherisches Krebsregister
Sonneggstraße 6, CH-8091 Zürich 34
Tel. 01/2 55 56 34

Präsidium:
Dr. med. G. Schüler
Kantonalzürcherisches Krebsregister
Sonneggstraße 6, CH-8091 Zürich
Tel. 01/2 55 56

Regionale Tumorzentren der SAKK

Basel	lProf. Dr. med. R. Herrmann Onkologische Abteilung Departement für Innere Medizin der Universität Kantonsspital 4031 Basel Tel. 0 61/25 25 25
Bern	Prof. Dr. med. K. Brunner Institut für Medizinische Onkologie Inselspital 3010 Bern Tel. 0 31/64 24 38
Genève	Prof. Dr. med. Pierre Alberto Division d'Onco-Hématologie Hôpital Cantonal Universitaire 1211 Genève Tel. 0 22/22 78 69
Lausanne/Neuchâtel	Dr. med. S. Levraz Division d'Oncologie Centre Hôpitalier Universitaire Vaudois 1001 Lausanne Tel. 0 21/41 39 15 Dr. P. Siegenthaler Consultations d'Oncologie Hôpital aux Cadolles 2000 Neuchâtel Tel. 0 38/25 22 33
St. Gallen	Prof. Dr. med. Hans-Jörg Senn Interdisziplinäres Onkologiezentrum Medizinische Klinik C, Kantonsspital 9007 St. Gallen Tel. 0 71/26 10 62
Tessin	Prof. Dr. med. Franco Cavalli Primario Servizio Oncologico Ospedale San Giovanni 6500 Bellinzona Tel. 0 92/25 03 33

Zürich   SAKK-Region Zürich
                  Prof. Dr. med. Chr. Sauter
                  Abteilung für Onkologie
                  Departement für Innere Medizin
                  Universitätsspital
                  8091 Zürich
                  Tel. 01/2 55 22 14

Die Adressen/Telefone der regionalen SAKK-Nebenzentren und der regional
praktizierenden Onko-Hämatologen sind über die genannten Kontaktadressen
der regionalen Krebsligen und der SAKK-Tumorzentren erhältlich.

Sachverzeichnis

Checklisten der aktuellen Medizin

Herausgegeben von Felix Largiadèr/Otto Wicki/Alexander Sturm

Arnold/Ganzer
Checkliste Hals-Nasen-Ohren-Heilkunde
1990. 480 S., 135 Abb., 1 Tab.
⟨flexibles Taschenbuch⟩ DM 44,–

Baumgartner/Ochsner/Schreiber
Checkliste Orthopädie
2., überarb. Aufl.
1986. 392 S., 326 meist zweifarb. Abb.
⟨flexibles Taschenbuch⟩ DM 40,–

Benz/Glatthaar
Checkliste Geburtshilfe
3., überarb. Aufl.
1986. 312 S., 76 meist zweifarb. Abb.
⟨flexibles Taschenbuch⟩ DM 35,–

Benz/Glatthaar
Checkliste Gynäkologie
4., überarb. u. erw. Aufl.
1990. 282 S., 54 meist zweifarb. Abb.
⟨flexibles Taschenbuch⟩ DM 36,–

Delank/Gehlen/Lausberg/Müller
Checkliste Neurologische Notfälle
2., überarbeitete Aufl.
1991. 375 S., 6 Abb., 35 Tab.
⟨flexibles Taschenbuch⟩ DM 44,–

Dvořák/Dvořák
Checkliste Manuelle Medizin
1990. 192 S., 176 Abb., 3 Tab.
⟨flexibles Taschenbuch⟩ DM 26,–

Endres
Checkliste Pneumologie
2., überarb. Aufl.
1991. 289 S., 27 Abb., 66 Tab.
⟨flexibles Taschenbuch⟩ DM 38,–

Glinz/Pasch/Scheidegger/Suter/Zellweger
Checkliste Chirurgische Intensivtherapie
1990. 260 S., 14 Abb., 9 Tab.
⟨flexibles Taschenbuch⟩ DM 36,–

Heim/Baltensweiler
Checkliste Traumatologie
3., überarb. Aufl.
1989. 400 S., 809 Abb.
⟨flexibles Taschenbuch⟩ DM 45,–

Hochrein u. a.
Checkliste Kardiologie
Untersuchungstechniken,
Krankheitsbilder, Therapie
1988. 284 S., 31 Abb., 19 Tab.
⟨flexibles Taschenbuch⟩ DM 38,–

Huber u. a.
Checkliste Krankenpflege
3., überarb. Aufl.
1989. 390 S., 122 Abb., 39 Tab.
⟨flexibles Taschenbuch⟩ DM 36,–

Klaue
Checkliste Kleine Chirurgie
3., überarb. Aufl.
1990. 152 S., 91 Abb., 3 Tab.
⟨flexibles Taschenbuch⟩ DM 28,–

Largiadèr/Buchmann/Metzger/Säuberli
Checkliste Viszerale Chirurgie
5., neubearb. u. erw. Aufl.
1990. 426 S., 166 Abb.
⟨flexibles Taschenbuch⟩ DM 44,–

Lux u. a.
Checkliste Gastroenterologie
1986. 340 S., 40 Abb., 21 Tab.
⟨flexibles Taschenbuch⟩ DM 38,–

Preisänderungen vorbehalten

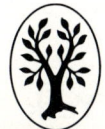

Georg Thieme Verlag Stuttgart · New York

Checklisten der aktuellen Medizin

Herausgegeben von Felix Largiadèr/Otto Wicki/Alexander Sturm

Preisänderungen vorbehalten

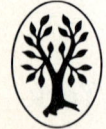

Georg Thieme Verlag Stuttgart · New York